Hardcore Training

Professionelle Techniken für schnellen Muskelaufbau

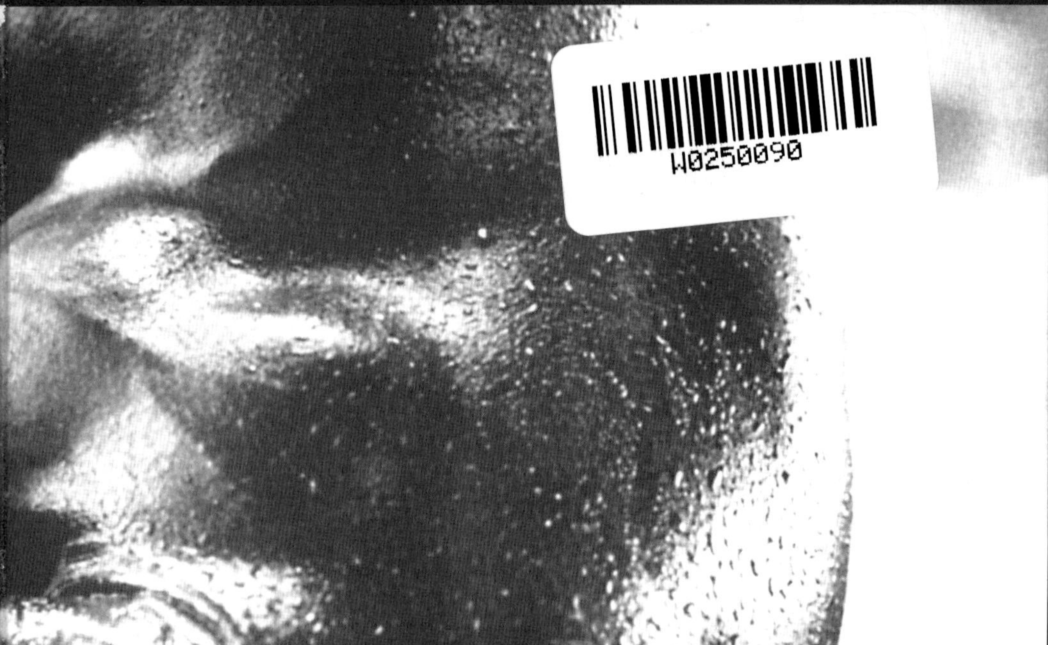

Dr. Ellington Darden
Fotos von Chris Lund

NOVAGENICS

Zu diesem Buch

Alle hochintensiven Trainingstechniken, die in diesem Buch behandelt werden, sind ausschließlich für gesunde Männer und Frauen bestimmt. Personen mit gesundheitlichen Problemen sollten zunächst die Zustimmung ihres Arztes einholen, bevor sie ein Trainingsprogramm aufnehmen.

CIP Titelaufnahme der deutschen Bibliothek:
Ellington Darden
Hardcore Training – Professionelle Techniken für schnellen Muskelaufbau
1. Auflage Novagenics Verlag 1997

Fotos von Chris Lund
Deutsche Übersetzung: Stephan Korte

Originalausgabe erschienen als:
Big – Bulkbuilding Instructional Guide
Perigee Books, USA, Copyright Dr. Ellington Darden

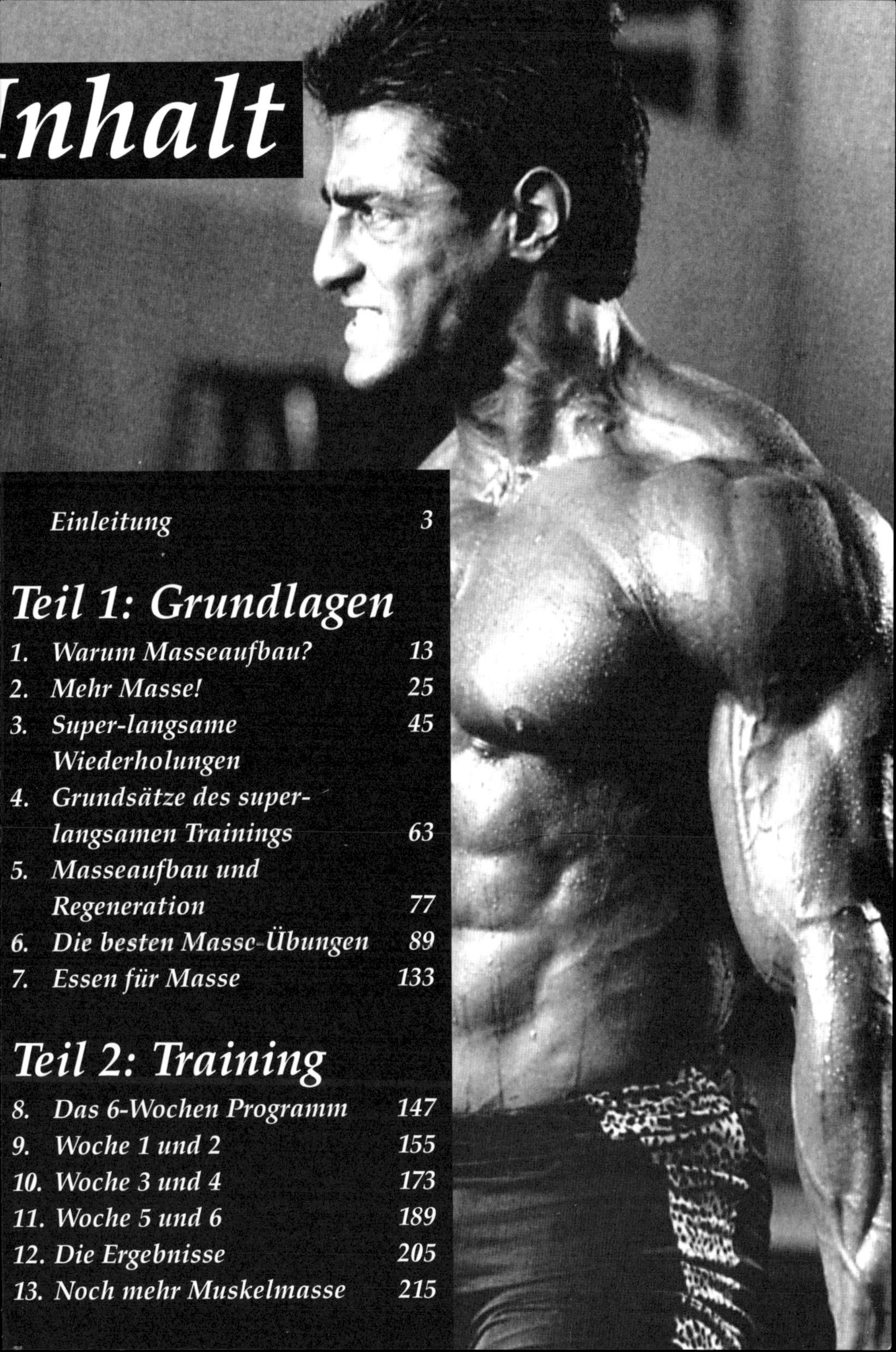

Inhalt

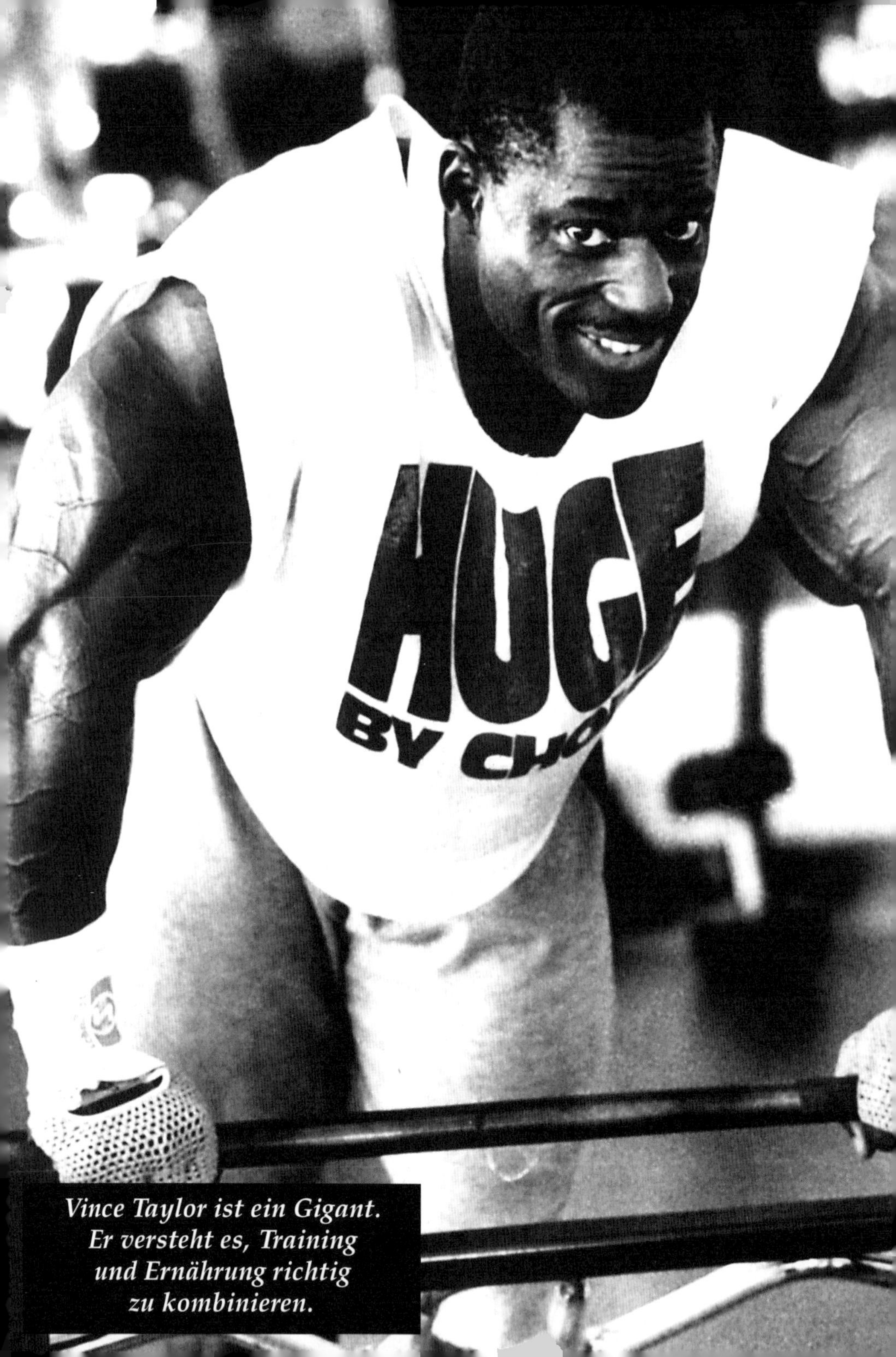

Vince Taylor ist ein Gigant. Er versteht es, Training und Ernährung richtig zu kombinieren.

Einleitung

Frage: Welche Trainingsstrategie für maximalen Muskelaufbau ist die wohl bedeutendste Entdeckung der letzten 10 Jahre?

Antwort: Super-langsames Training, bei dem Sie jede Wiederholung langsam und gleichmäßig ausführen. Sie heben das Gewicht in etwa zehn Sekunden an und senken es anschließend in fünf Sekunden wieder ab.

Falls Sie noch nie mit super-langsamen Wiederholungen trainiert haben, und nur wenige Bodybuilder haben dieses Prinzip bisher ausprobiert, können Sie sich auf einige Überraschungen gefaßt machen. Korrekt ausgeführte, super-langsame Wiederholungen stimulieren maximal mögliches Muskelwachstum, und zwar in kürzester Zeit. Mit diesem Trainingssystem werden Sie pfundweise solide Muskeln aufpacken. Kombinieren Sie super-langsames Training mit der richtigen Ernährung, und Sie erhalten die absolut beste Kombination zum schnellen Aufbau gewaltiger Arme, Schultern, Brustmuskeln, Rücken, Oberschenkel und Waden.

Eddie Müller, einer meiner Schützlinge, hat durch super-langsames Training dramatische Erfolge verzeichnen können. Er steigerte mit einem 10-Wochen-Trainingsprogramm sein Körpergewicht von 72 auf 80 Kilogramm. Obwohl er damals nicht mit super-langsamen Wiederholungen trainierte, baute er 8 Kilogramm Muskeln in nur 10 Wochen auf. Könnte super-langsames Training ähnliche oder vielleicht noch bessere Resultate für Eddie bringen?

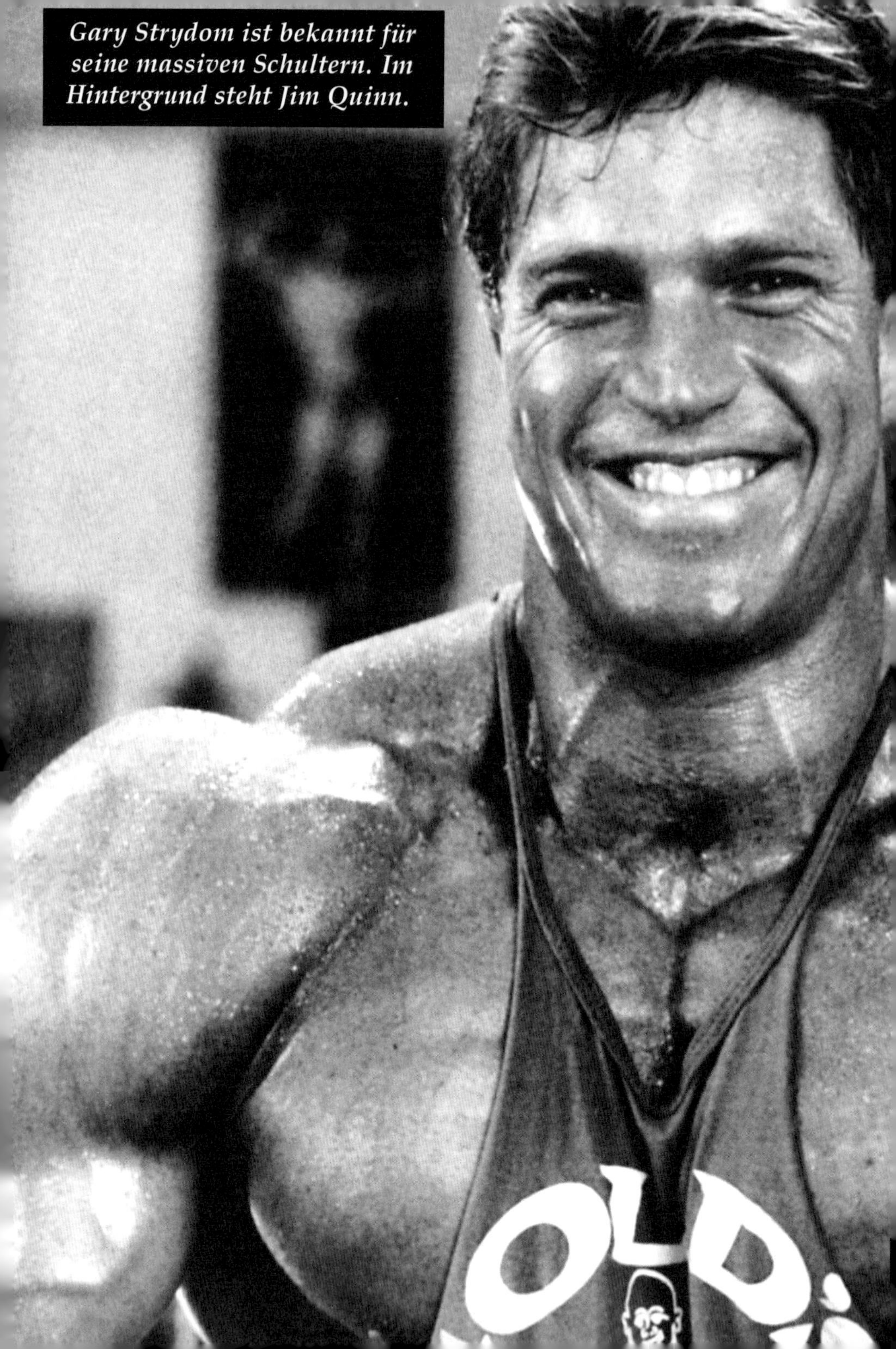

Gary Strydom ist bekannt für seine massiven Schultern. Im Hintergrund steht Jim Quinn.

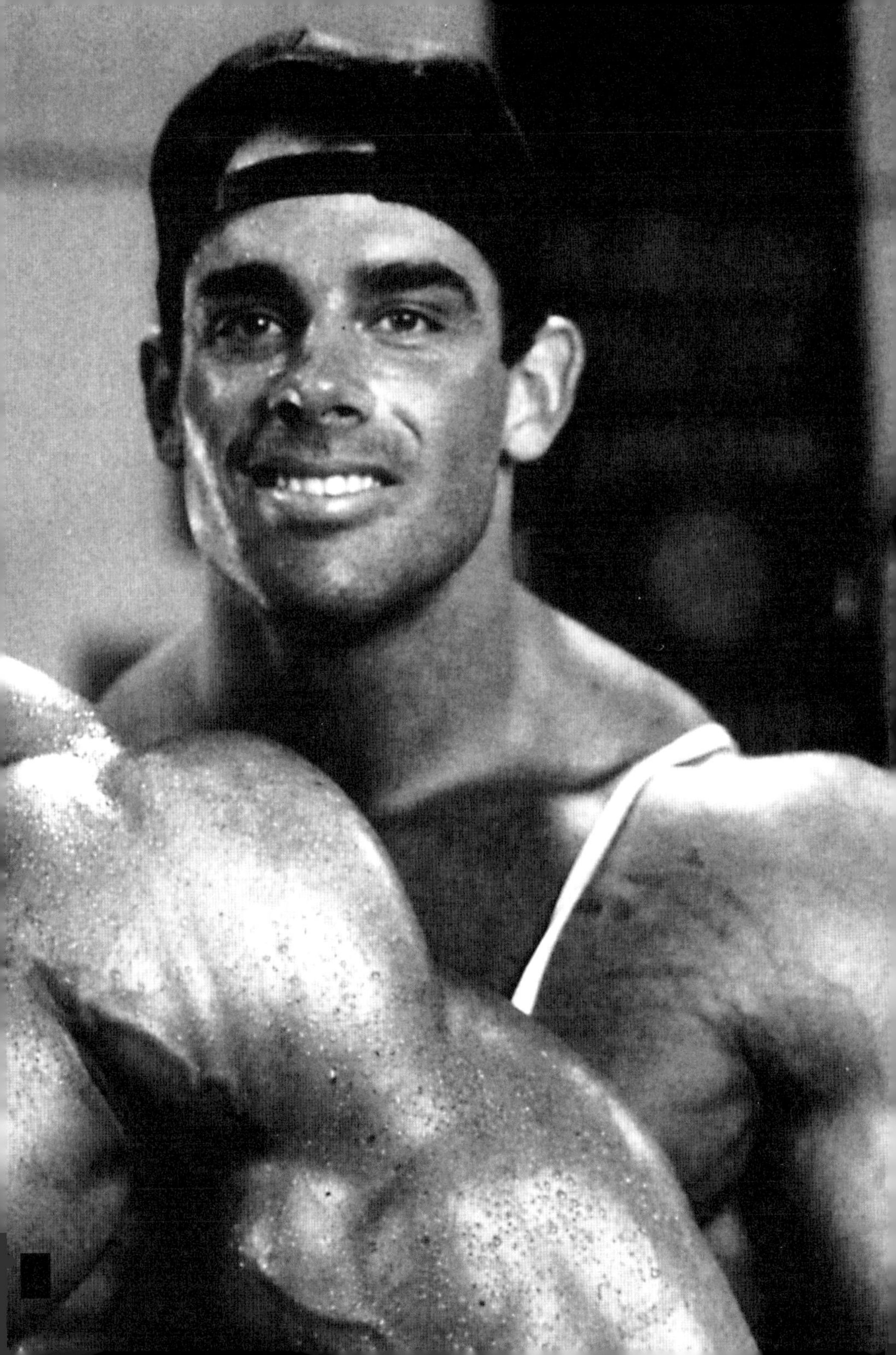

Als Eddie in Dallas eintraf, betrug sein Körpergewicht 78kg bei einer Körpergröße von 1,73m. Sein damaliges Körpergewicht von 80kg hatte er nicht halten können. Seit er an meinem 10-Wochen-Programm teilgenommen hatte, trainierte er überwiegend ohne Trainingspartner. »Es fällt mir unglaublich schwer, allein zu trainieren«, erklärte Eddie. »Und um mein Körpergewicht konstant zu halten, muß ich mich regelrecht zum Essen zwingen. Daher bin ich zu dir nach Dallas gekommen. Ich weiß, daß du mich besser motivieren kannst.«

Eddies exakten Trainings- und Ernährungsplan finden Sie im zweiten Teil dieses Buches. An dieser Stelle möchte ich Ihnen schon einmal verraten, welche überragenden Fortschritte Eddie gemacht hat: In nur sechs Wochen steigerte Eddie sein Körpergewicht von 78kg auf 87kg. Das ist eine Gewichtszunahme von 9kg. Sein Armumfang vergrößerte sich um 3,8cm, der Brustumfang um 12,5cm und seine Oberschenkel wuchsen um 12,4cm.

Das Bemerkenswerte daran ist, daß Eddie in sechs Wochen Training mit super-langsamen Wiederholungen bessere Ergebnisse erzielte als in zehn Wochen Training mit herkömmlichen Höchstintensitäts-Techniken.

Die Ergebnisse des super-langsamen Trainings sind umso beachtenswerter, wenn man berücksichtigt, daß Eddies 9 Kilo Muskelzuwachs ihn nah an sein genetisches Potential gebracht haben. Je weiter Sie sich Ihrem genetischen Potential nähern, desto schwerer ist es bekanntlich, Muskeln aufzubauen.

Eddie konnte es kaum glauben, welche beeindruckenden Fortschritte er in so kurzer Zeit gemacht hatte. »Mein ganzes Leben lang wollte ich mehr Masse«, sagte Eddie mit einem Lächeln auf seinem Gesicht. »Super-langsames Training hat mir ermöglicht, dieses Ziel zu erreichen.«

Wenn auch Sie mehr Muskelmasse aufbauen wollen, dann ist dieses Buch wie gemacht für Sie. Teil 1 erläutert die Grundlagen

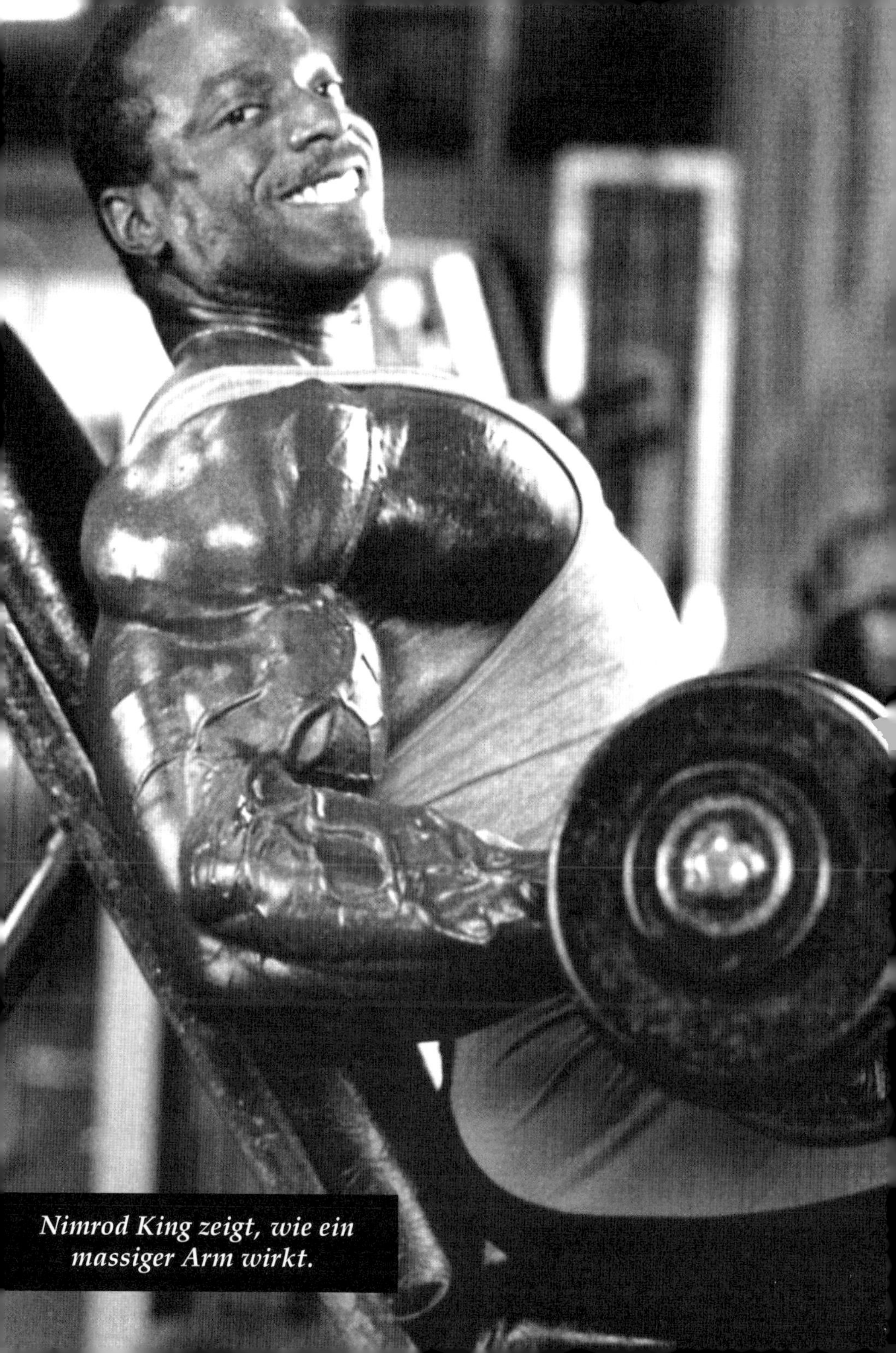

Nimrod King zeigt, wie ein massiger Arm wirkt.

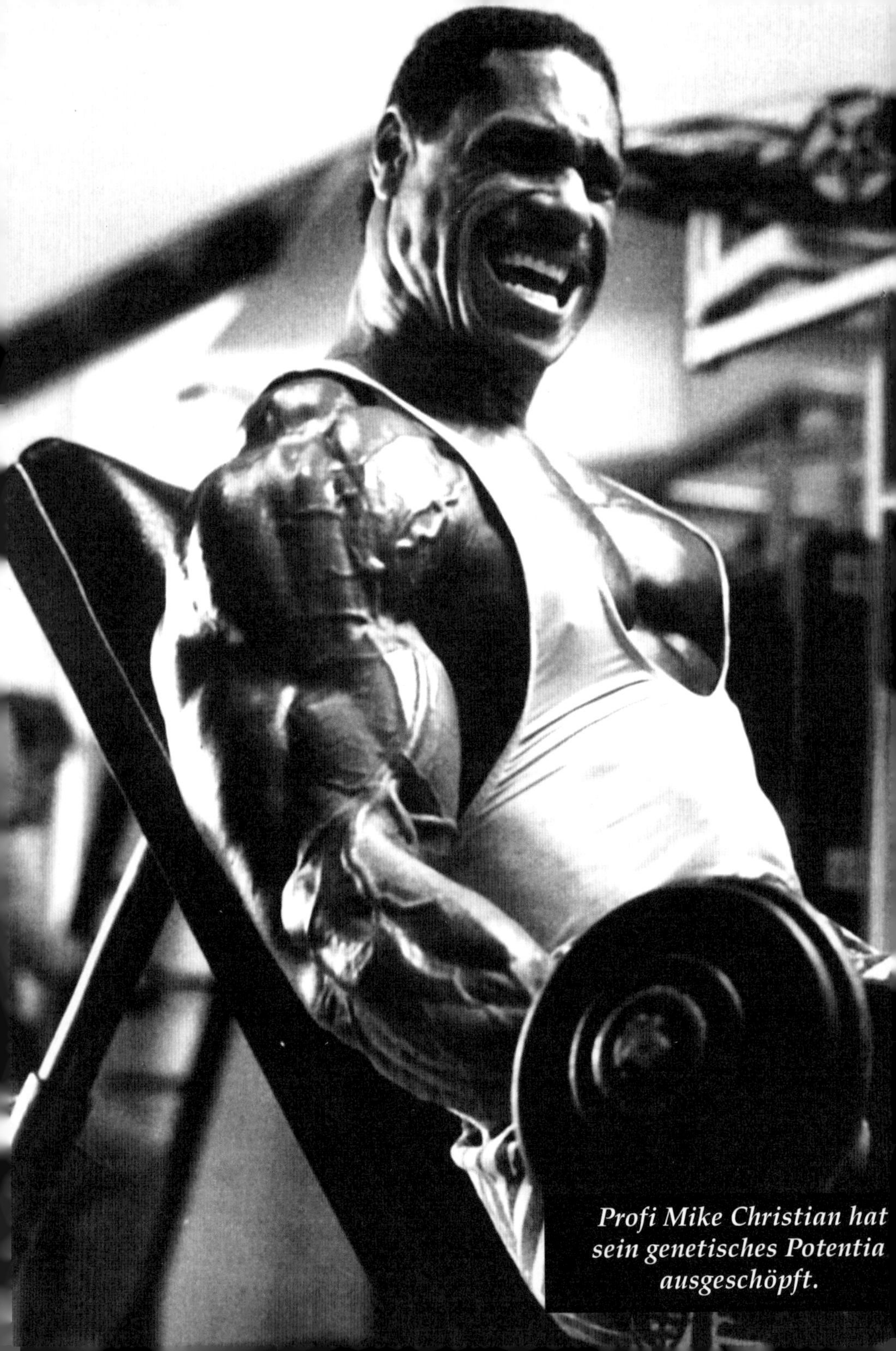

Profi Mike Christian hat sein genetisches Potentia ausgeschöpft.

des Masseaufbaus. Ich bin überzeugt, daß es gesünder ist und weitaus mehr Spaß bereitet, gesunde Muskelmasse zuzulegen, als nach der heutzutage weitverbreiteten Aufbau-Mode »mehr Muskeln und gleichzeitig knochentrockene Definition« zu streben. Teil 2 beschreibt super-langsame Trainingstechniken und -programme, sowie die Ernährungspläne, mit denen Eddie Müller seinen dramatischen Massezuwachs erzielte.

Jetzt ist es soweit: Lassen Sie sich inspirieren, motivieren, und bauen Sie kräftig auf!

*

Teil 1

Grundlagen

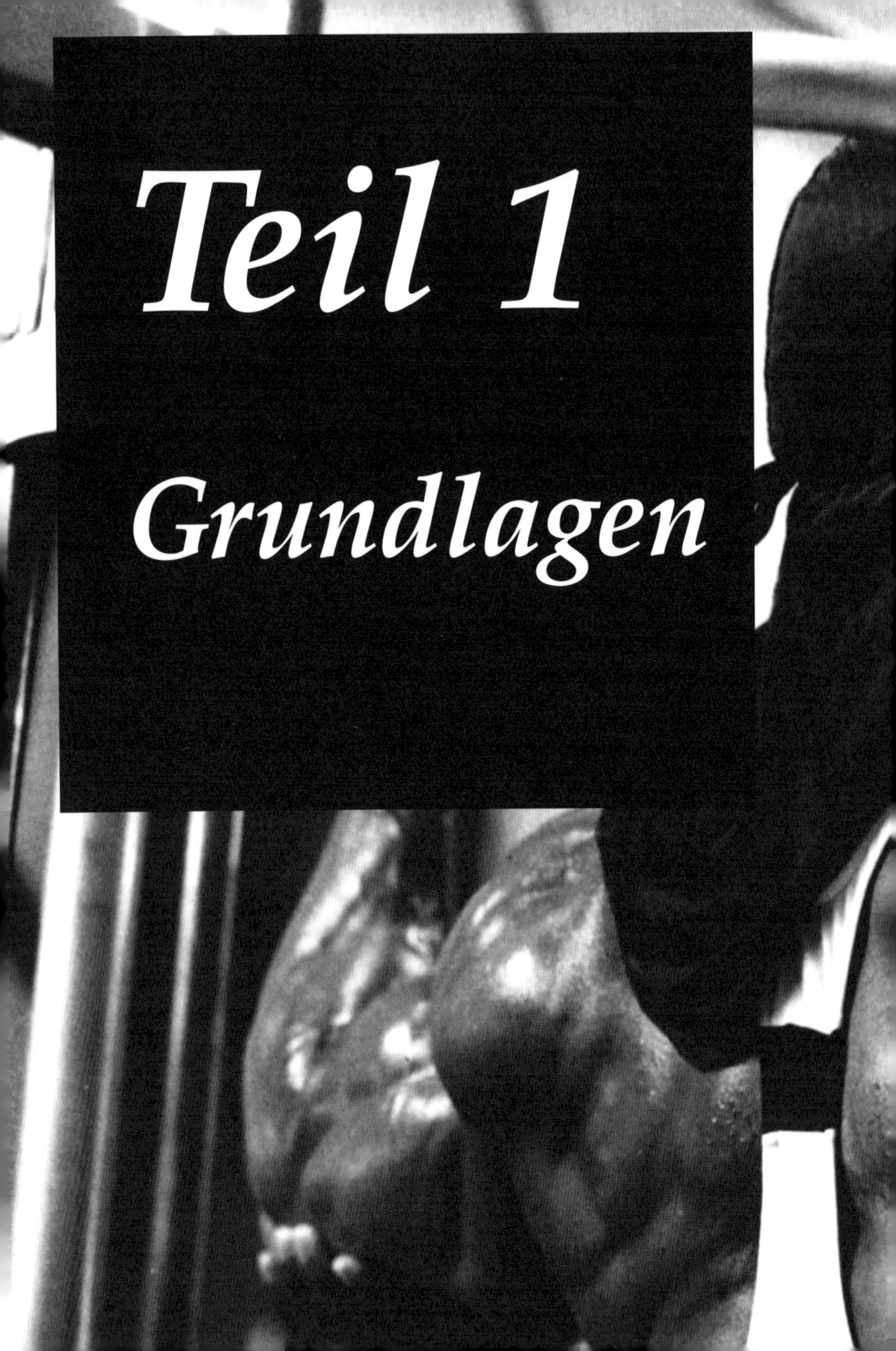

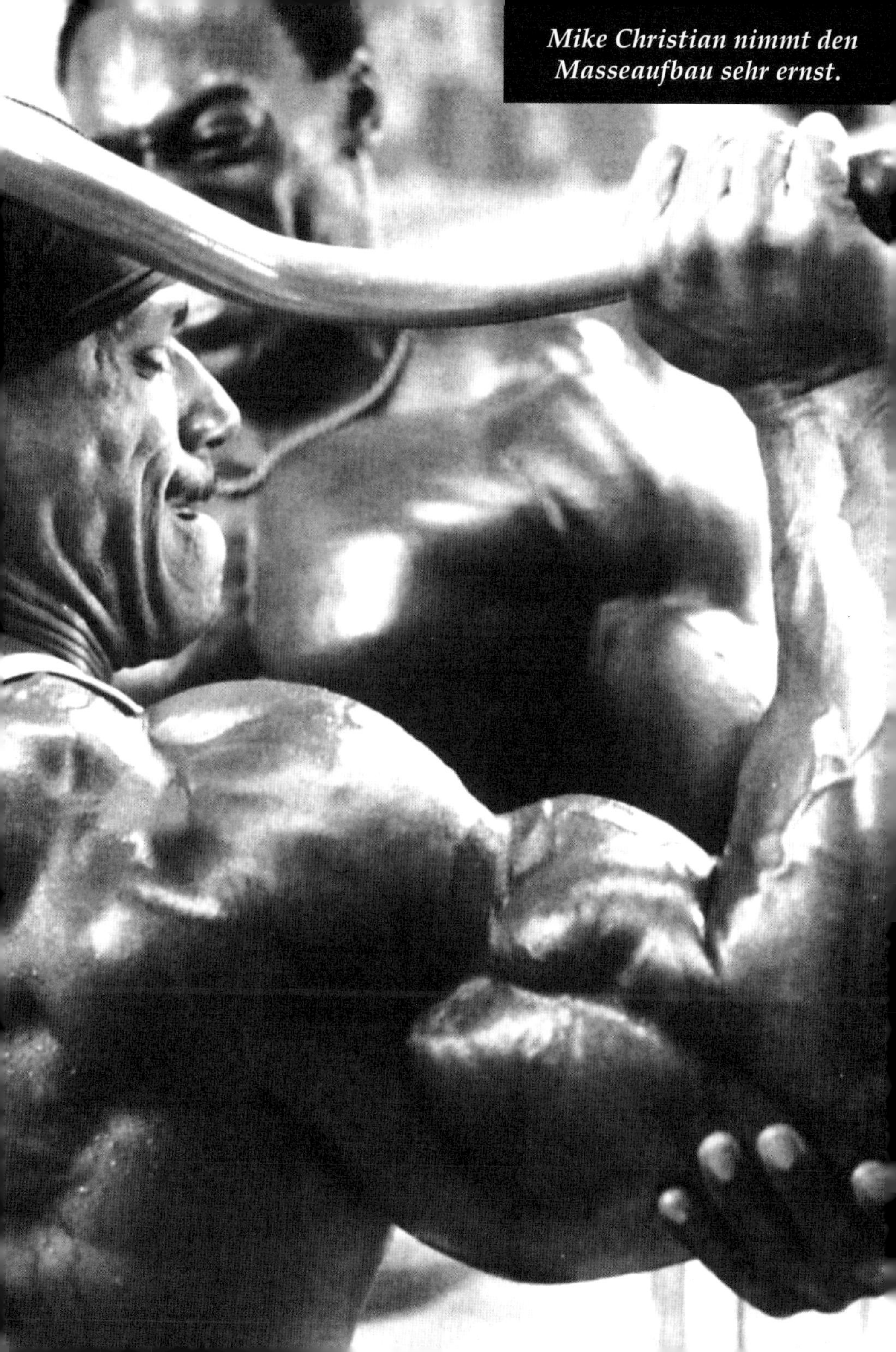

Mike Christian nimmt den Masseaufbau sehr ernst.

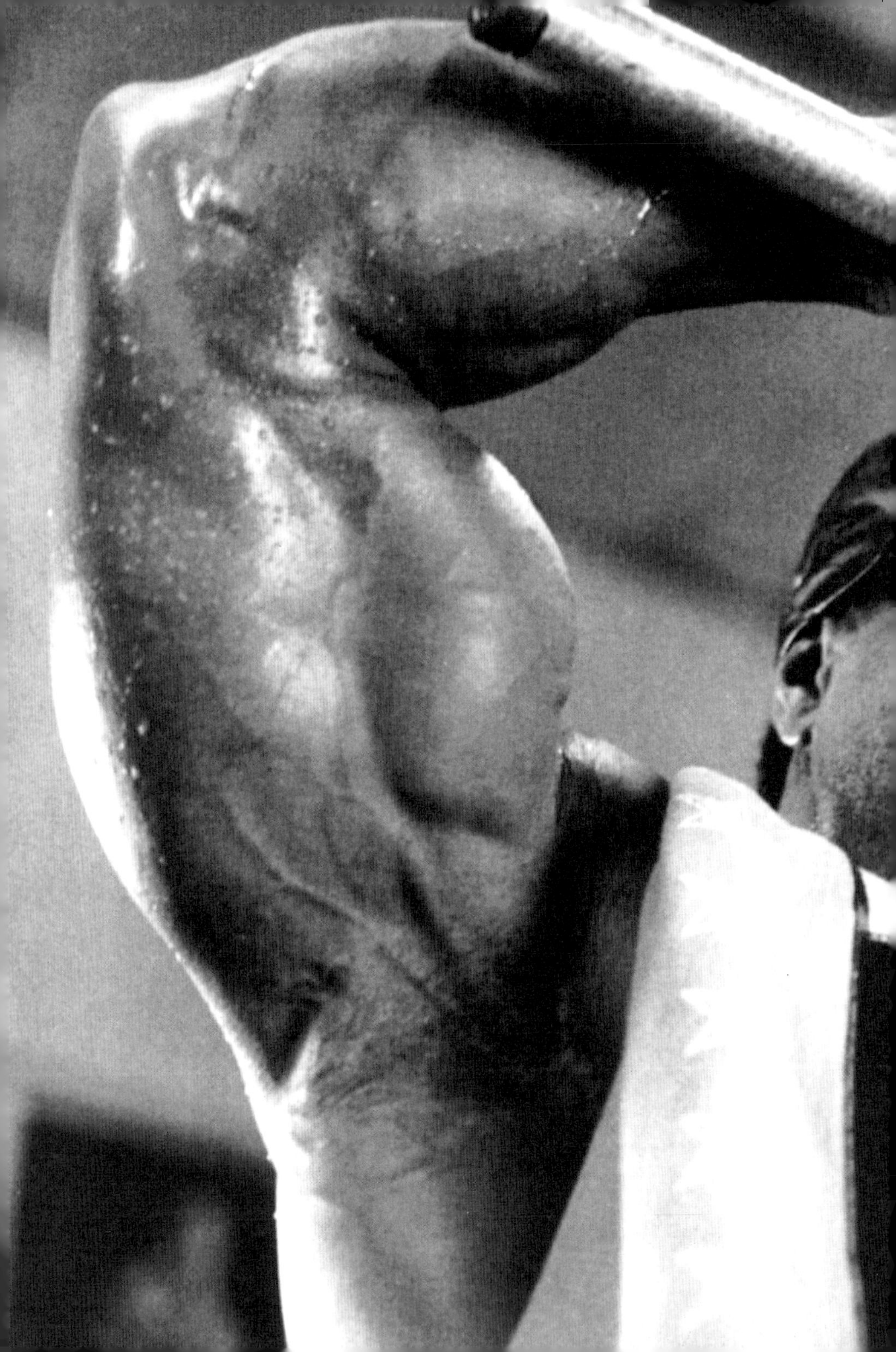

Kapitel 1

Warum Masse-aufbau?

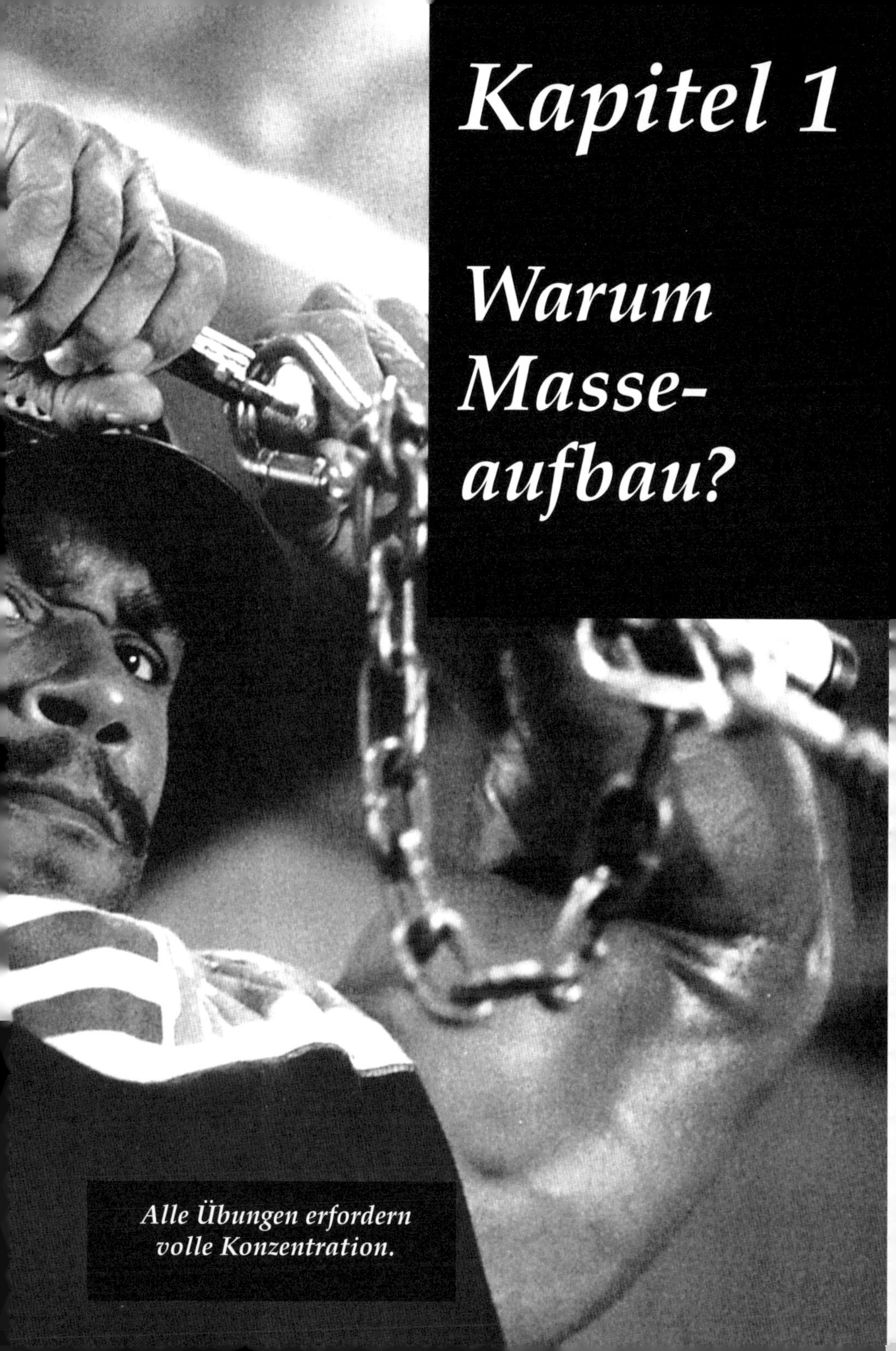

Alle Übungen erfordern volle Konzentration.

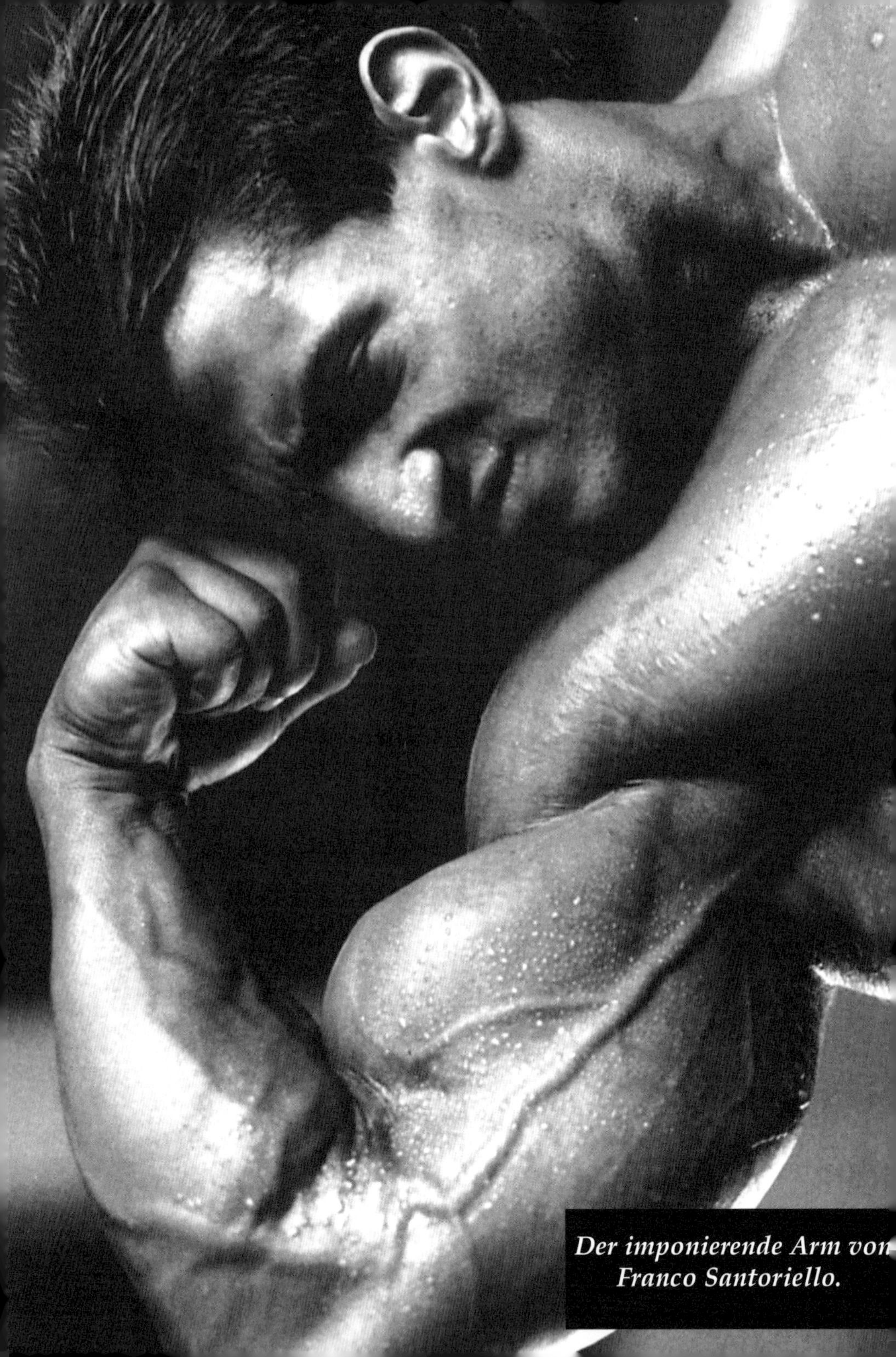

Der imponierende Arm von Franco Santoriello.

Sie wollen Muskelmasse aufbauen? Ich kann Sie gut verstehen. Als ich anfing, mit Gewichten zu trainieren (das war im Sommer 1959), träumte ich schon länger davon, meine mageren 60 Kilo zu stärken. Ich ging in die neunte Klasse der High School und die Football-Saison lag nur noch wenige Monate entfernt. Mehr Muskeln würden mir beim Football bestimmt eine große Hilfe sein, dachte ich. Ganz zu schweigen von den Vorteilen, die sie mir am Strand und im täglichen Leben bringen würden.

Als ich das erste Mal ein Bodybuilding-Magazin durchblätterte, war ich begeistert von den Fotos darin. Die Athleten waren unglaublich muskulös. Ich spreche von Legenden wie Clancy Ross, Bill Pearl, Leroy Colbert, George Eifferman und Marvin Eder. Diese Männer legten damals nicht so viel Wert auf Muskel-Definition. Ich glaube sogar, daß es dieses Wort im Bodybuilding der fünfziger und sechziger Jahre nicht einmal gab. Die Bodybuilder waren nur an einem interessiert: gewaltige, große und massige Muskeln. Einfach gesagt, sie strebten nach mehr Masse.

»Ich habe dieses mächtige, massive Aussehen immer bewundert,« sagte Chris Lund zu mir, als wir über das Konzept dieses Buches sprachen. Chris war offizieller Fotograf bei allen großen Bodybuilding Meisterschaften der vergangenen Jahre, und er hat die Fotos für viele meiner Bücher zusammengestellt. »Der faszinierende Anblick dieser Körper hat mich vor über zwanzig Jahren zum Bodybuilding gebracht«, erklärte Chris.

»Damals wurde mit einer hohen Intensität trainiert und mit noch höherer Intensität gegessen. Weißt du, etliche Flaschen Bier, viel Milch, Kartoffeln mit Soße und dicke Steaks. Man fühlte sich ebenso massig und stark wie man aussah, und stark war man wirklich. Das waren noch Zeiten.«

Chris hat Recht. Es ist ein ganz besonderes Gefühl, massig und stark zu sein. Und es ist nur schwer zu erklären, wenn Sie es nicht selbst einmal gefühlt haben. Es ist ein unvergleichlicher Zustand.

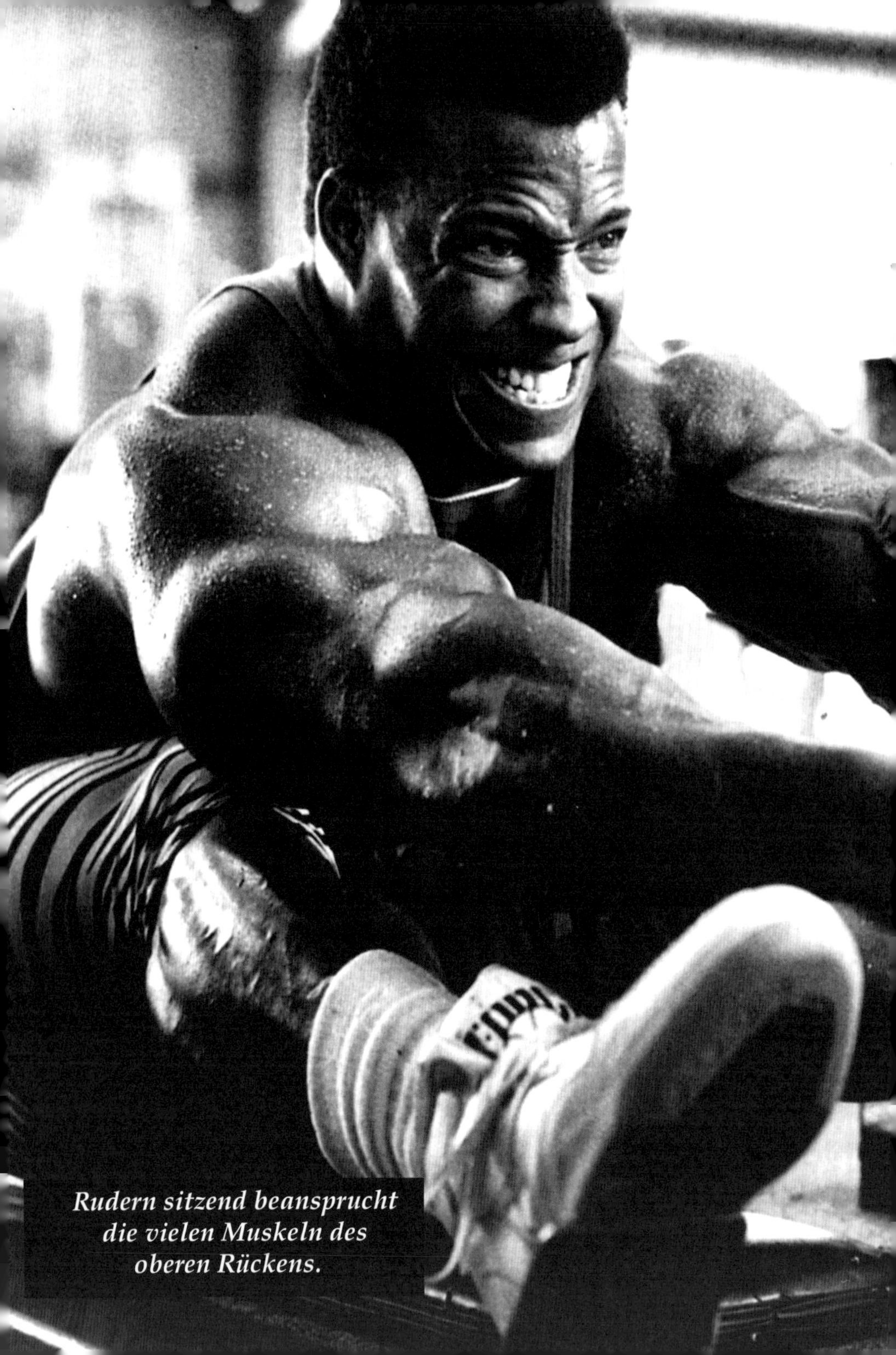

Rudern sitzend beansprucht die vielen Muskeln des oberen Rückens.

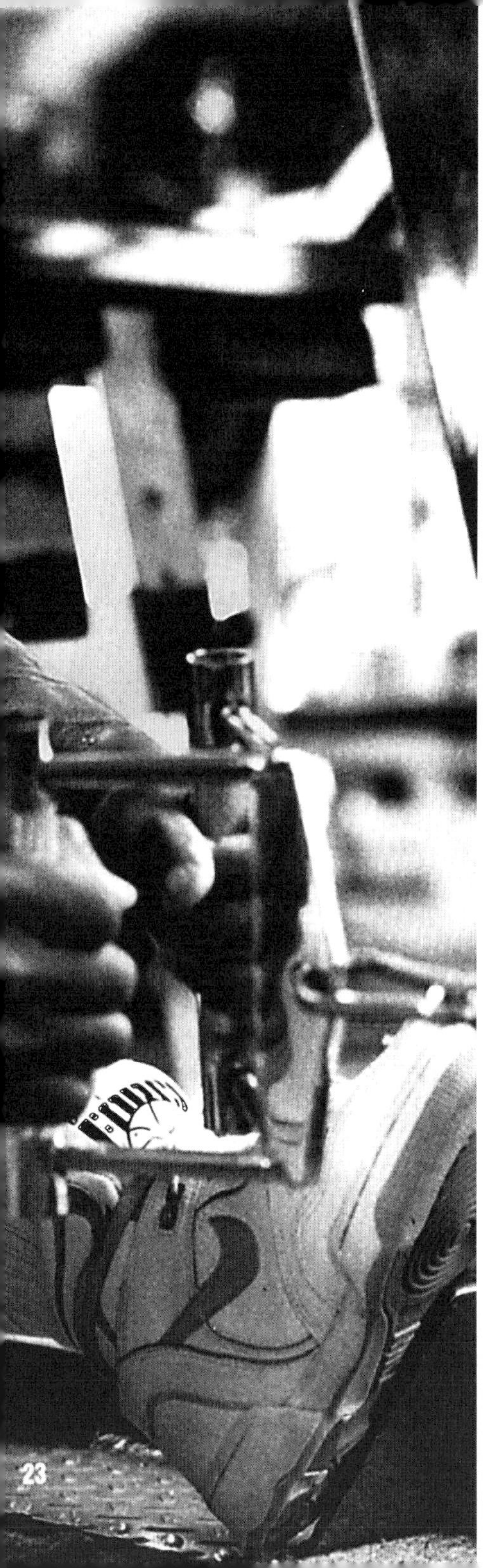

Ein wunderbares, unbeschreibliches Gefühl des Wohlbefindens, verbunden mit einer Art Überlegenheit gegenüber anderen.

Chris Lund und ich sind mit dem Weg, den das Bodybuilding genommen hat, nicht recht zufrieden. Der Anblick dieser super-definierten Athleten mit ihren hervortretenden Venen macht uns regelrecht krank. Natürlich brauchen Sie Definition und Härte. Aber diese extreme Definition, die die meisten Champions heute mit strikten Diäten und der Hilfe von zahlreicher Chemikalien erzielen, ist einfach unnatürlich und ungesund.

Selbst unter optimalen Bedingungen verfügen die meisten Bodybuilder nicht über die genetischen Voraussetzungen, um auf natürliche Weise so definiert und fettrei zu werden. Mit einem vernünftigen Masse-Training und einem verträglichen Grad an Definition wären diese Athleten weitaus besser beraten. Denn das ist es doch schließlich, was das Bodybuil-

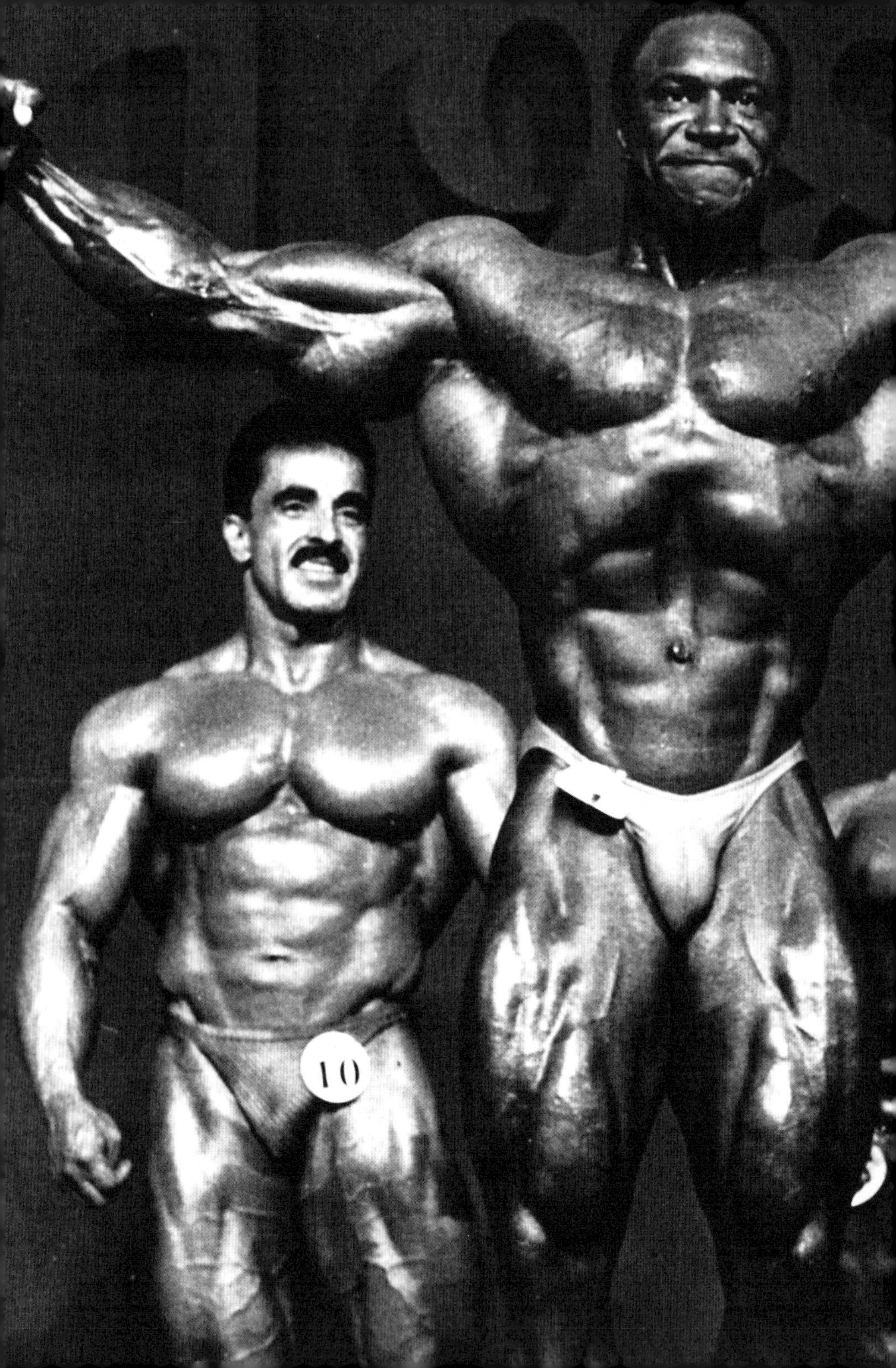
10

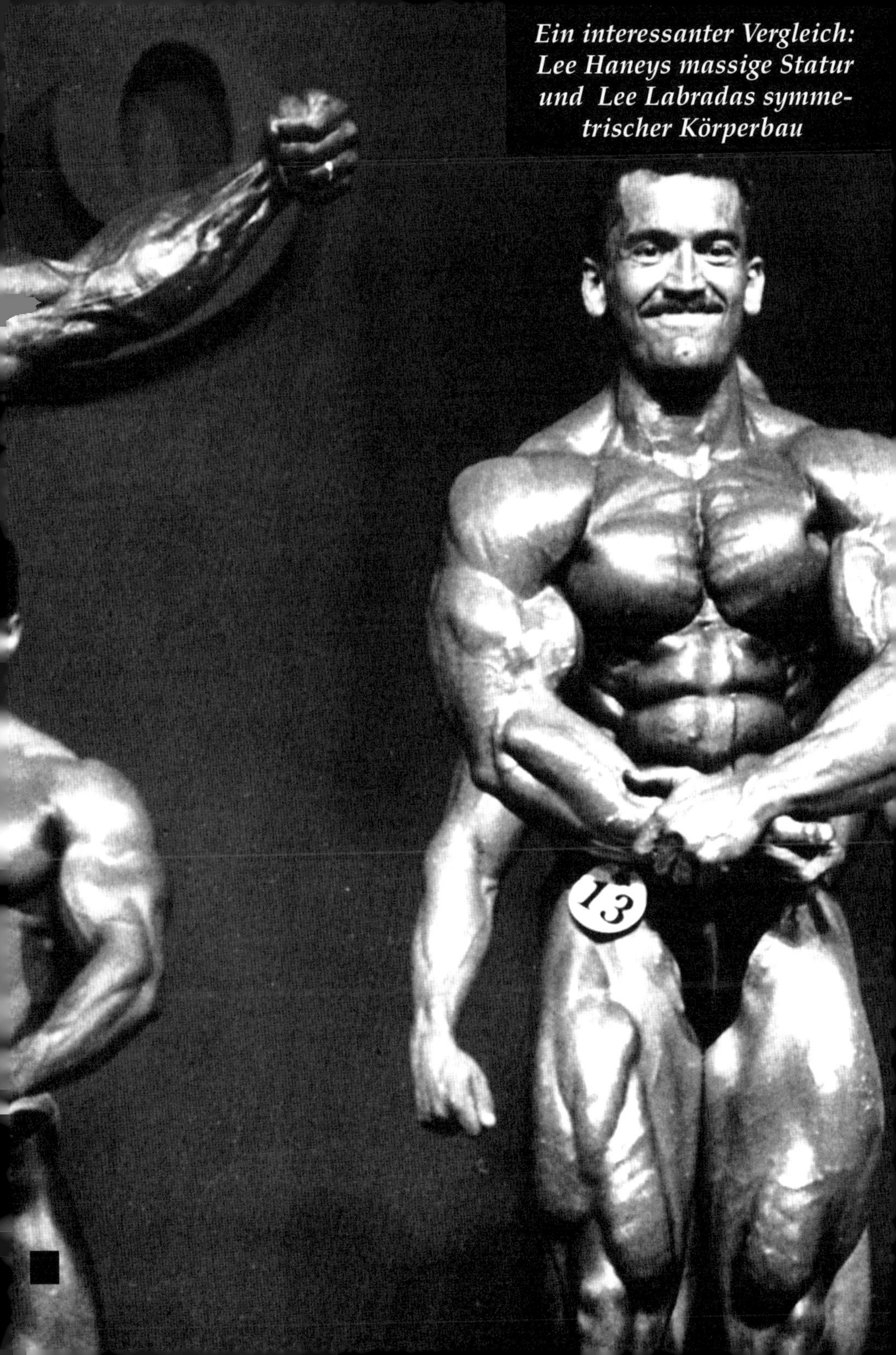

Ein interessanter Vergleich: Lee Haneys massige Statur und Lee Labradas symmetrischer Körperbau

ding ausmacht, oder? Überwältigende, massive Muskeln – Masseaufbau. Das ist es, wofür dieses Buch geschrieben wurde.

*

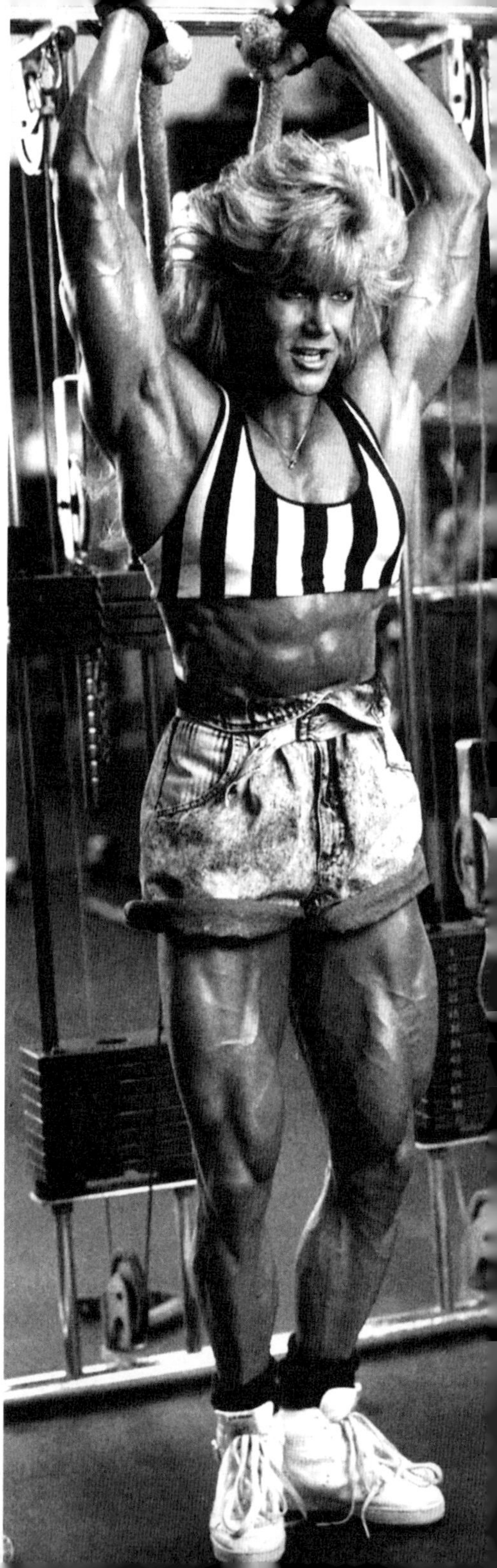

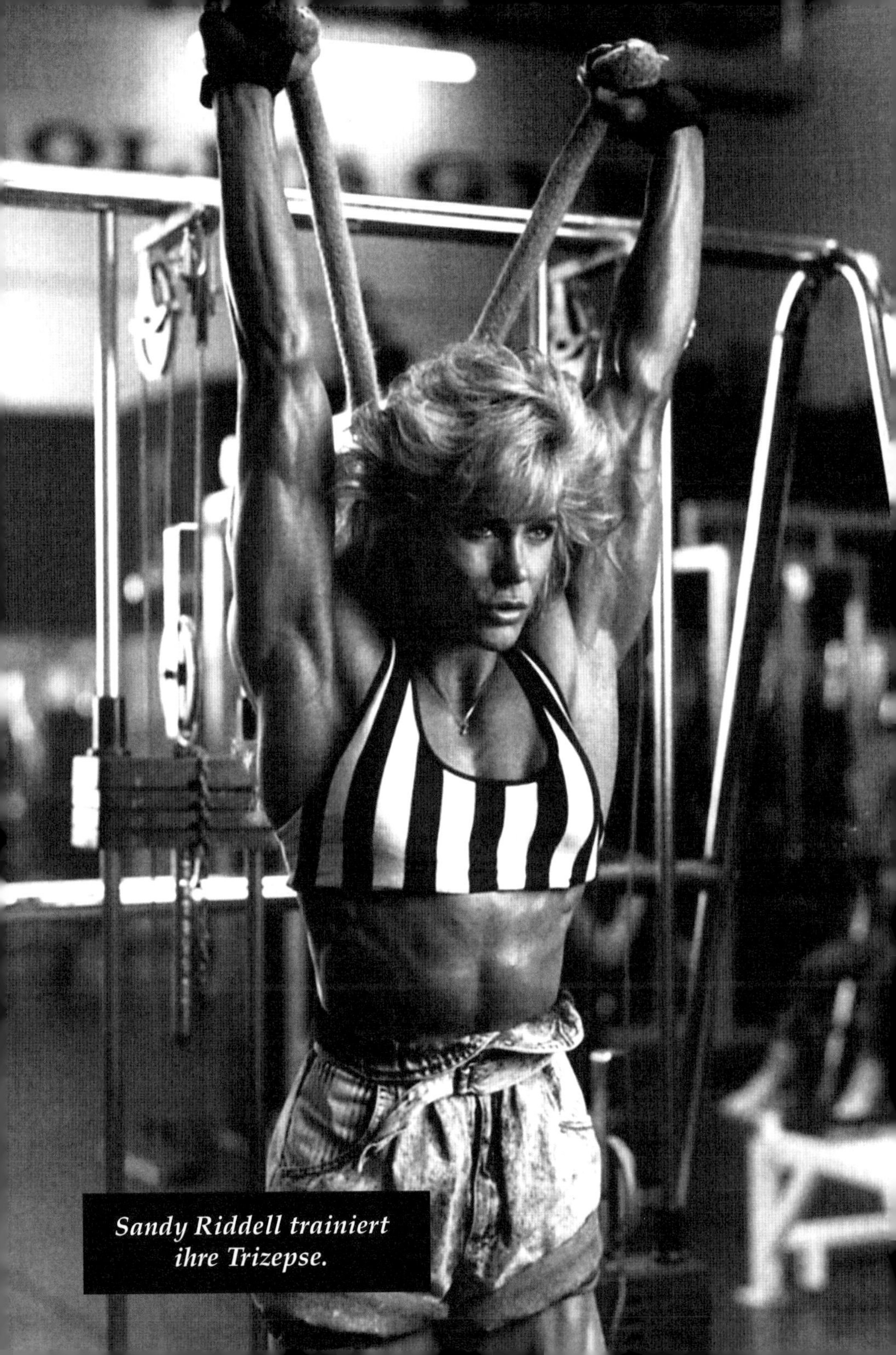

Sandy Riddell trainiert ihre Trizepse.

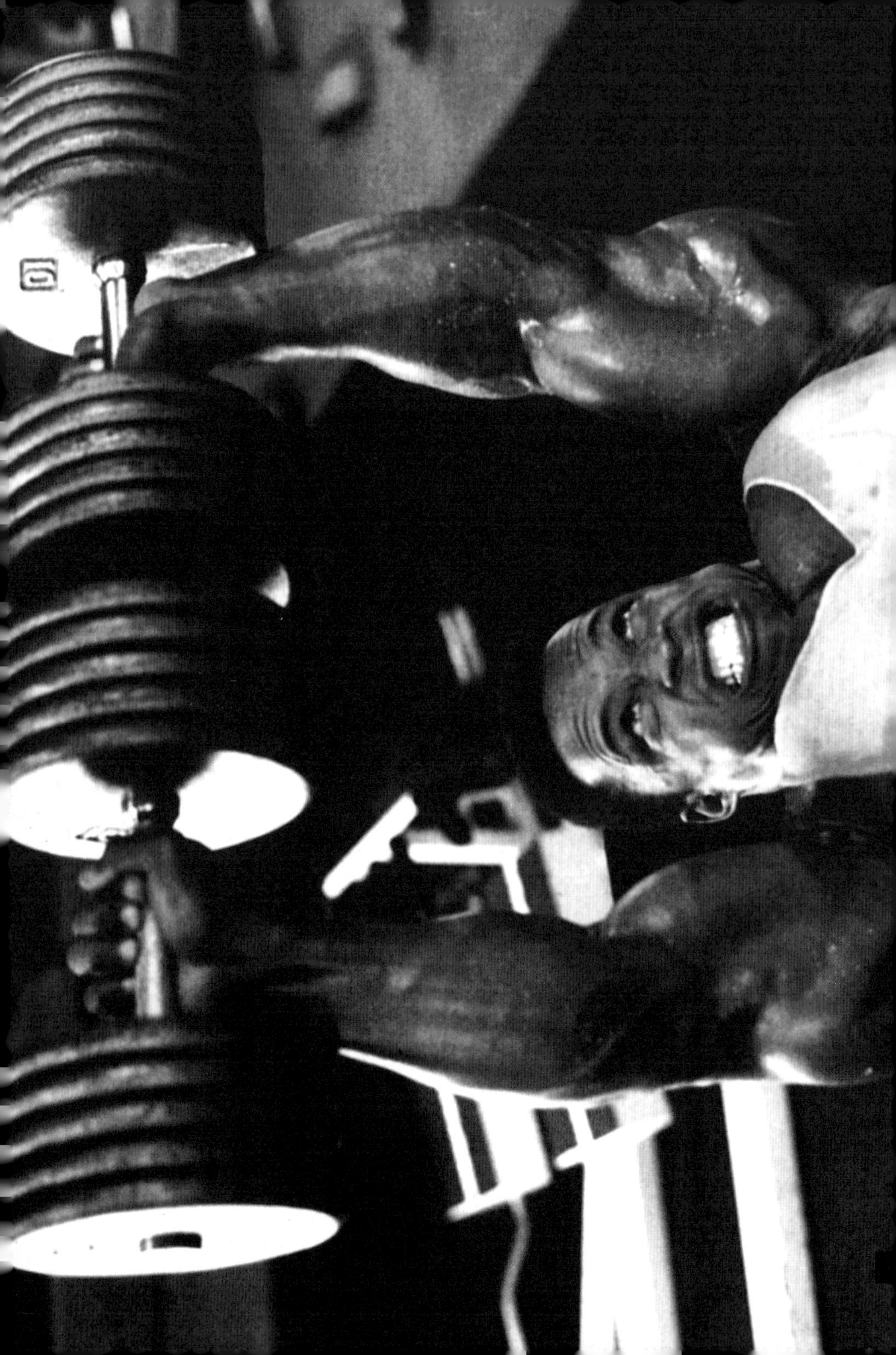

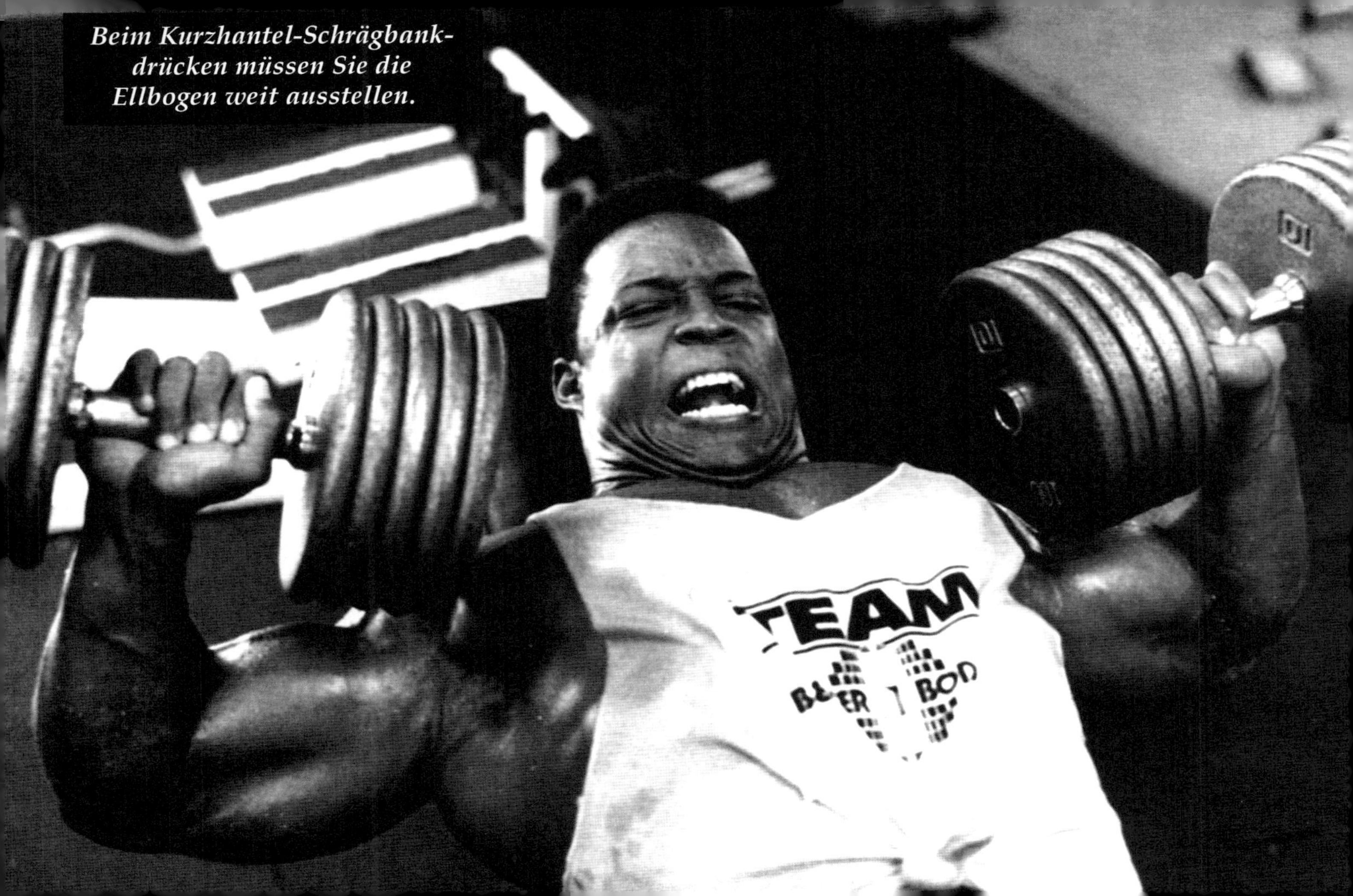

Beim Kurzhantel-Schrägbank-drücken müssen Sie die Ellbogen weit ausstellen.

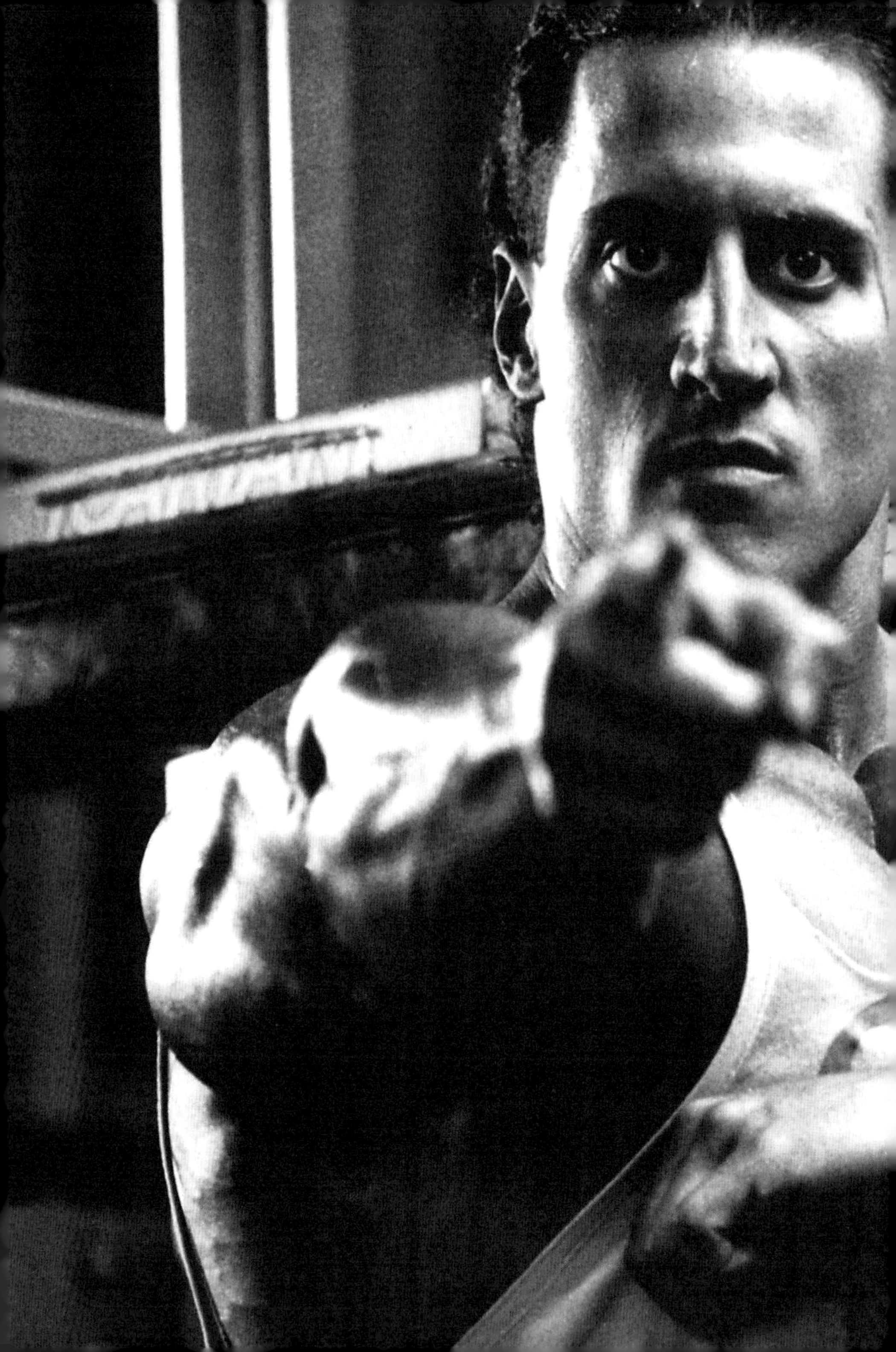

Kapitel 2

Mehr Masse!

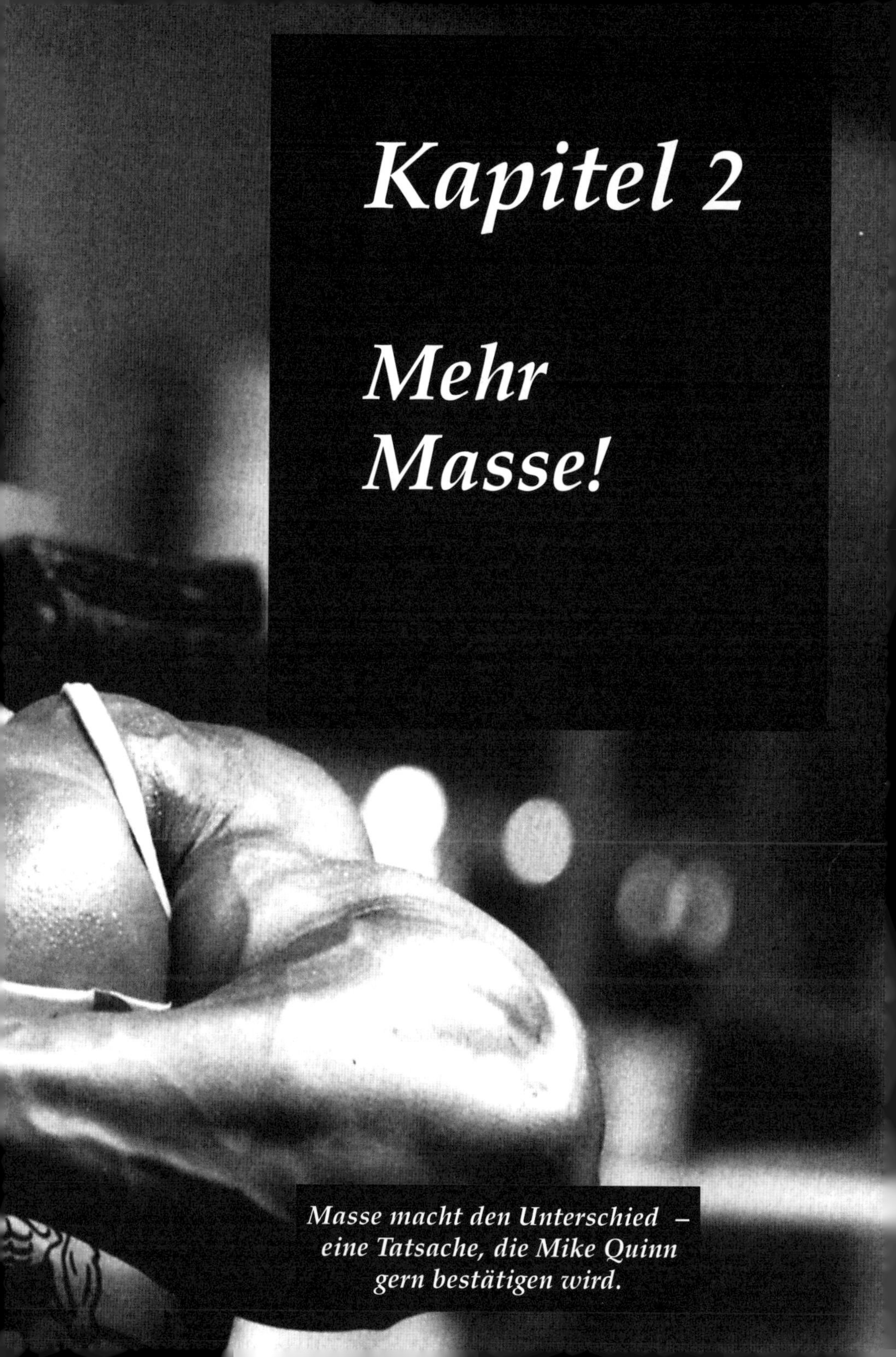

Masse macht den Unterschied – eine Tatsache, die Mike Quinn gern bestätigen wird.

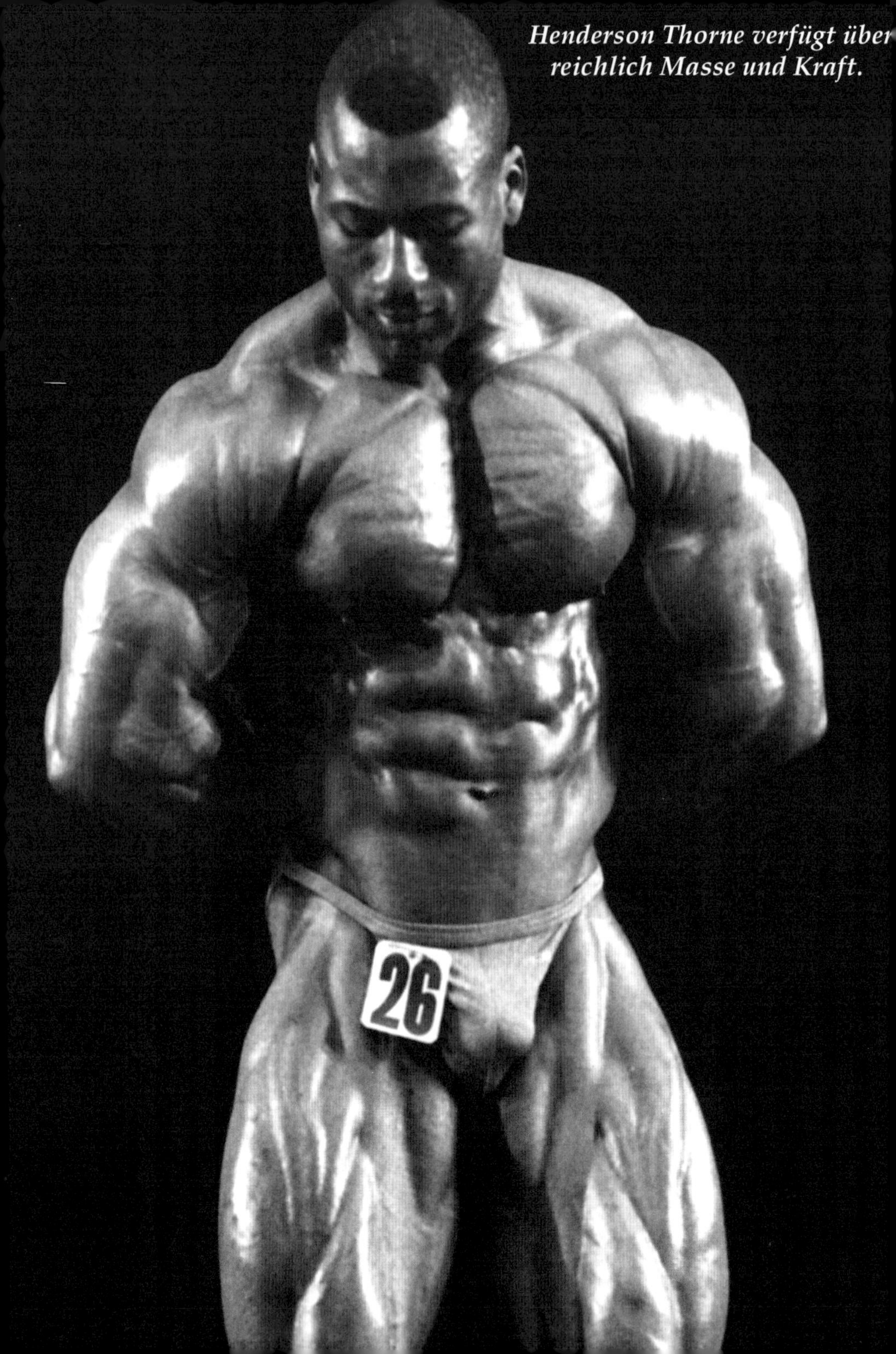

Henderson Thorne verfügt über reichlich Masse und Kraft.

Eines der wichtigsten Ziele des Bodybuildings ist es, die Muskeln derart zu entwickeln, daß Ihre körperliche Entwicklung jegliche Normen übertrifft. Wenn Sie jetzt glauben, an dieser Aufgabe zu scheitern, werden Sie niemals ein erfolgreicher Bodybuilder. Fassen Sie Ihr Ziel ins Auge, und gehen Sie es an. Die Vorteile eines starken und muskulösen Körpers lohnen die Mühe.

Herkules, der ultimative Bodybuilder

Die berühmte griechische Statue des Herkules stellt das eigentliche Ideal im Bodybuilding dar. Sogar die heutigen Champions schauen mit Ehrfurcht auf diesen olympischen Gott. Voller Bewunderung für seinen massiven Körperbau gehen sie in die Studios und versuchen, es ihm gleichzutun.

Werfen Sie einen Blick auf die massiven Schultern von Herkules, seine unglaublich muskulösen Unterarme und Oberschenkel. Sein Körper ist der Traum eines jeden Bodybuilders.

Arthur Jones, der Erfinder der Nautilus-Geräte, sagte einmal: »Herkules muß tatsächlich gelebt haben. Wie sonst hätte ein antiker Bildhauer die derart muskulöse und gut proportionierte Statue des Herkules in Stein meißeln können. Damals gab es noch keine Anatomiebücher, die er als Vorlage hätte nutzen können.«

Doch kehren wir in die Realität zurück: Kaum ein Mensch ist in der Lage, die Muskelmasse eines Herkules aufzubauen. Die meisten Bodybuilder können erheblich muskulöser werden, ja sogar viel massiger als sie es sich in ihren kühnsten Träumen vorstellen können. Aber die Masse und Proportionen eines Herkules erreichen nur wenige. Falls Ihr genetisches Potential es Ihnen ermöglicht, einen solchen Körper aufzubauen, so wird dieses Buch Ihnen dabei helfen, Ihr Ziel schnell und effektiv zu erreichen. Auch wenn Sie nicht mit optimalen körperlichen Voraussetzungen ausgestattet sind, werden Sie mit diesem Programm schneller an Masse und Kraft zulegen als viele andere.

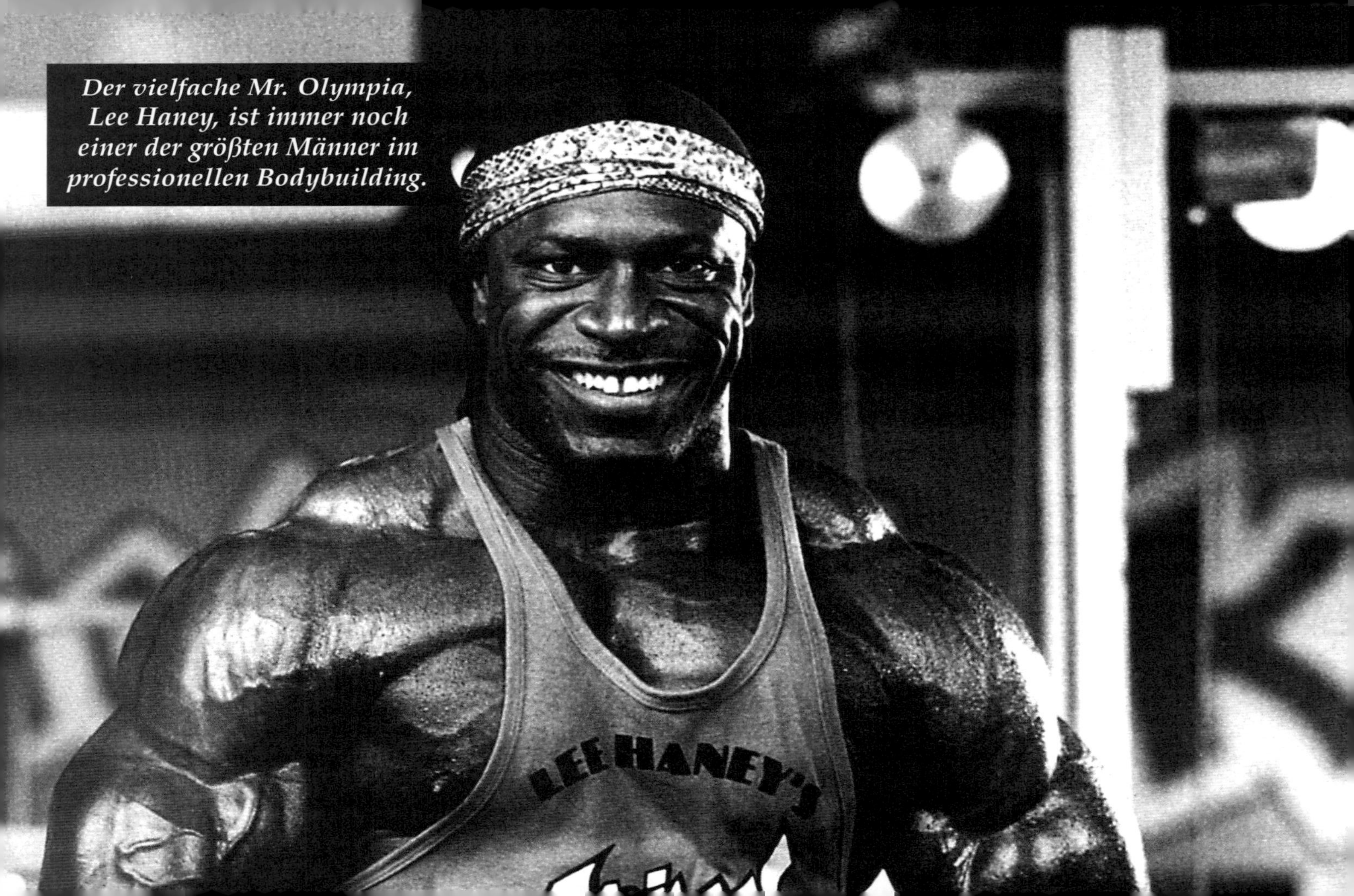

Der vielfache Mr. Olympia, Lee Haney, ist immer noch einer der größten Männer im professionellen Bodybuilding.

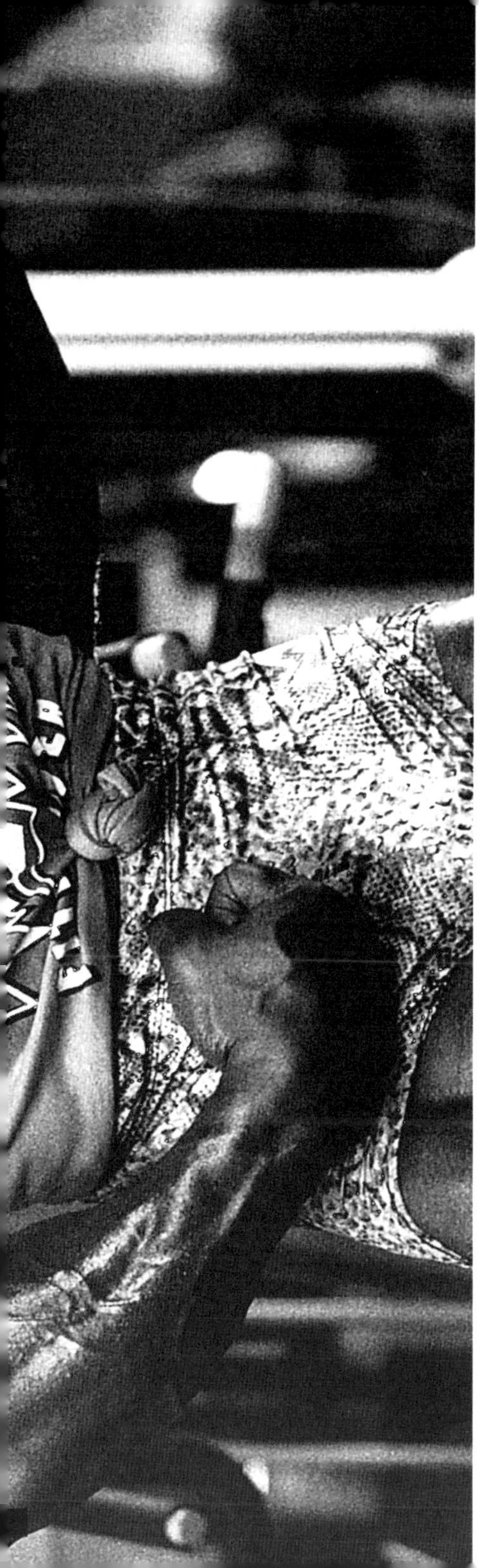

Die Macht der Intensität

Intensität ist eine Einstellung, ein Grad mentaler Stärke, die Ihnen dabei hilft, die Schmerzgrenze zu überwinden. Die Kraft der Intensität ermöglicht Ihnen, die Muskeln maximal zu stimulieren und letztendlich die Muskelmasse aufzubauen, nach der Sie streben. Um Masse aufzubauen, müssen Sie Ihre Muskeln mit immer schwereren Gewichten überlasten. Haben Sie erst einmal ein schweres Gewicht erobert - und es muß im wahrsten Sinne des Wortes »erobert« werden - dann müssen Sie die Intensität mit höheren Gewichten weiter steigern.

Ich meine den Kampf mit aller Ihnen zur Verfügung stehenden Kraft. Das bedeutet, den Schmerz der sich ansammelnden Milchsäure zu ignorieren, stets nach einer weiteren Wiederholung zu streben, das widerspenstige Eisen mit letztem Aufwand in der letzten Wiederholung zu bezwingen - das ist die Intensität, die Sie zum Aufbau überwältigender Muskelmasse aufbringen müssen.

Glauben Sie nicht auch, daß Sie im Laufe der Zeit diese »eiserne« Entschlossenheit auf andere Lebensbereiche übertragen können? Glauben Sie nicht auch, daß Sie auf diese Weise der Bewältigung der täglich anstehenden Aufgaben mit weniger Sorgen, Zweifeln und mit mehr Selbstvertrauen entgegensehen können? Ich denke schon. Zuversicht und Entschlossenheit sind die entscheidenden Faktoren für jede Art von Erfolg – sei es im Bodybuilding oder im Leben.

Starkes Bindegewebe

Überlastung ist der gemeinsame Nenner jedes produktiven Trainings. Ohne Überlastung können Ihre Muskeln nicht wachsen, die Sehnen und Bänder sich nicht verdicken und Ihre Knochen werden nicht stabiler und widerstandsfähiger für noch größere Kraftleistungen.

Welche Art des körperlichen Trainings führt zu größtmöglicher Überlastung und damit zu maximalem Muskelwachstum? Training mit Gewichten natür-

Frontheben – eine großartige Übung für die vorderen Schultermuskeln.

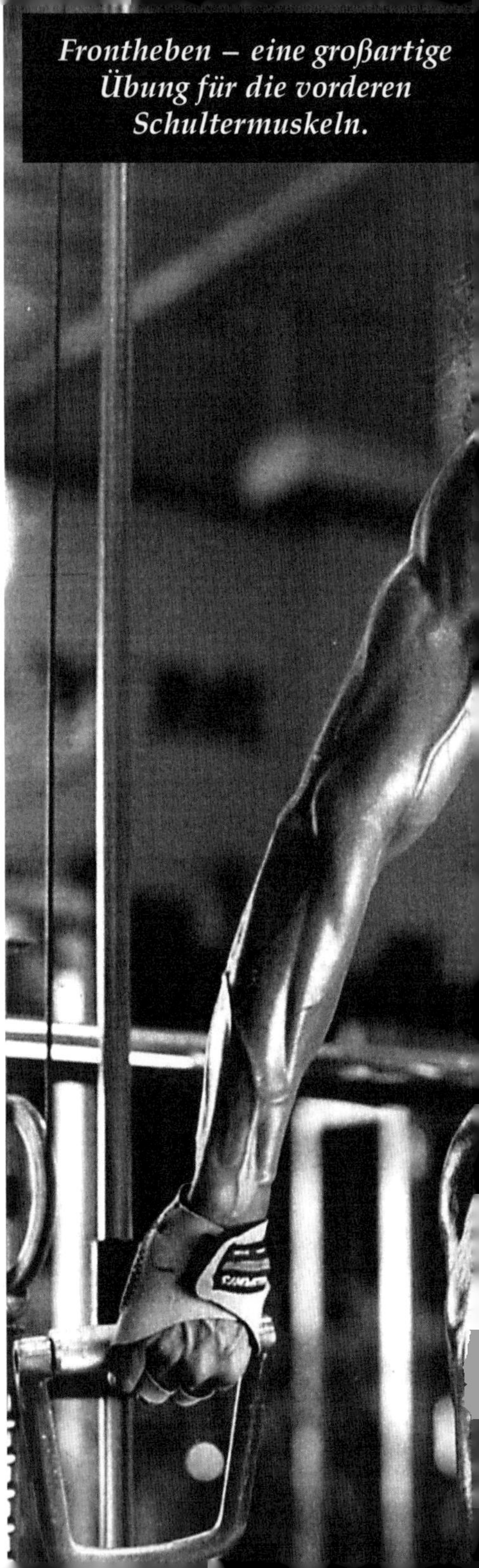

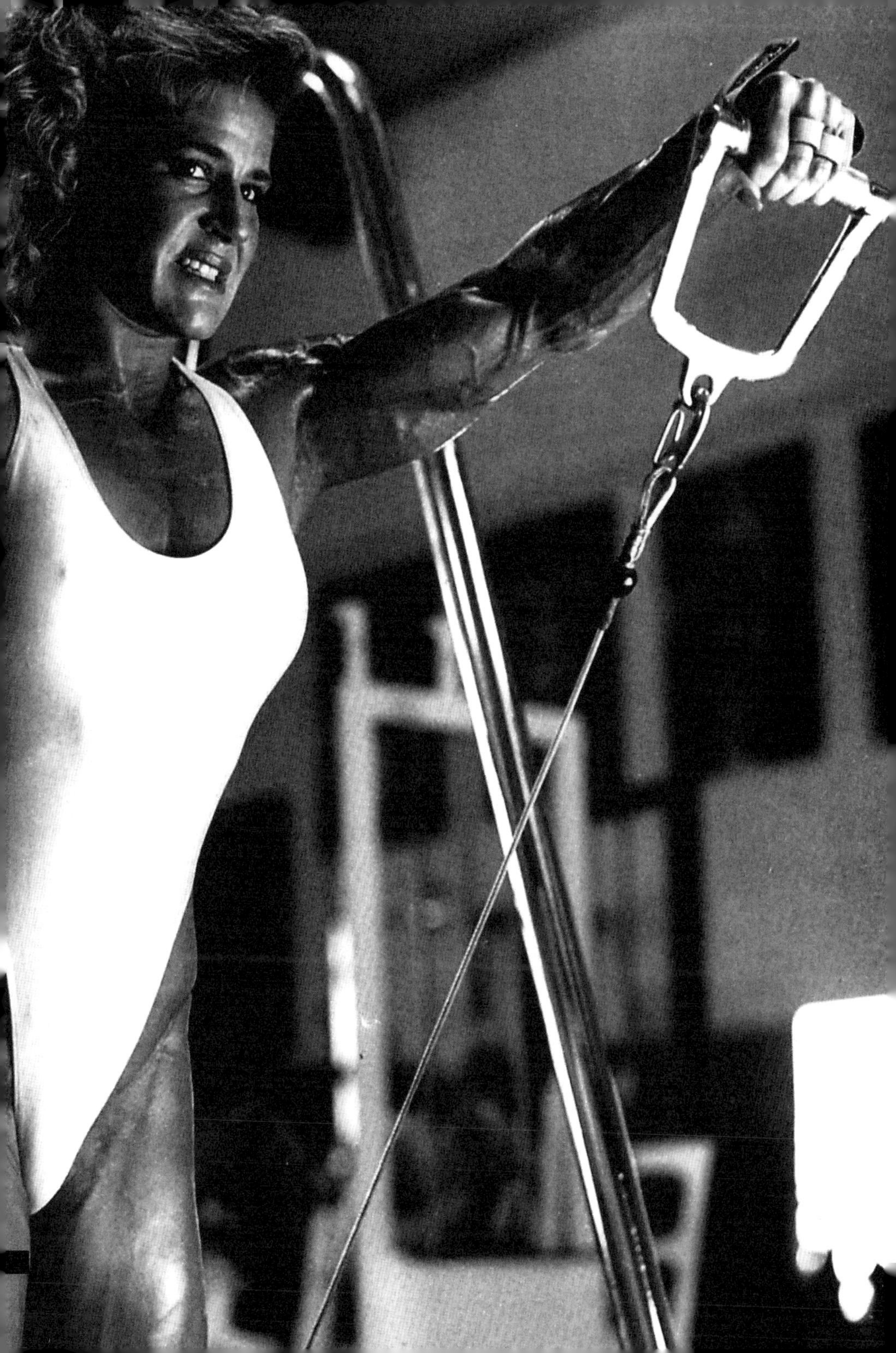

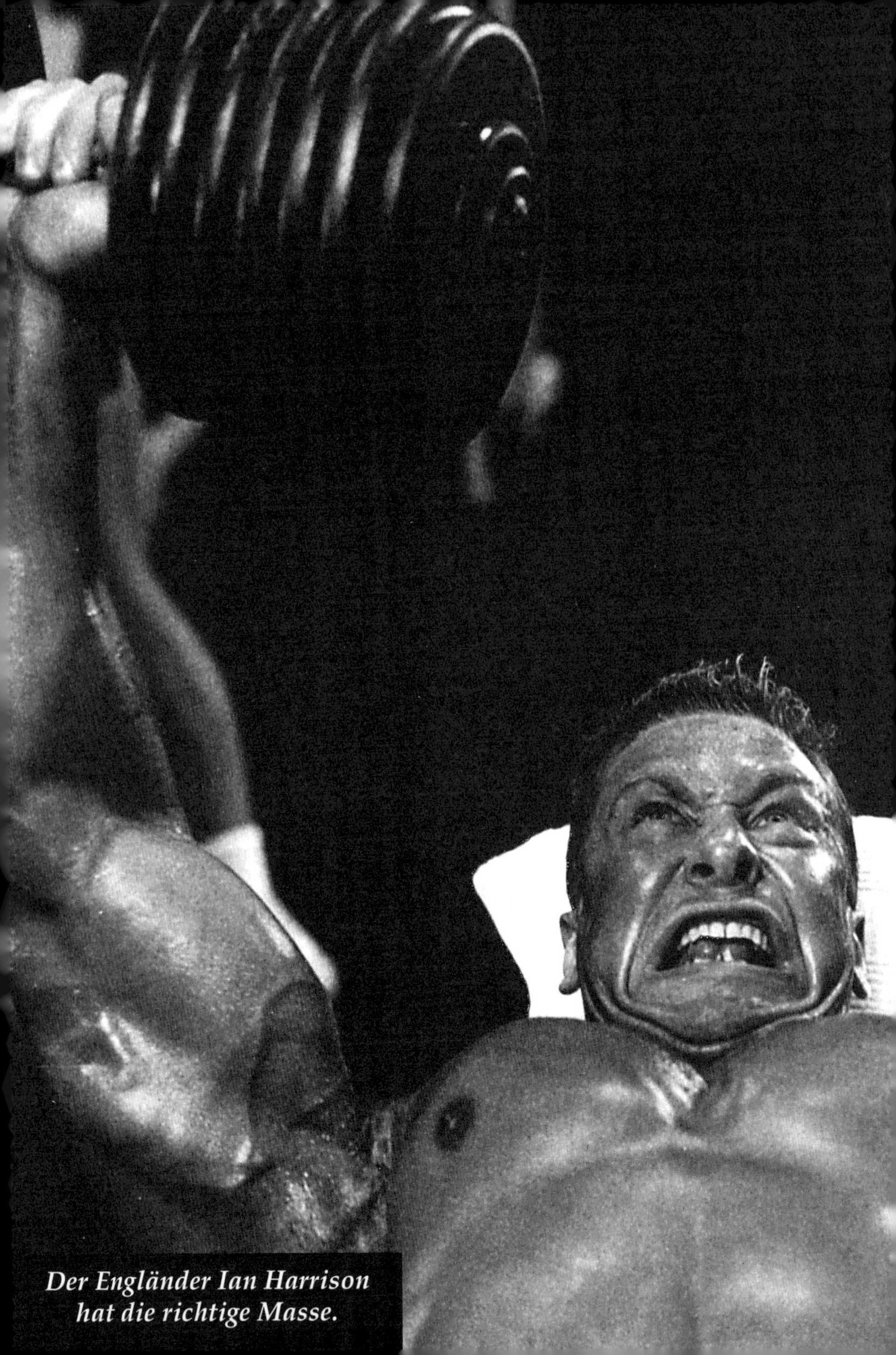

Der Engländer Ian Harrison hat die richtige Masse.

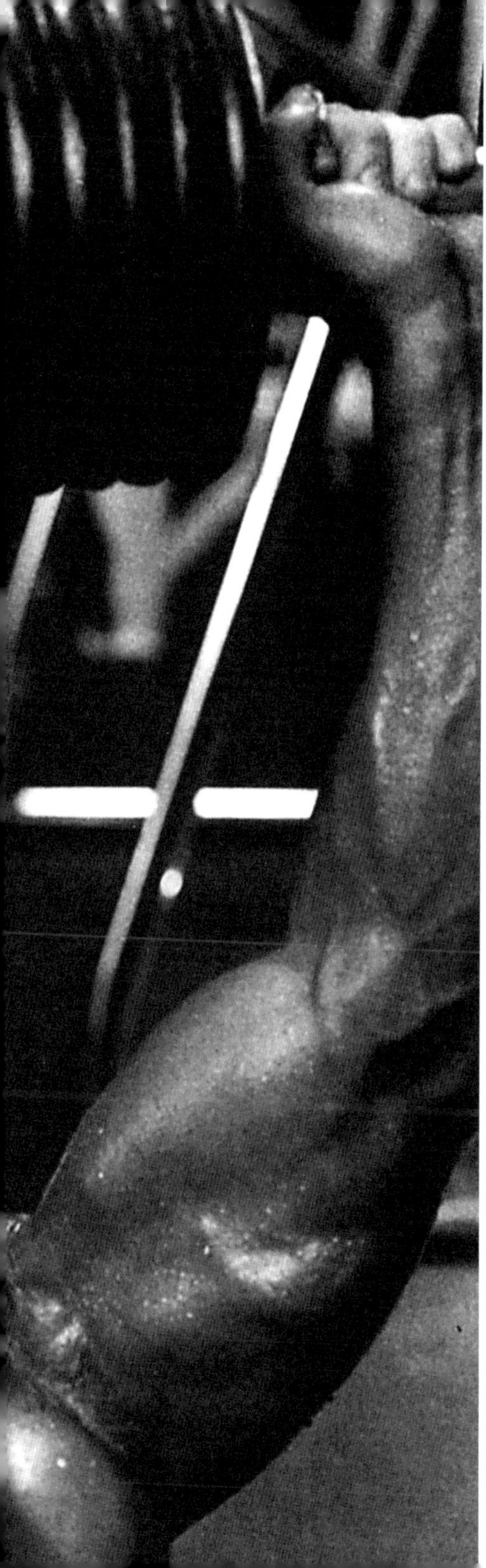

lich. Welche Art des Gewichtstrainings führt zur maximalen Überlastung der Muskulatur? Höchstintensitäts-Training.

So führt ein hartes Massetraining automatisch zu stärkeren Sehnen, stärkerem Bindegewebe und mehr Muskeln. Und führt eine Zunahme an Muskelmasse und eine verbesserte Zugfestigkeit der Muskulatur nicht auch zu einer verringerten Gefahr von Verstauchungen, Zerrungen und Muskelrissen? Die Antwort darauf muß »Ja« lauten. Mächtigere und stärkere Muskeln sind der beste Schutz vor Verletzungen für Sportler in allen Disziplinen. Ohne Verletzungen kann man überdies ohne Unterbrechung trainieren. Gerade im Bodybuilding führt kontinuierliches Training zu einem schnelleren und effektiveren Muskelaufbau.

Neuromuskuläre Leistung

Muskeln kontrahieren durch elektrochemische Entladungen in den Muskelzellen. Die Nervenbahnen transportieren elektrische Impulse zu den Muskeln. Körperliches Training verbessert die neuromuskuläre Effizienz ganz beträchtlich.

Erinnern Sie sich noch daran, als Sie das erste Mal Bankdrücken ausprobiert haben? Es war gar nicht einfach, diese Übung ohne Wackeln auszuführen, nicht wahr? Heute müssen Sie dagegen an die Ausführung dieser Übung keinen Gedanken mehr verschwenden. Zu Beginn einer neuen Bewegung ist die Koordination von Muskeln und Nerven noch nicht eingespielt.

Nach kurzer Zeit waren Sie aber dann in der Lage, mehr Gewicht zu bewältigen. Und das sogar mit einer sauberen Technik. Sicher, Sie haben während dieser Zeit auch mehr Muskeln aufgebaut, aber ein Teil der Kraftsteigerung ist auf die Verbesserung der neuromuskulären Koordination zurückzuführen. Einfacher gesagt: Sie haben Ihre Bankdrück-Technik verbessert.

Dieser Prozeß der kontinuierlichen Steigerung der neuromuskulären Koordination setzt sich während Ihrer gesamten

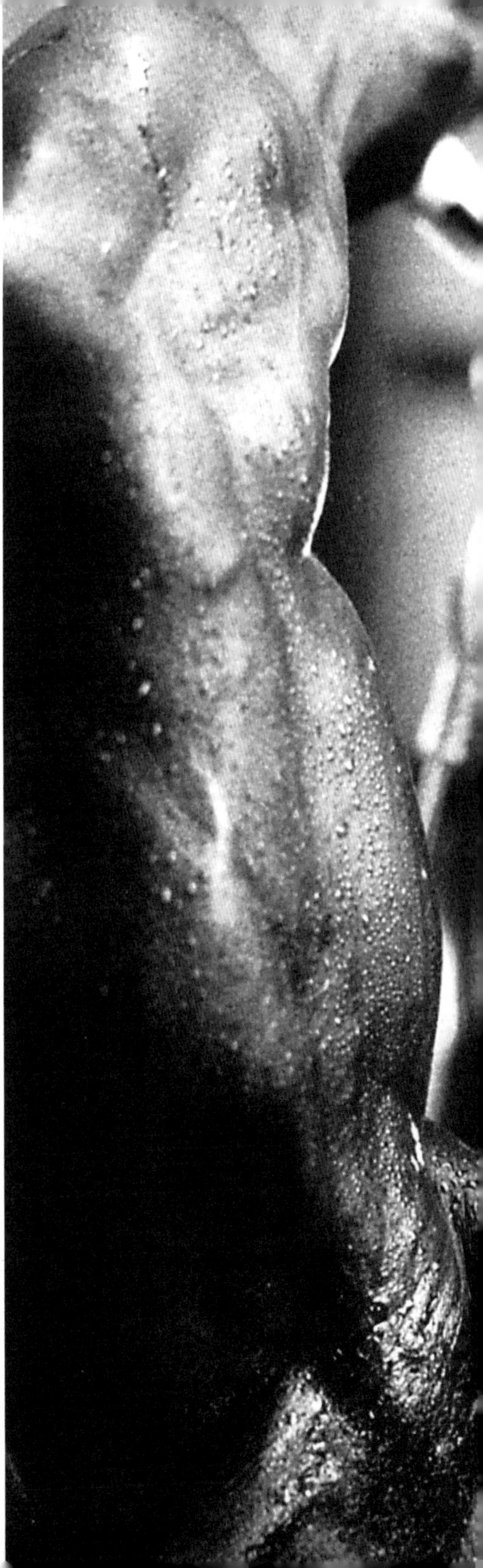

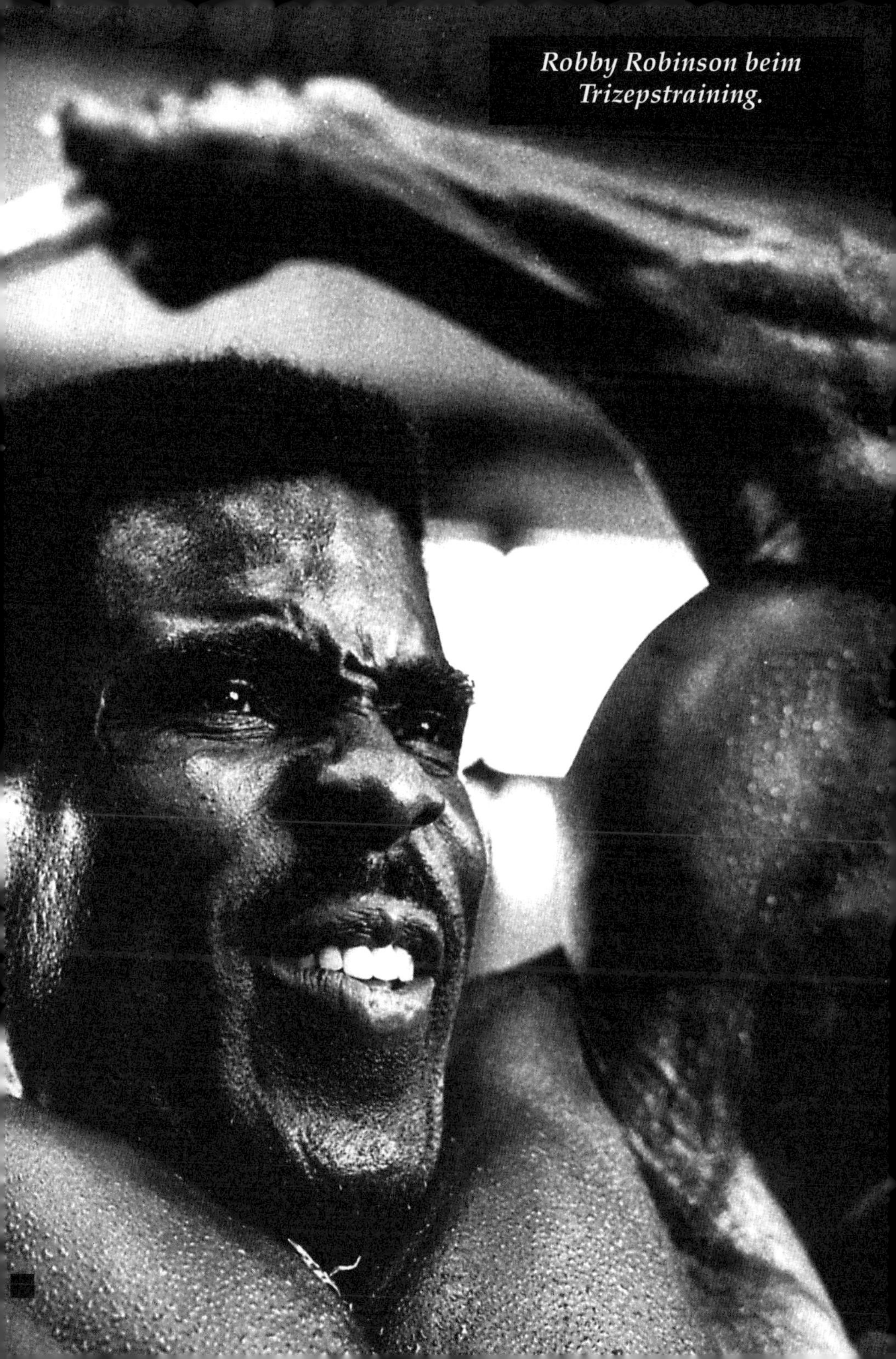

Robby Robinson beim Trizepstraining.

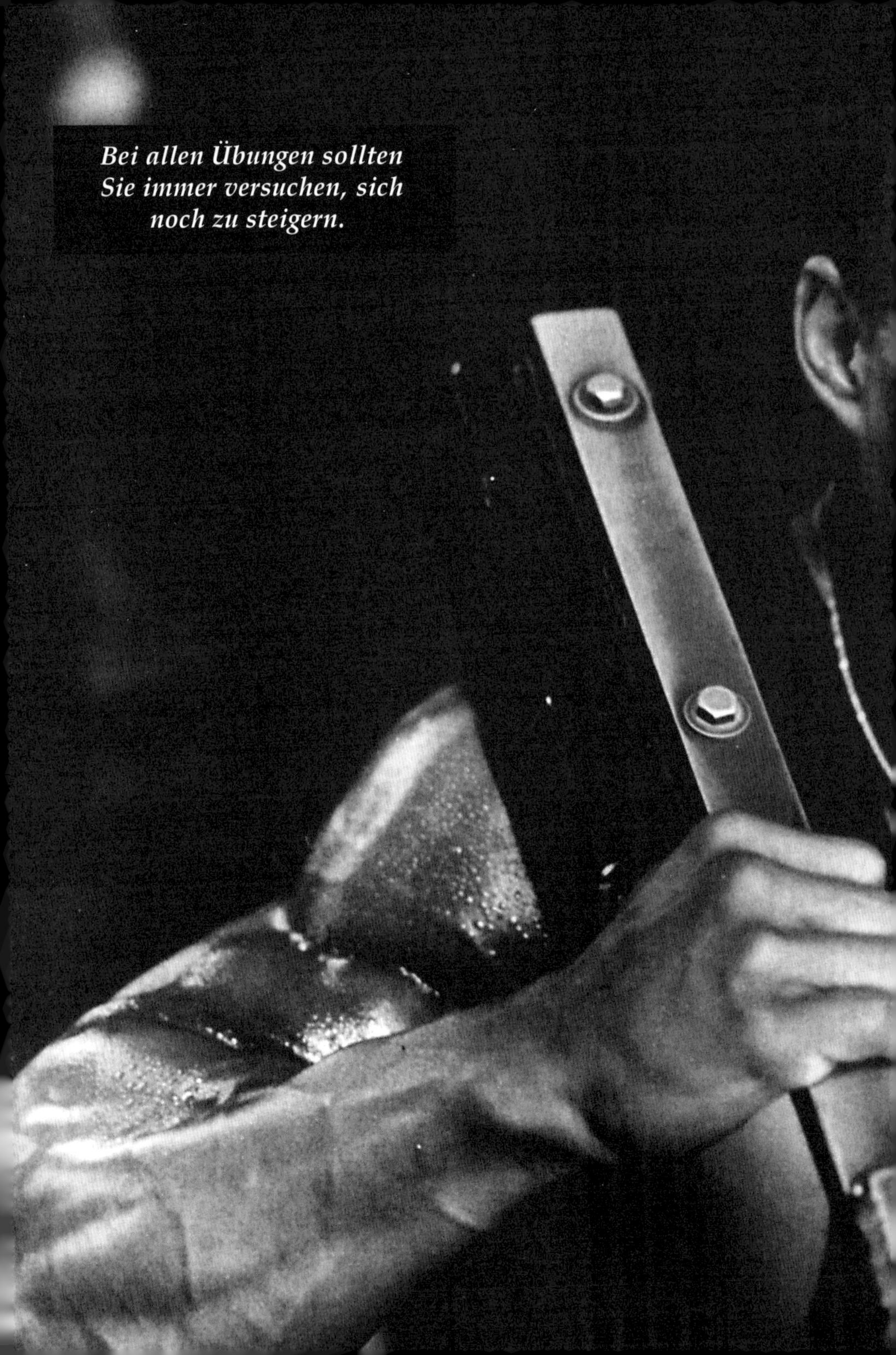
Bei allen Übungen sollten
Sie immer versuchen, sich
noch zu steigern.

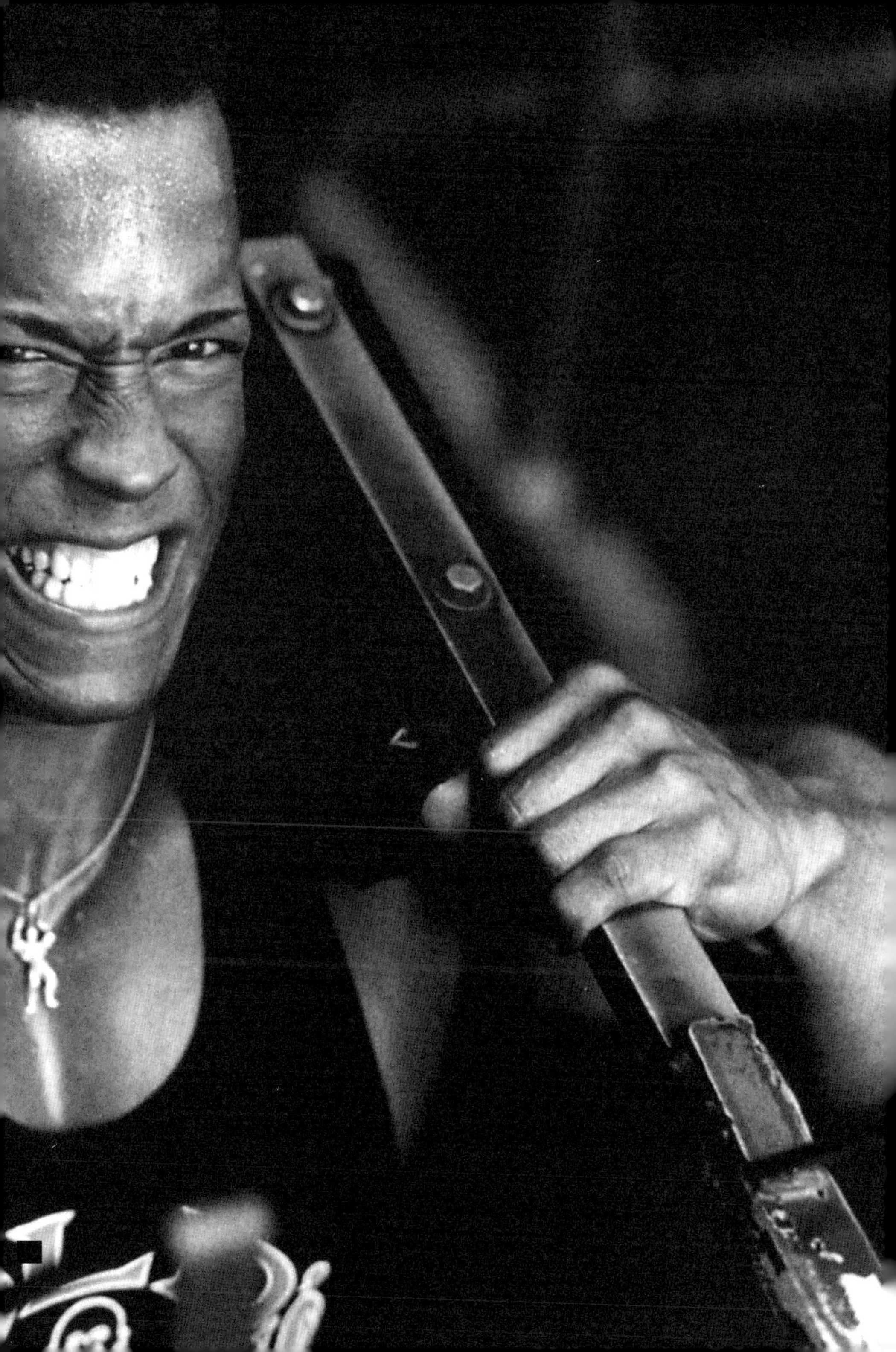

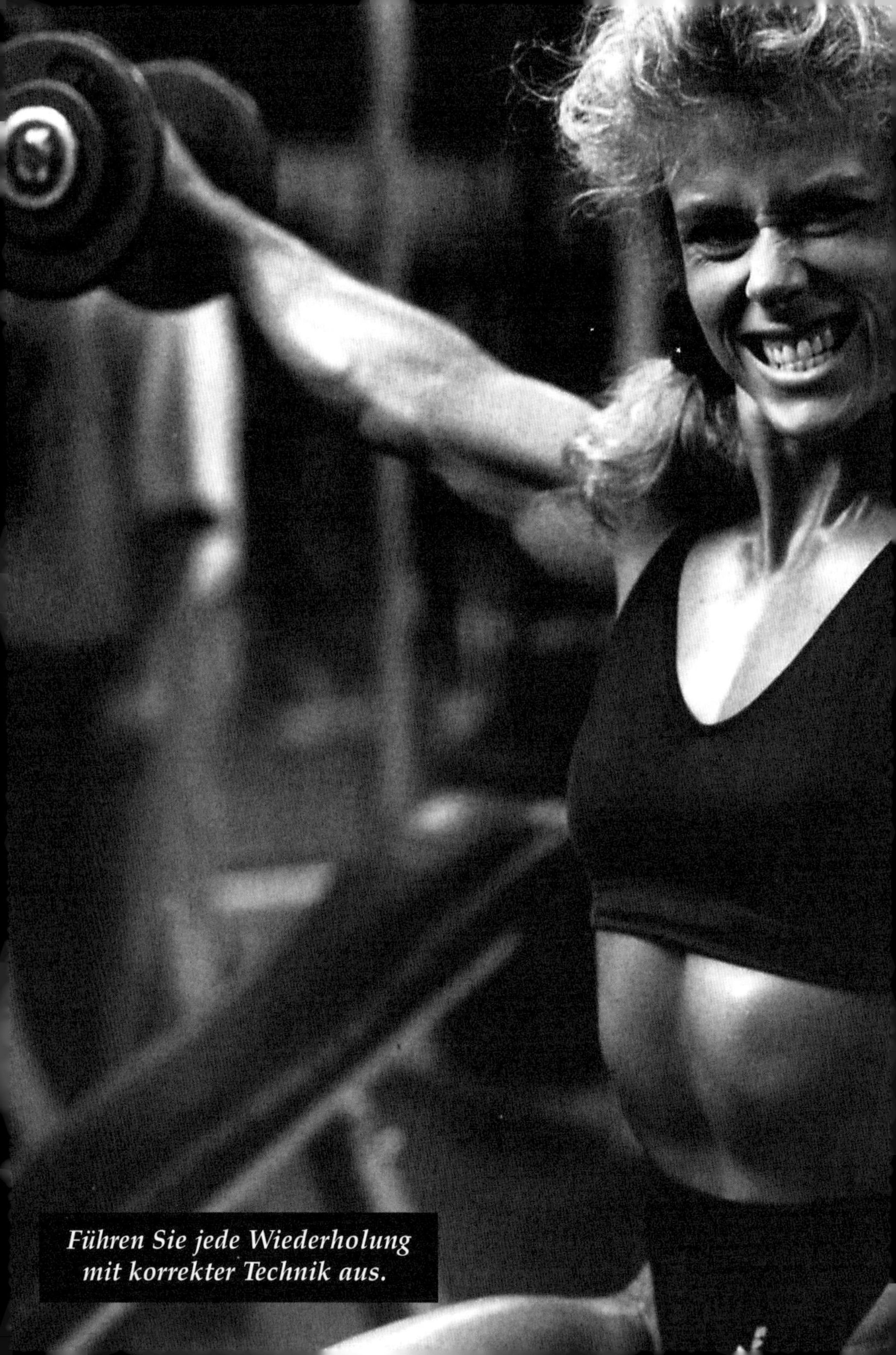

Führen Sie jede Wiederholung mit korrekter Technik aus.

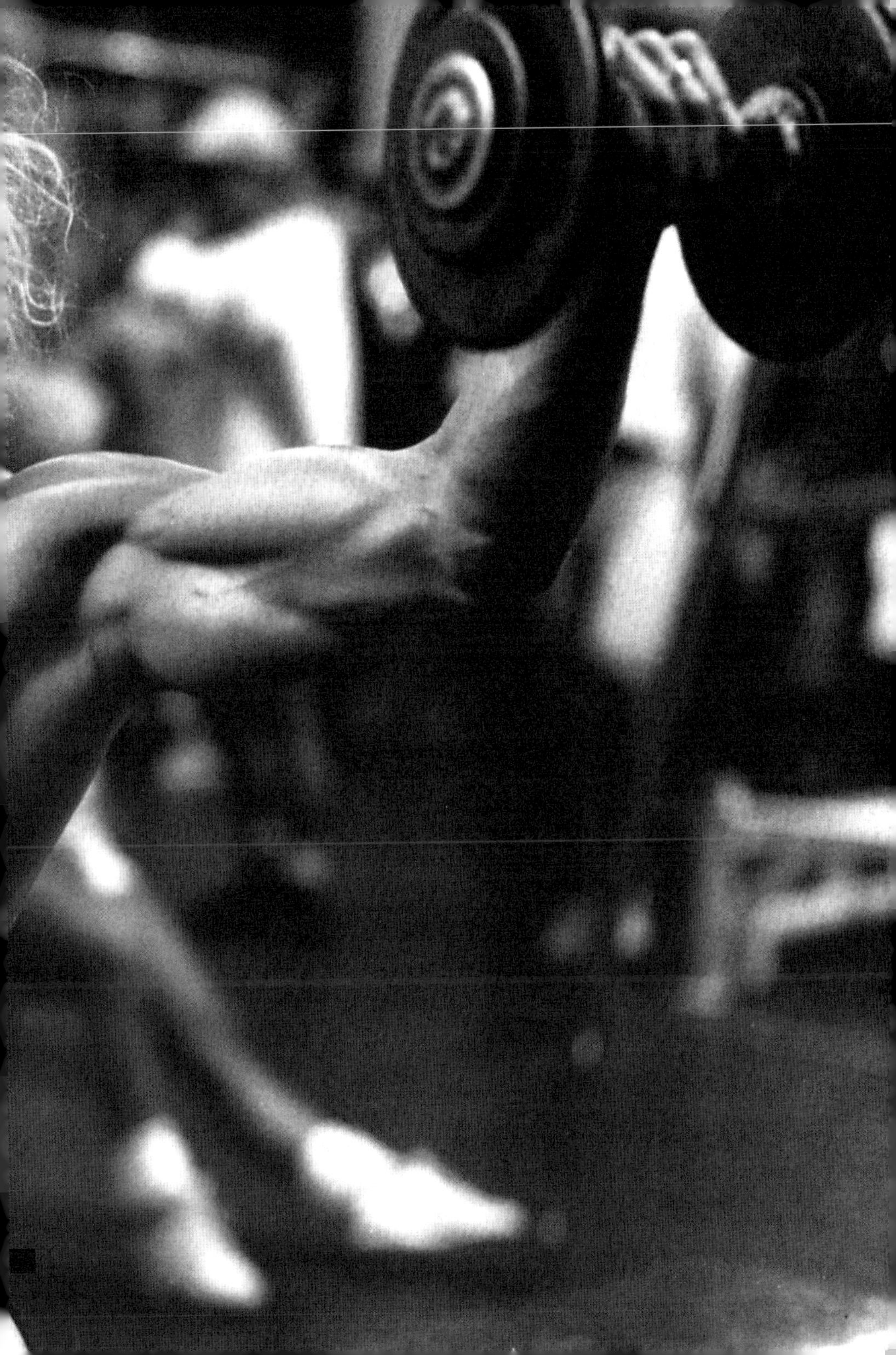

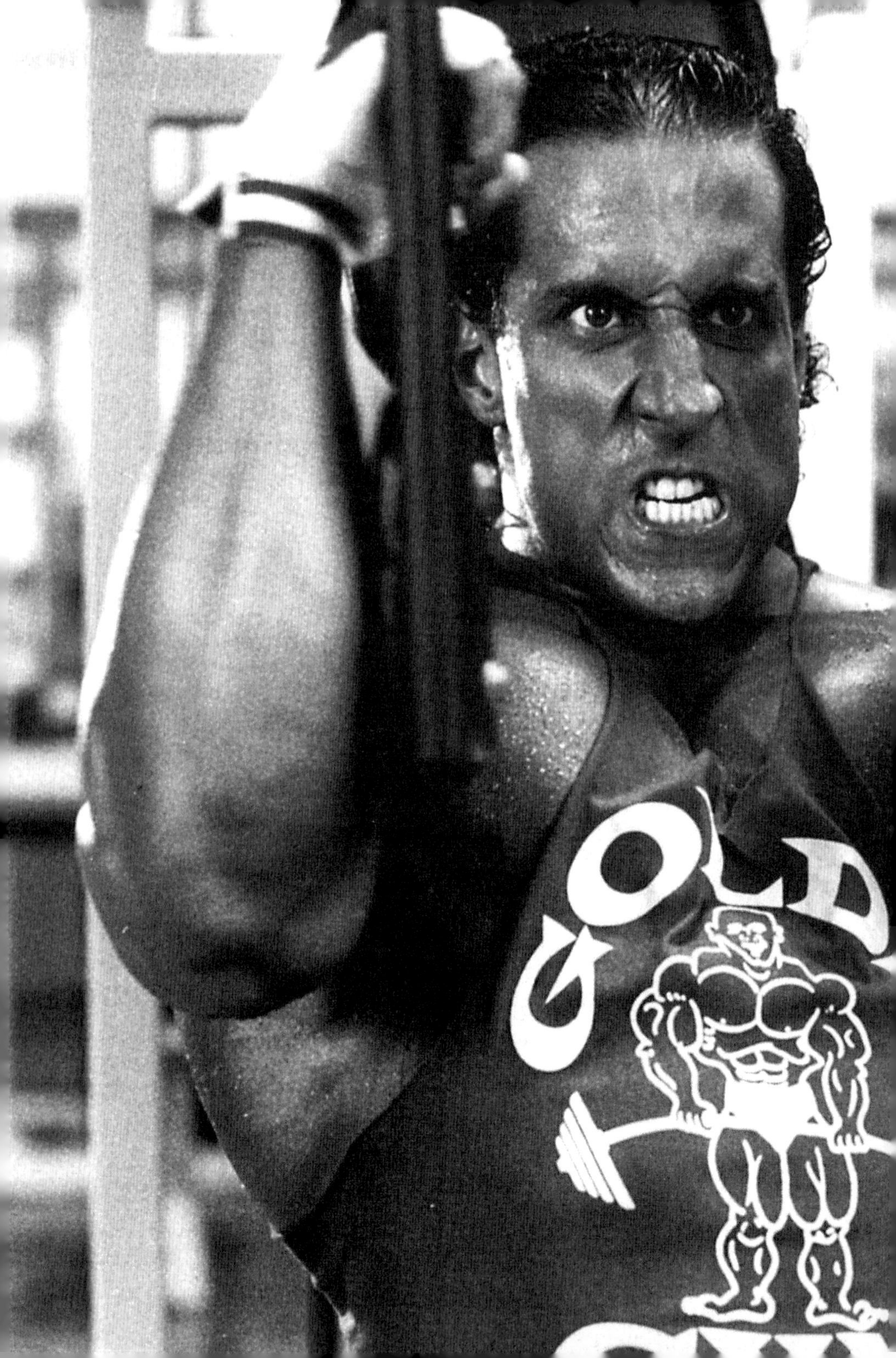
GOLD

Bodybuilding-Laufbahn weiter fort. Indem Sie stärker werden, können Sie schwerere Gewichte heben, was wiederum dazu führt, daß Sie mehr Nervenbahnen aktivieren.

Psychologische Effekte

Das Heben schwerer Gewichte bringt Ihnen auch einen psychologischen Vorteil. Ganz besonders, wenn Sie ein Gewicht gehoben haben, das Sie bisher noch nicht bewältigt haben. Vielleicht handelt es sich dabei um einen persönlichen Rekord im Bankdrücken, in der Kniebeuge oder bei den Langhantel-Curls. Vielleicht schaffen Sie auch nur einige Klimmzüge mehr als zuvor.

Egal, ob es sich dabei um mehr Gewicht, mehr Wiederholungen oder eine Kombination von beidem handelt, die meisten Bodybuilder erzielen so immer wieder ein Hochgefühl, daß auch nach Beendigung des Trainings anhält. Das Gefühl der Eroberung, das nach einem neuen persönlichen Rekord eintritt, muß in etwa vergleichbar

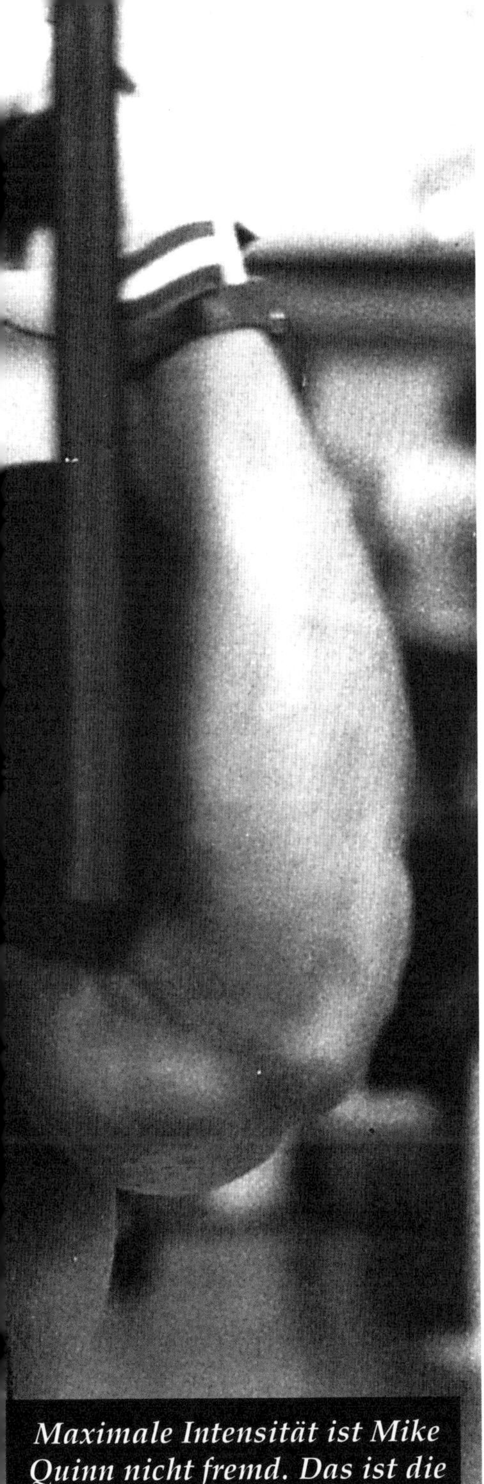

Maximale Intensität ist Mike Quinn nicht fremd. Das ist die Garantie für maximale Fortschritte.

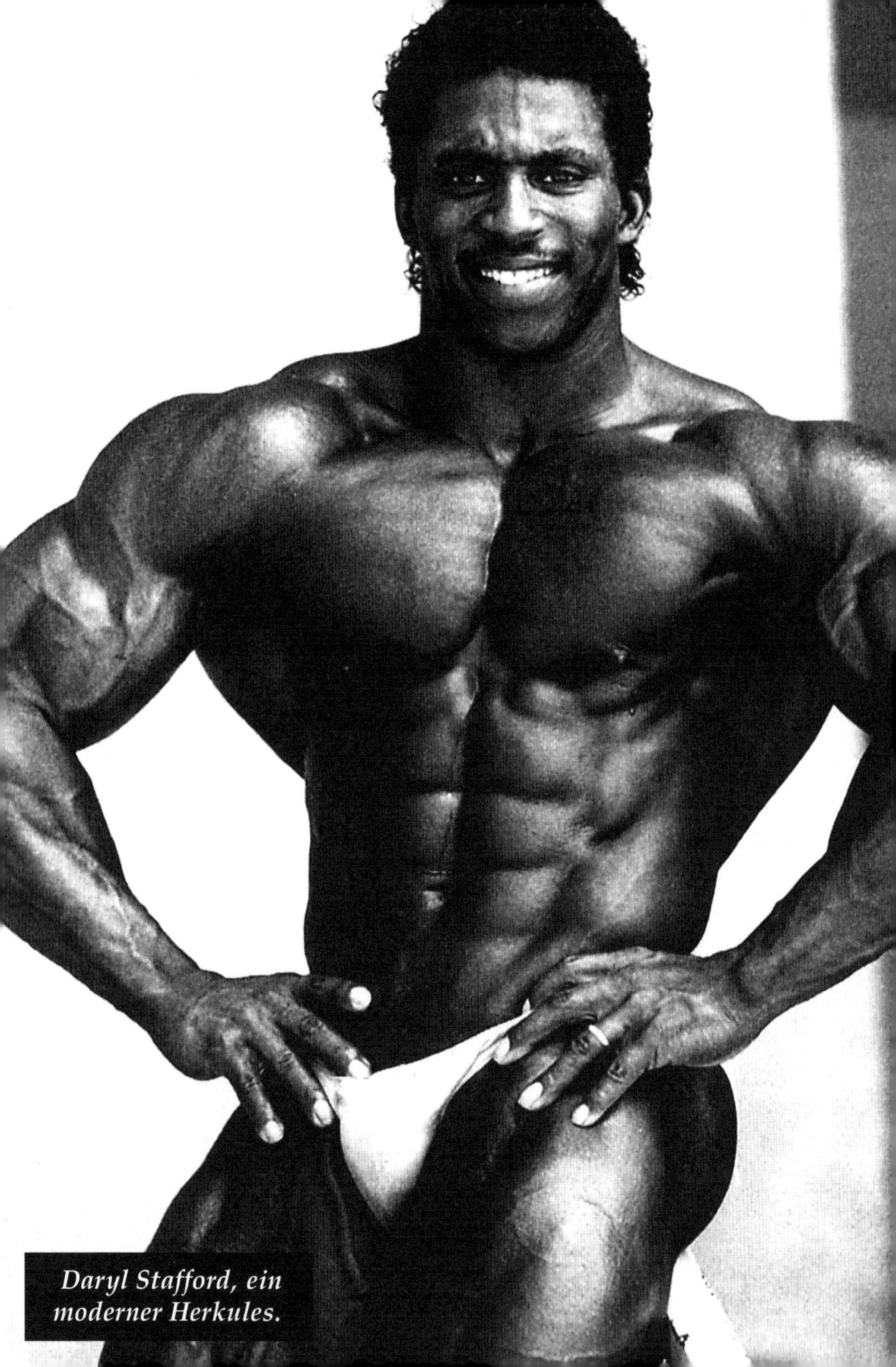

Daryl Stafford, ein moderner Herkules.

sein mit dem, was ein Künstler fühlt, wenn er ein Meisterstück vollbracht hat. Das Schöne an diesem Gefühl ist, daß es nie vergeht. Haben Sie dieses Gefühl erst einmal erfahren, so bringt es Ihnen gute Laune und andere positive Effekte für den Rest des Tages. Es spornt Sie zu noch größeren Erfolgen an, ja weckt förmlich den Hunger auf noch mehr Erfolg.

Diese wahre Natur des Bodybuildings erschließt sich dem Kraftsportler nicht auf den ersten Blick (oder besser gesagt, beim ersten Training). Das Schöne daran ist aber die Tatsache, daß immer mehr Erfolgserlebnisse dieser Art die Grenze des Möglichen immer weiter hinausschieben. So wächst mit dem Bodybuilding eben nicht nur Ihr Körper; auch Ihre Psyche verändert sich nachhaltig. Dieser Sport bringt wirklich ein langandauerndes Hochgefühl mit sich. Das ist es, was die Champions fühlen, und auch Sie sind auf dem Weg dahin.

Masseaufbau ist meiner Meinung nach das, worum es im Bodybuilding wirklich geht. Es repräsentiert die ultimativen Grenzen, an die Sie Ihren Körper heranführen. Streben Sie danach, diese Grenzen zu überwinden – jetzt! Bauen Sie Muskelmasse auf. Massiger ist besser!

*

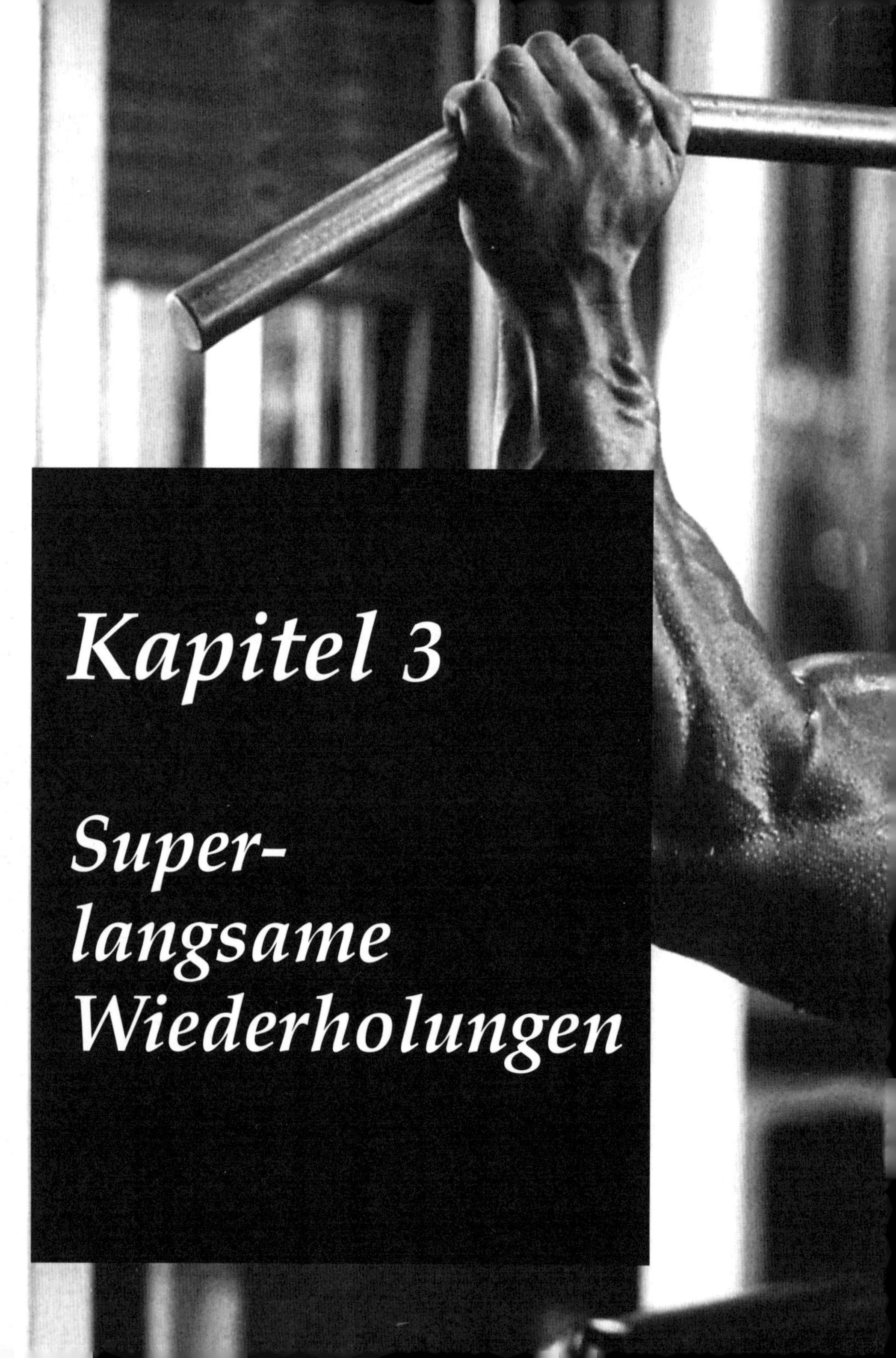

Kapitel 3

Super-langsame Wiederholungen

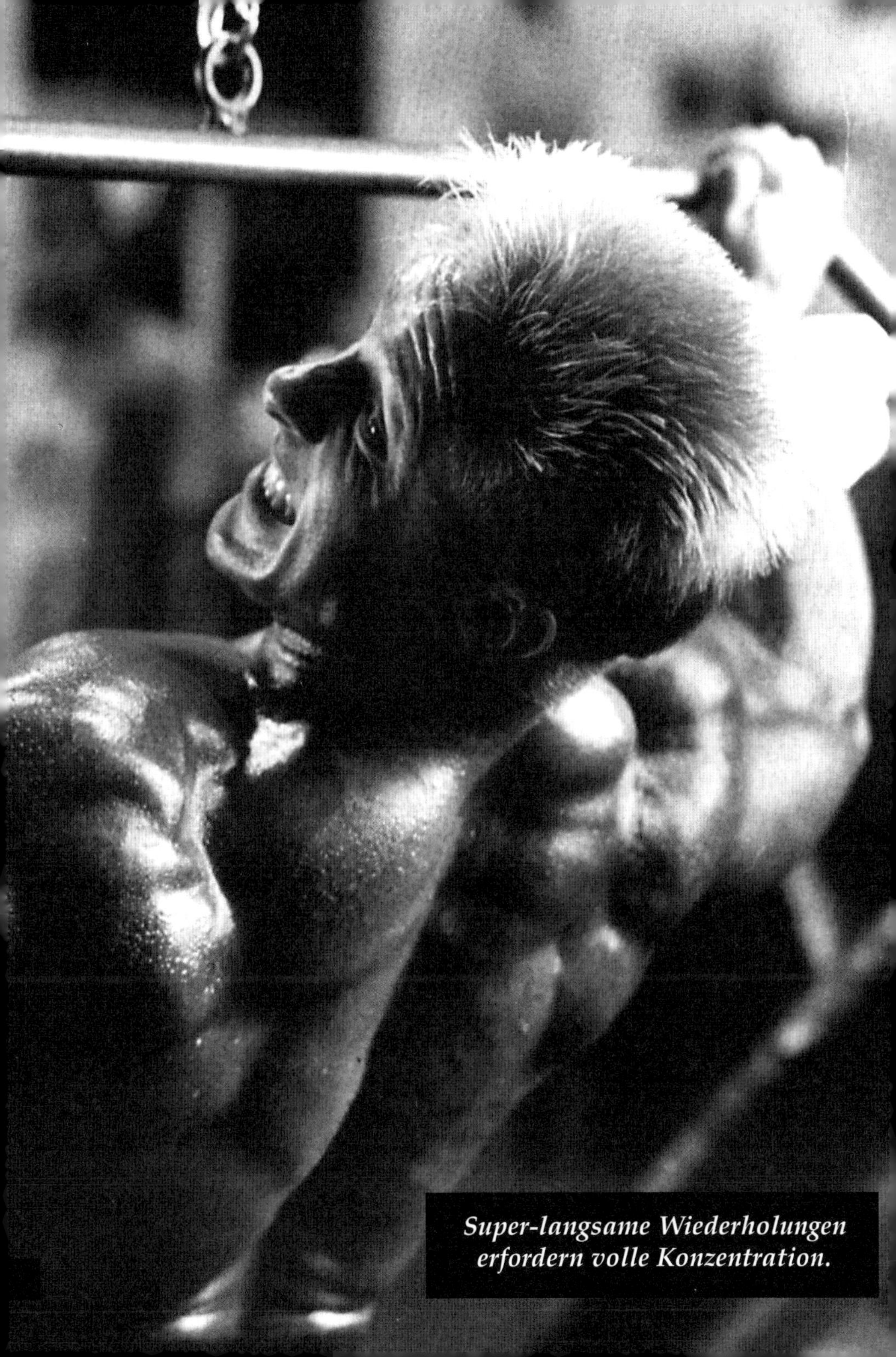

Super-langsame Wiederholungen erfordern volle Konzentration.

Der Titel für dieses Kapitel könnte auch »Effiziente Muskelbelastung« lauten. Kurz gesagt, super-langsame Wiederholungen belasten den Muskel wirksamer als jede andere Trainingstechnik. Je effektiver ein Muskel überlastet wird, desto stärker ist auch der auf ihn ausgeübte Wachstumsreiz. So steht ein effektives Training in direktem Zusammenhang mit einem Massezuwachs der Muskulatur.

Andere Trainingstechniken, die eine schnellere Bewegungsgeschwindigkeit vorschreiben (das ist bei eigentlich allen anderen Programmen so), belasten die Muskeln während der Bewegung dagegen nicht kontinuierlich. Statt dessen wechseln während der Bewegung Phasen, bei denen der Muskel nicht so stark gefordert wird, mit solchen, bei denen er Höchstarbeit leisten muß, ab. Denken Sie nur an die Startphase eines Langhantel-Curls, die keine besondere Kraftleistung erfordert, im Vergleich zur Phase der Bewegung, in der die Hantel im 45-Grad-Winkel gehalten wird.

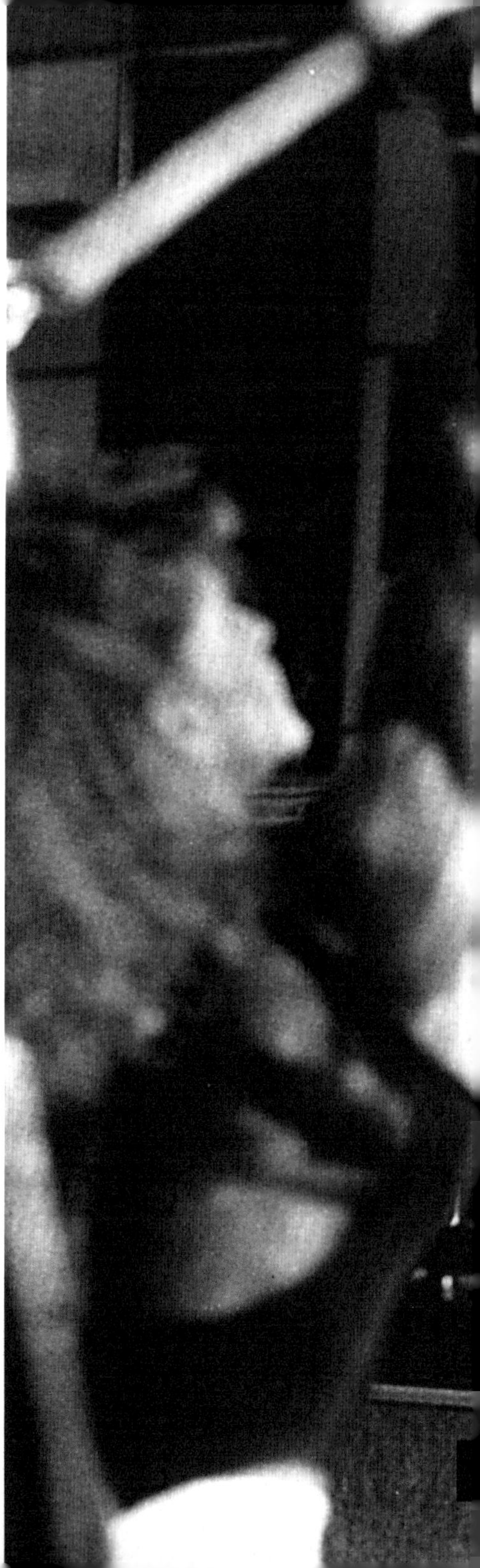

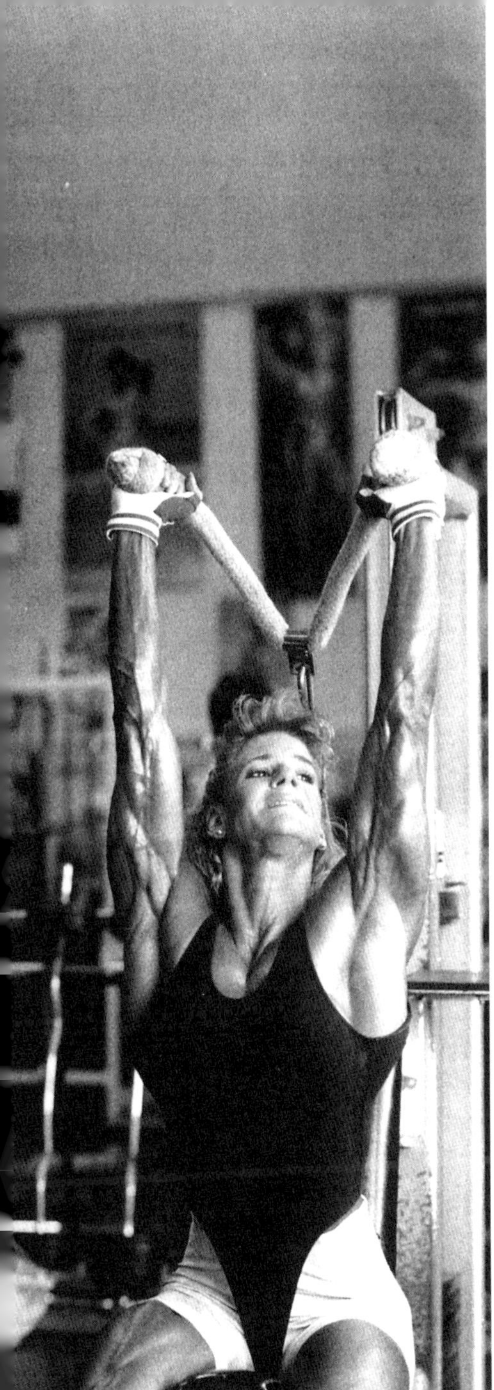

Das Training vor dem Spiegel kann helfen, bei allen Übungen strikte Form zu wahren.

Für größte Effektivität ist es aber sinnvoller, die beteiligten Muskeln in allen Positionen der Bewegung kontinuierlich zu belasten. Nur eine sehr langsame Ausführung ermöglicht das.

Wenn Sie eine Übung schnell ausführen, hilft Ihnen der Schwung beim Heben des Gewichts. Olympische Gewichtheber nutzen diesen Schwung, um mehr Gewicht zu heben. Tatsächlich ist Gewichtheben aber mehr eine Art »Gewichte schleudern« als wirkliches »Heben«. Die Gewichte zu schleudern schadet Ihnen beim Bodybuilding nur.

Ausgeklügelte Technik entlastet die Muskulatur und ermöglicht, mehr Gewicht zur Hochstrecke zu bringen. Ihnen ist aber wahrscheinlich an größtmöglicher Muskelmasse gelegen; die erzielen Sie nur mit echtem Muskeltraining, das den Schwung so weit wie möglich aus der Bewegung verbannt. Die beste Methode, Schwung zu vermeiden, ist das Training mit super-langsamen Wiederholungen.

Die ideale Bewegungsgeschwindigkeit

Es ist mittlerweile möglich, die unteren und oberen Grenzen der Bewegungsgeschwindigkeit zu definieren. Mit einem angemessenen Gewicht sollte die positive Phase des Bewegungsablaufes (beim Langhantel-Curl: die Aufwärtsbewegung) mindestens 6 Sekunden dauern. So vermeiden Sie jegliches Schwungholen.

Sechs Sekunden stellen allerdings die untere Grenze dar, schneller sollten Sie die Übung wirklich nicht ausführen. Die obere Grenze für die positive Phase der Bewegung liegt bei 15 Sekunden. Führen Sie die Übung noch langsamer aus, wird sie zu einer Serie von Stops und Starts.

Durch die superlangsame Ausführung verhindern Sie eine wechselnde Belastung des Muskels. Wenn Sie das Gewicht jedoch zu langsam bewegen, führen die vielen Stops und Starts genau das herbei, was Sie eigentlich vermeiden wollen: eine ständige Be- und Entlastung des Muskels.

Deshalb empfehle ich Ihnen, die positive Kontraktion (Aufwärtsbewegung) in 10 Sekunden auszuführen. Zehn Sekunden liegen ungefähr in der Mitte zwischen der maximalen und minimalen Bewegungsgeschwindigkeit und eignen sich sowohl für Übungen mit einem kleinen Bewegungsspielraum (z.B. Seitheben) als auch für Übungen mit einem großen Bewegungsspielraum (z.B. Nackendrücken).

Die positive Phase einer super-langsamen Bewegung wird also in 10 Sekunden ausgeführt. Aber was ist mit der negativen Phase (z.B. der Abwärtsbewegung beim Langhantel-Curl)? Wie lange sollte sie dauern? Obwohl die meisten Bodybuilder in der negativen Phase der Bewegung etwa 40 Prozent stärker sind als in der positiven, sollte die negative Bewegung kürzer ausfallen als die positive. Das Bindegewebe wird in der negativen Phase der Bewegung nämlich extrem belastet. Manche Bodybuilder nutzen »negative« Wiederholungen, um mehr Gewicht zu bewältigen, als Sie es in der positiven Phase könnten. Das ist zwar eine erprobte Technik, doch der Muskelkater danach ist auch eine spezielle Erfahrung, das können Sie mir glauben. Starker Muskelkater zeigt aber nicht nur an, daß sich Milchsäure im Muskel ansammelt, man weiß heute, daß es auch ein sicheres Anzeichen für Mikroverletzungen der Muskelfasern darstellt. Verletzungen gefährden aber Ihre Regeneration nach dem Training und sollten nach Möglichkeit vermieden werden. Senken Sie das Gewicht daher in 5 Sekunden ab. Als Faustregel: Die negative Phase der Bewegung wird doppelt so schnell ausgeführt wie die positive.

Übungen über ein und mehrere Gelenke

Die Übungen, die ich in den Kapiteln 6, 9, 10 und 11 beschreibe, lassen sich in zwei Kategorien einteilen: Übungen über ein Gelenk (z.B. Bizepscurls, Trizepsdrücken oder Beinstrecken) beteiligen nur ein Gelenk an der Bewegung. Eine Übung über mehrere Gelenke (z.B. Kniebeugen, Beinpressen oder Bankdrücken) beteiligen zwei oder mehr Gelenke an der Bewegung.

Beide Arten von Übungen können mit super-langsamen Wiederholungen trainiert werden. Es besteht dabei aber ein großer Unterschied in der Ausführung. Dieser bedeutende Unterschied tritt in der kontrahierten Position, oder besser gesagt, beim Übergang von der positiven zur negativen Phase der Bewegung auf.

Bei einer Übung über ein Gelenk können Sie in der kontrahierten Position einen Moment »pausieren«. Das macht die Übung härter und damit effektiver. Bei einer Übung über mehrere Gelenke trifft genau das Gegenteil zu. Der Übergang von der positiven zur negativen Phase der Bewegung beinhaltet ein Durchstrecken der Gelenke. Das erlaubt den beteiligten Muskeln, sich kurz zu erholen und erleichtert die Übung. Vermeiden Sie deshalb bei einer Übung über mehrere Gelenke die durchgestreckte Position, indem Sie kurz vor der völligen Streckung die Abwärtsbewegung einleiten. Auf diese Weise sorgen Sie für einen kontinuierlichen Bewegungsablauf. Beim Bankdrücken würde das bedeuten, daß Sie eben nicht einen Augenblick in der Position verharren, in der das Gewicht auf den voll durchgestreckten Armen ruht, sondern daß Sie kurz vor Erreichen dieser Position die Hantel schon wieder zur Brust hinabführen. Der Verzicht auf diese – zugegeben bequeme – kurze Entlastung steigert die Effektivität solcher Mehrgelenks-Übungen ungemein.

Also: Bei Übungen über ein Gelenk ist eine kurze Pause beim Übergang von positiver zu negativer Phase der Bewegung erwünscht; es erhöht die Effektivität. Bei Übungen über mehrere Gelenke ist diese Pause unerwünscht und sollte vermieden werden, um die Effektivität zu steigern.

Spezifische Anweisungen

Die beste Beschreibung des Trainings mit super-langsamen Wiederholungen hat Ken Hutchins, der Erfinder dieser Trainingstechnik, zusammengestellt. Ken hat seine Erfahrungen mit super-langsamen Wiederholungen in mehr als zehntausend Trainingseinheiten als Privattrainer gewonnen. Die folgenden Erklärungen lehnen sich stark an sein Buch »Super-Slow: The Ultimative Exercise Protocol« an.

Um das super-langsame Training erfolgreich durchführen zu können, müssen Sie die Theorie dahinter verstanden haben. Ausreichend Praxis und, nach Möglichkeit, ein guter Trainingspartner können dabei helfen. Die folgende Übung müssen Sie mit einem Trainingspartner ausführen.

Wählen Sie ein angemessenes Gewicht für das Beinpressen, ein Gewicht, das Ihnen eine gleichmäßige Bewegung ermöglicht. Übernehmen Sie sich aber nicht: Wenn Sie mit einem zu schweren ewicht kämpfen müssen, führt das unweigerlich zu einer unsauberen Ausführung der Übung. Gewöhnen Sie sich lieber gleich an

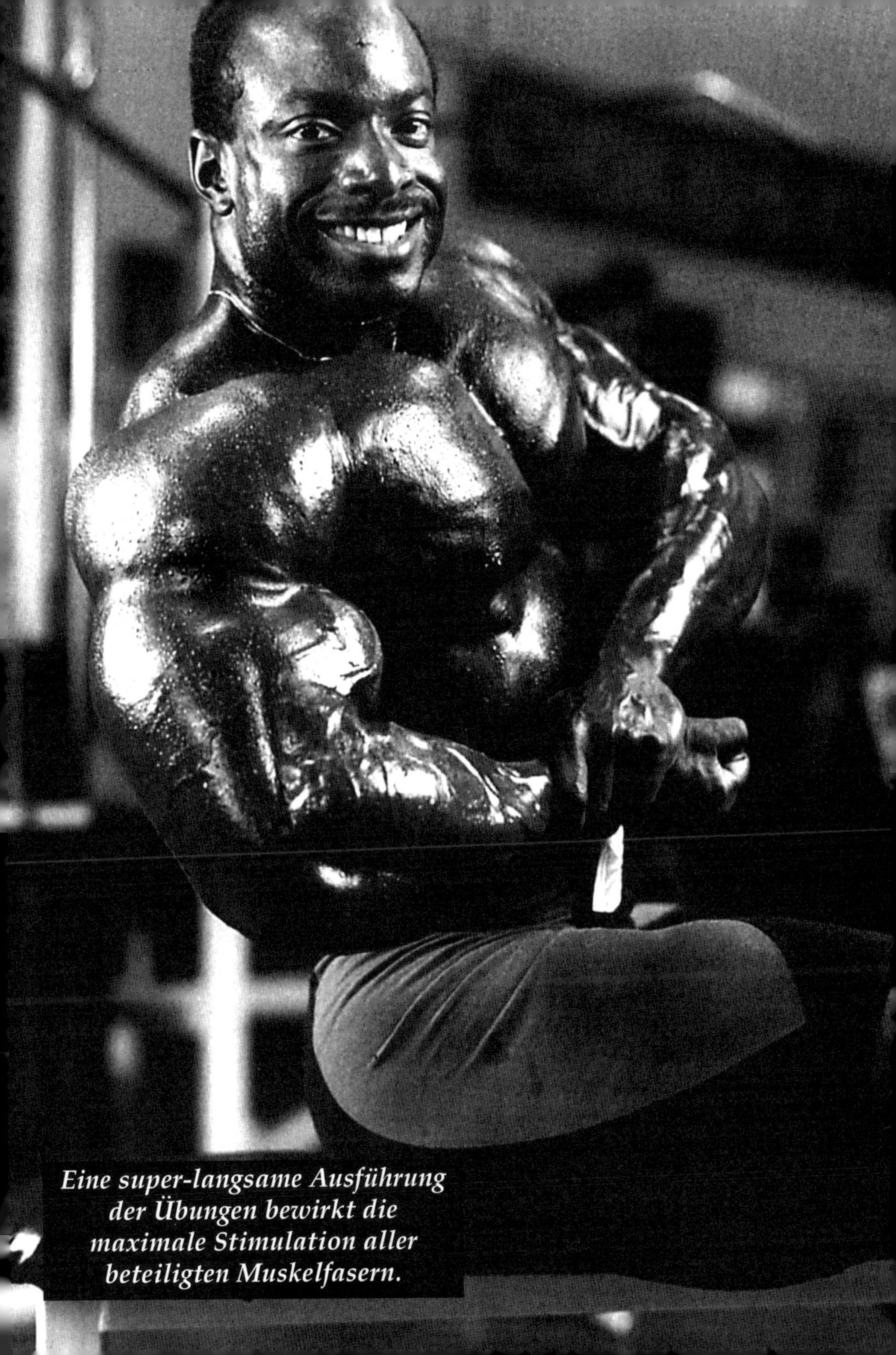

Eine super-langsame Ausführung der Übungen bewirkt die maximale Stimulation aller beteiligten Muskelfasern.

die korrekte Technik.

Lassen Sie uns einmal ein typisches Training mit superlangsamen Wiederholungen am Beispiel des Beinpressens durchspielen. Halten Sie sich dabei stets vor Augen, daß es nicht einfach ist, eine neue Technik zu erlernen. Doch wenn man sie einmal beherrscht, kann Sie leicht auf andere Übungen angewendet werden.

Noch einmal: Wir unterscheiden die Begriffe »positive Phase« und »negative Phase«. Während der positiven Phase wird das Gewicht nach oben geführt. In der negativen Phase wird das Gewicht herabgelassen.

Ihr Trainingspartner kann Ihnen helfen, indem er mit Ihnen spricht; vielleicht folgendes: »Presse den Gewichtsschlitten langsam nach oben, bis deine Beine fast durchgestreckt sind. Achte darauf, sie nicht ganz durchzustrecken. Halte die Bewegung in dieser Position für einen Augenblick an und sprich zu dir selbst: Gehe niemals weiter als bis zu diesem Punkt (die

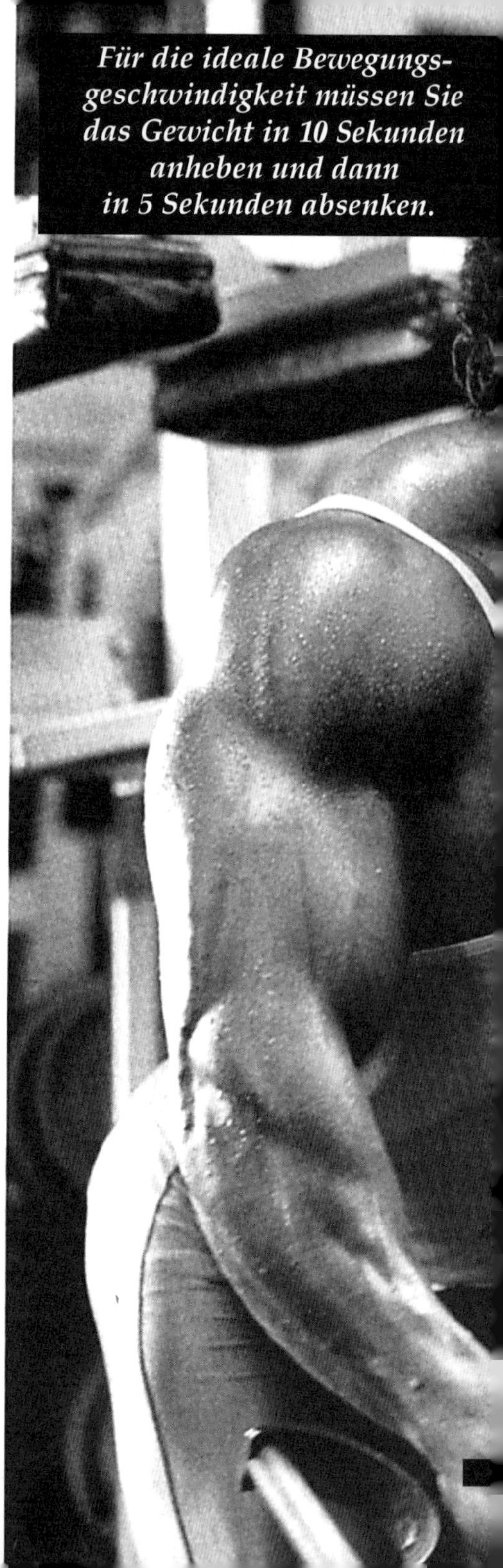

Für die ideale Bewegungsgeschwindigkeit müssen Sie das Gewicht in 10 Sekunden anheben und dann in 5 Sekunden absenken.

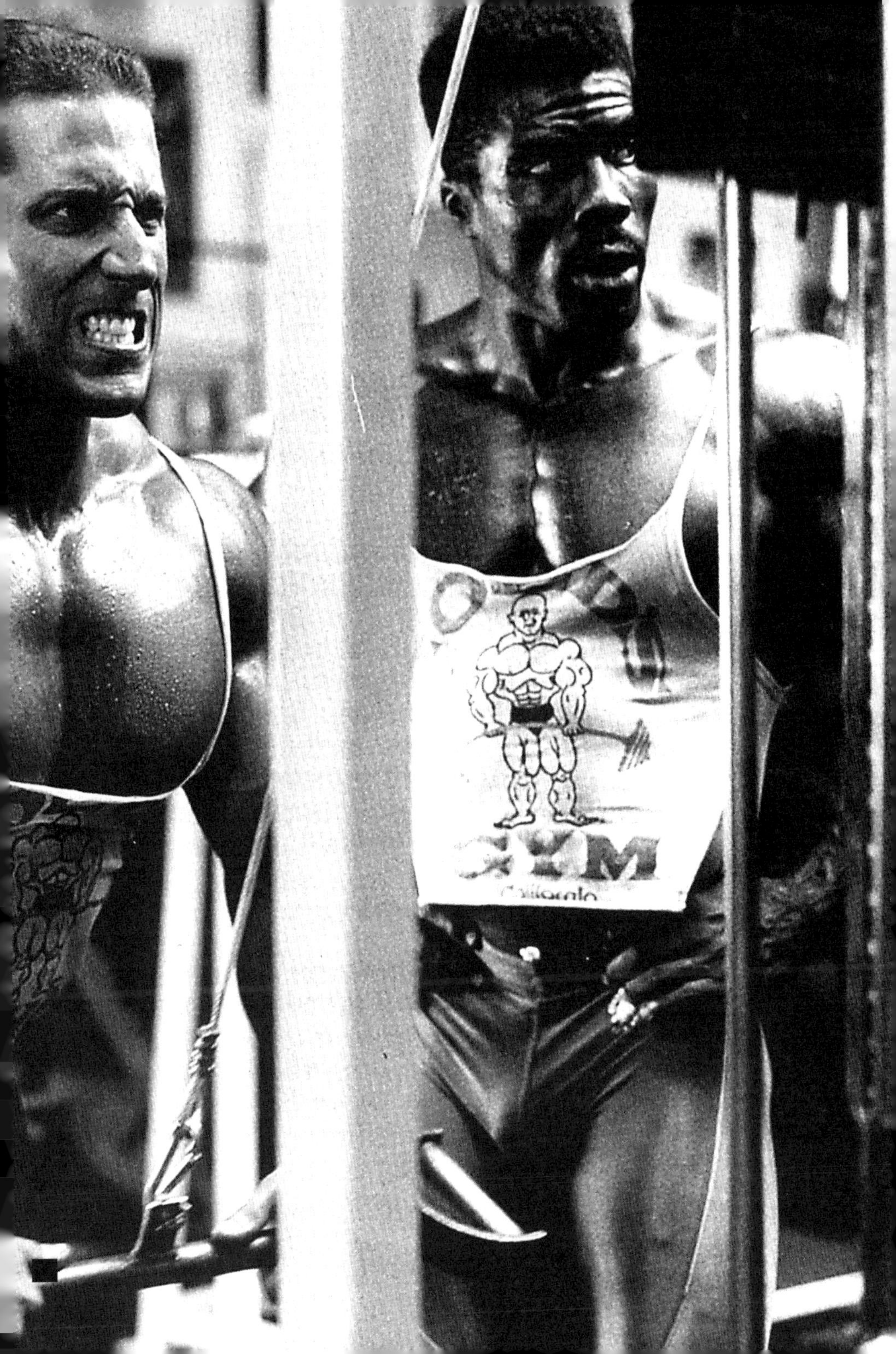

Knie sind noch leicht angewinkelt). Von diesem Punkt an wird die Bewegung leichter, da die Muskeln entlastet werden. Vermeide also ein Durchstrecken der Beine. Wenn du die Beine ganz durchstreckst, kannst du dich nicht nur verletzen, sondern du verschwendest Zeit, da in dieser Position deine Oberschenkel entlastet werden. Sobald du dich diesem Punkt näherst, und du spürst, daß die Bewegung leichter wird, solltest du mit der Abwärtsbewegung beginnen.«

Wiederholen Sie die Auf- und Abwärtsbewegung einige Male, um ein Gefühl für korrekt durchgeführtes Beinpressen zu bekommen. Wenn die tiefste Position wieder erreicht ist, sagt Ihr Trainingspartner: »Stop. Wie du bereits weißt, dauert die positive Phase einer super-langsamen Wiederholung 10 Sekunden und die negative Phase 5 Sekunden. Ich möchte, daß du das Gewicht bei der nächsten Wiederholung in 10 Sekunden langsam nach oben drückst. Alles zwischen 8 und 12 Sekunden ist akzeptabel, aber strebe nach 10 Sekunden.«

Lassen Sie Ihren Trainingspartner mitzählen, dann können Sie die Bewegungsgeschwindigkeit besser anpassen. Ich halte es nicht für gut, wenn Sie mitzählen – weder laut, noch leise in Gedanken. Während der super-langsamen Wiederholungen sollten Sie sich auf die Bewegung konzentrieren. Wenn Sie dabei auch noch zählen, können Sie sich nicht voll auf die Details konzentrieren.

Denken Sie bei der Ausführung der Übung an eine Uhr, bei der sich der Sekundenzeiger gleichmäßig und kontinuierlich bewegt, statt schrittweise. So sollte Ihre Bewegung auch ablaufen. Eine schrittweise, ruckartige Bewegungen hilft Ihnen nicht weiter. Wenn Sie bei einer Bewegung mitzählen, besteht aber die Gefahr, daß Sie sie automatisch in Schritten ausführen.

Ihr Trainingspartner beginnt also zu zählen: »Null..« leitet den Beginn der Bewegung ein... »eins, zwei, drei, vier, fünf...«. Bei »fünf« sollten Sie etwa die Mitte der Aufwärtsbewegung erreichen.

Dann geht es weiter »...sechs, sieben, acht, neun, zehn.« Bei »zehn« ist der oberste Punkt der Bewegung fast erreicht (die Beine sind noch nicht durchgestreckt); jetzt wird die Abwärtsbewegung eingeleitet.

Wenn es beim ersten Mal nicht perfekt klappen sollte, üben Sie sich in Geduld. Ihr Trainingspartner kann Ihnen helfen, indem er vielleicht einen Anhalt gibt, wann die Hälfte der Aufwärtsbewegung erreicht sein sollte, etwa »... jetzt solltest du in der Mitte sein.« Allerdings darf er nicht aus dem Zählrhythmus kommen.

Wenn Sie sich zunächst ganz auf die positive Phase der Bewegung konzentrieren, werden Sie die negative Phase zu Anfang vielleicht zu langsam ausführen. Ihr Trainingspartner sollte daher auch die Abwärtsbewegung durch Mitzählen überwachen. Besonderes Augenmerk sollte auf den Übergang von der Aufwärts- zur Abwärtsbewegung gelegt werden. Unterbrechen Sie den Bewegungsablauf dabei nicht. Lassen Sie das Gewicht zunächst sehr langsam absinken und beschleunigen Sie die Abwärtsbewegung dann allmählich.

Nachdem das Gewicht etwa zu zwei Drittel herabgelassen wurde, müssen Sie die Bewegung verlangsamen. Nähern Sie sich langsam der tiefsten Position der Bewegung, aber lassen Sie das Gewicht nicht in die tiefste Position »hineinfallen«. Je nach Flexibilität erreichen Sie die tiefste Position in der Beinpresse, wenn Ihre Oberschenkel die Brust oder Ihre Knie die Schultern berühren.

Sie sollten sich bemühen, die tiefste Position bei jeder Wiederholung zu erreichen. Wenn das nicht geschieht, leidet wiederum die Effektivität der Übung. Vermeiden Sie unbedingt ein Schwungholen in der tiefsten Position, das die Muskeln entlasten würde. Beim Beinpressen sind gerade die ersten 5 bis 10 Zentimeter der Aufwärtsbewegung besonders wichtig, weil die Muskeln hier sehr stark gefordert werden.

Ihr Trainingspartner muß nicht bei jeder Wiederholung den

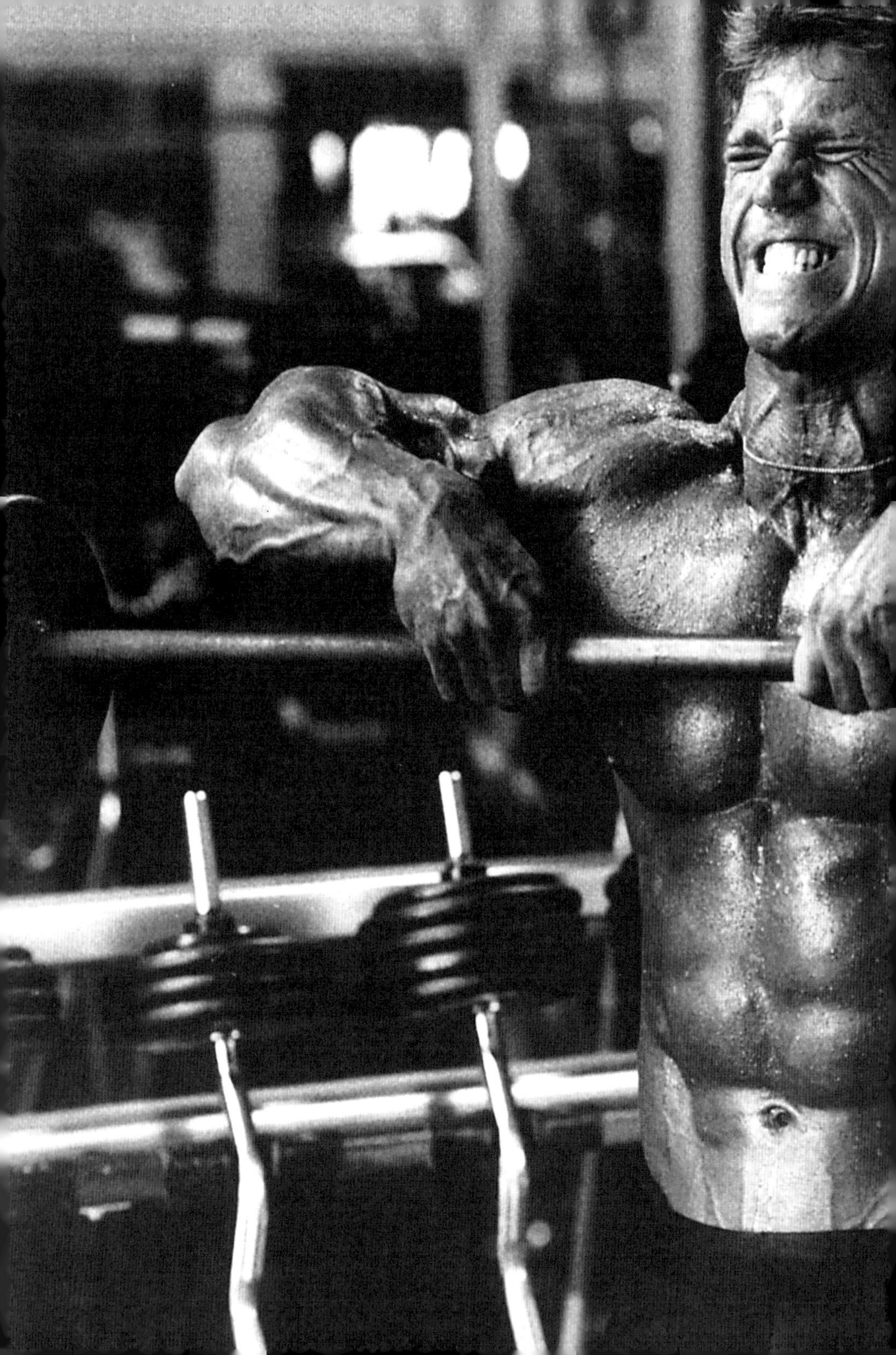

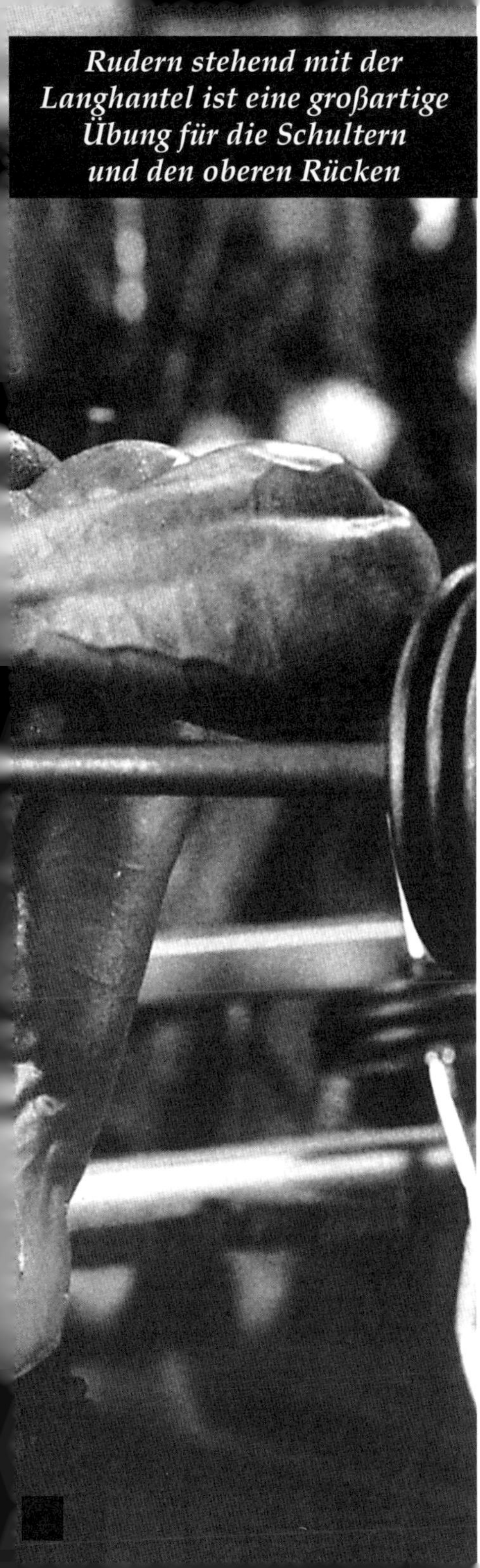

Rudern stehend mit der Langhantel ist eine großartige Übung für die Schultern und den oberen Rücken

Rhythmus durch Zählen angeben. Es genügt, wenn er etwa bei jeder dritten Wiederholung mitzählt. Wenn es dann schon besser klappt, kann die verbale Unterstützung vielleicht auf »Start... jetzt die Mitte... oben, nun wieder herunter... tief, und wieder hinauf...« (oder ähnlich) reduziert werden.

Die erste Begegnung

Von 1963 bis 1967 studierte ich an der Baylor Universität in Waco, Texas. Während dieser Zeit nahm ich regelmäßig an Bodybuilding und Powerlifting-Wettkämpfen in ganz Texas teil. Dallas war damals eine Kraftsport-Hochburg und der stärkste Athlet in der Stadt war Ronnie Ray. Ronnies Trainingseinheiten waren einzigartig. Er führte sämtliche Wiederholungen in allen Übungen, einschließlich seiner Maximalkraft-Versuche, in absolut korrekter Technik aus. Seine Spezialität, das Bankdrücken, trainierte er besonders gern mit super-langsamen Wiederholungen. Meine damaligen Trainingspartner und ich hielten

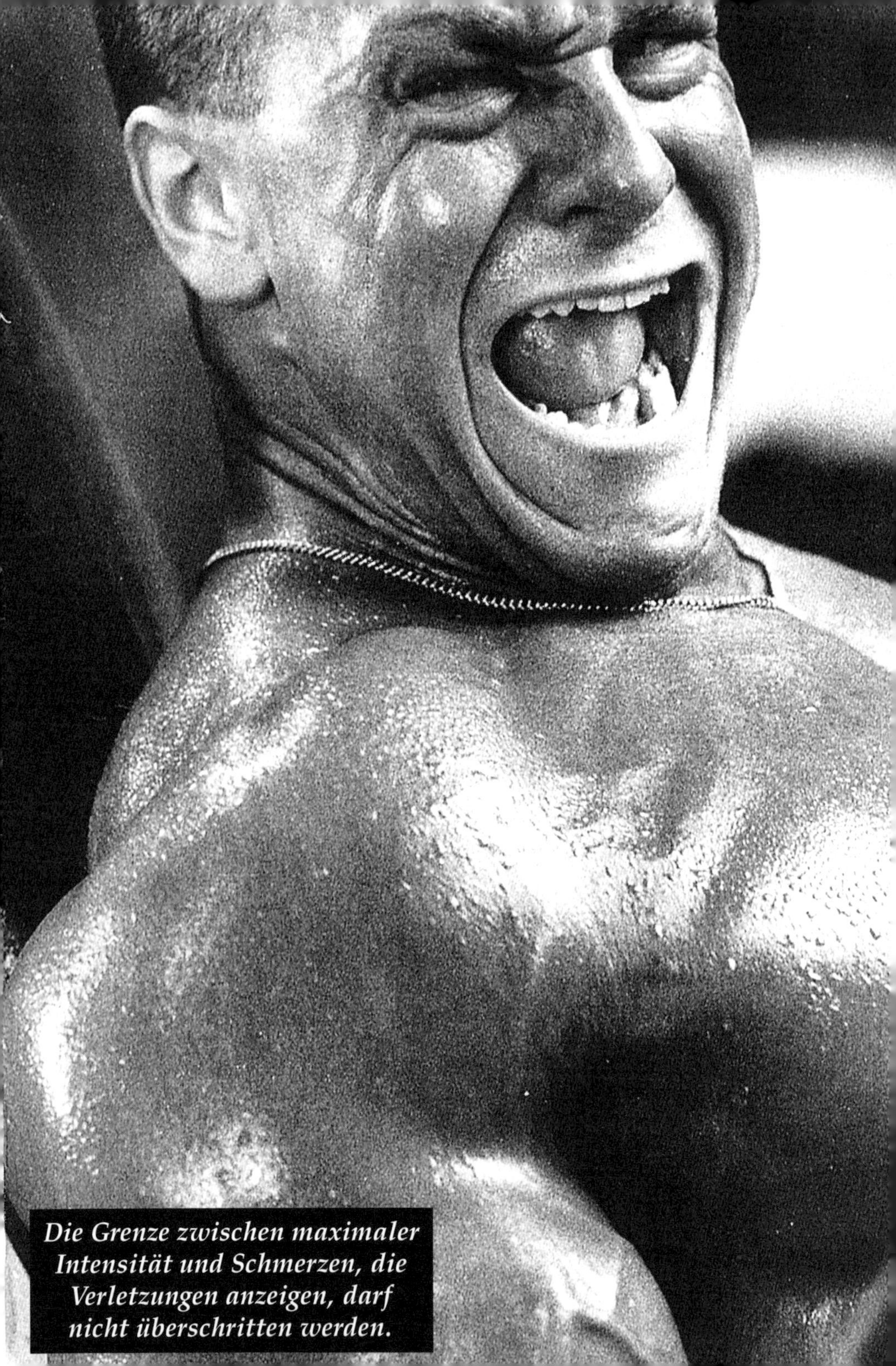

Die Grenze zwischen maximaler Intensität und Schmerzen, die Verletzungen anzeigen, darf nicht überschritten werden.

Ronnie für verrückt, denn er führte alle seine Übungen super-langsam aus. Hätte er die Übungen schneller ausgeführt, so hätte er mit Sicherheit 10–15 Prozent mehr Gewicht verwenden können. Natürlich trainierte keiner von uns nach Ronnies Trainingssystem. In unseren Augen bedeutete eine derartige Gewichts-Reduzierung einfach Kraftverschwendung. Für seine Rekordversuche hat sich die langsame und korrekte Technik allerdings bewährt. In den späten sechziger Jahren hielt Ronnie den Amerikanischen Rekord im Bankdrücken in drei Gewichtsklassen gleichzeitig!

Erst viele Jahre später fragte ich Ronnie, wie er damals zu seiner Trainingsphilosophie gekommen war. Ich verbrachte einen Nachmittag mit Ronnie und führte ihn durch das Nautilus Forschungs-Center in Dallas. Er ließ mich wissen, daß er wieder intensiv trainiere und plane, in Zukunft an einigen Senioren-Meisterschaften teilzunehmen. Im letzten Training hatte er beim Bankdrücken 200 Kilogramm dreimal gedrückt – und zwar in korrekter, super-langsamer Ausführung.

»Wie bist du auf die super-langsamen Wiederholungen gekommen?« fragte ich Ronnie. »Ich habe mir das langsame Training von Pat Casey und Bill West, zwei kalifornischen Powerliftern abgeschaut. Das war etwa 1963«, antwortete Ronnie. »Meine Schultergelenke waren wieder einmal verletzt, und Bankdrücken konnte ich nur unter starken Schmerzen ausführen. Die Jungs von der Westküste schlugen mir vor, es einmal mit super-langsamen Wiederholungen zu versuchen. Diese Trainingstechnik stellte sich als überaus produktiv heraus; auch meine Schultern schmerzten dabei nicht mehr,« grinste Ronnie.

Super-langsame Wiederholungen wurden also schon in den frühen Sechziger Jahren von einigen Powerliftern und vereinzelt auch von Bodybuildern erfolgreich angewandt. Doch mit Sicherheit erfuhr unsere Trainingstechnik nicht die Würdigung, die sie verdient hätte.

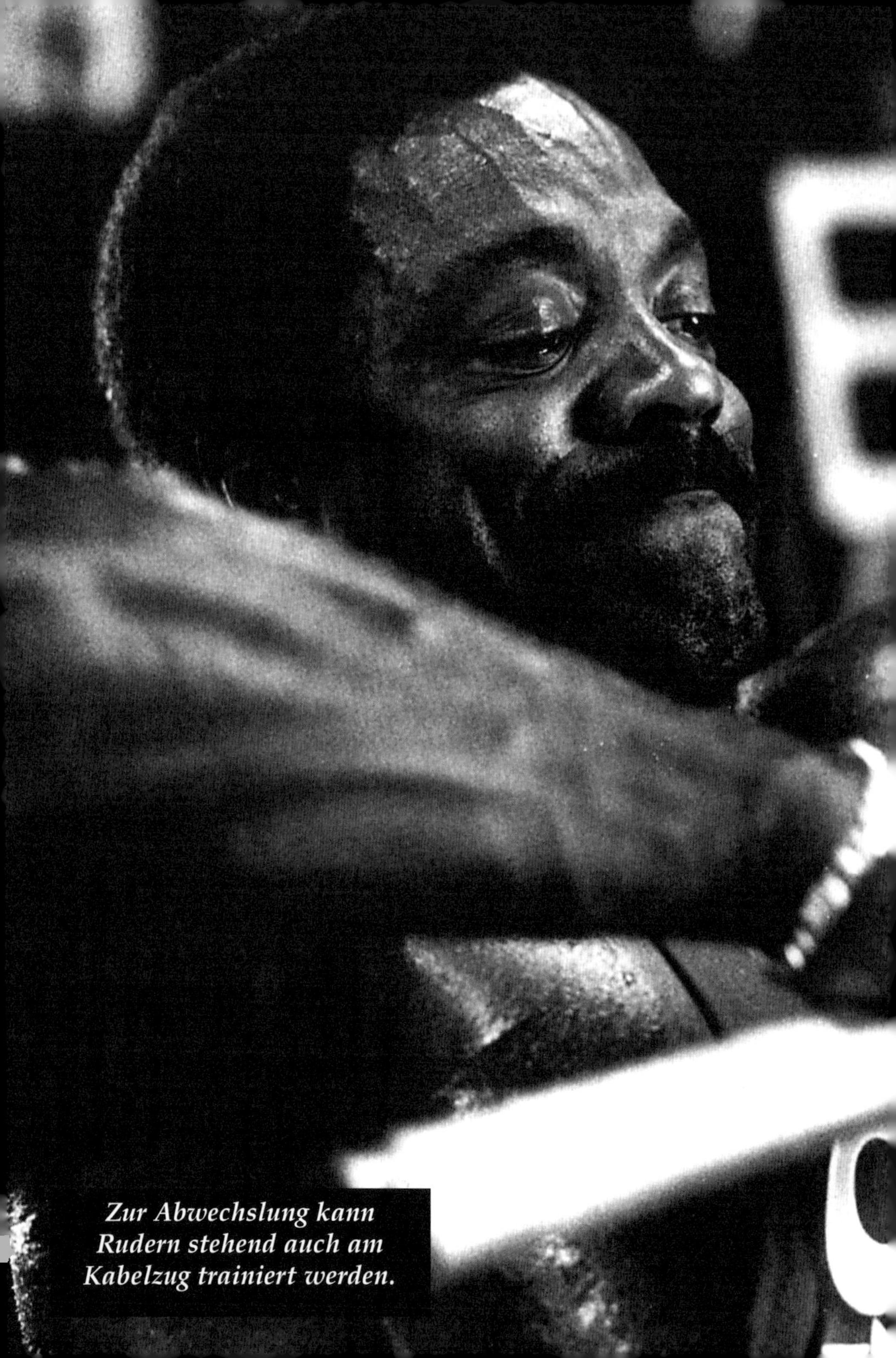

Zur Abwechslung kann Rudern stehend auch am Kabelzug trainiert werden.

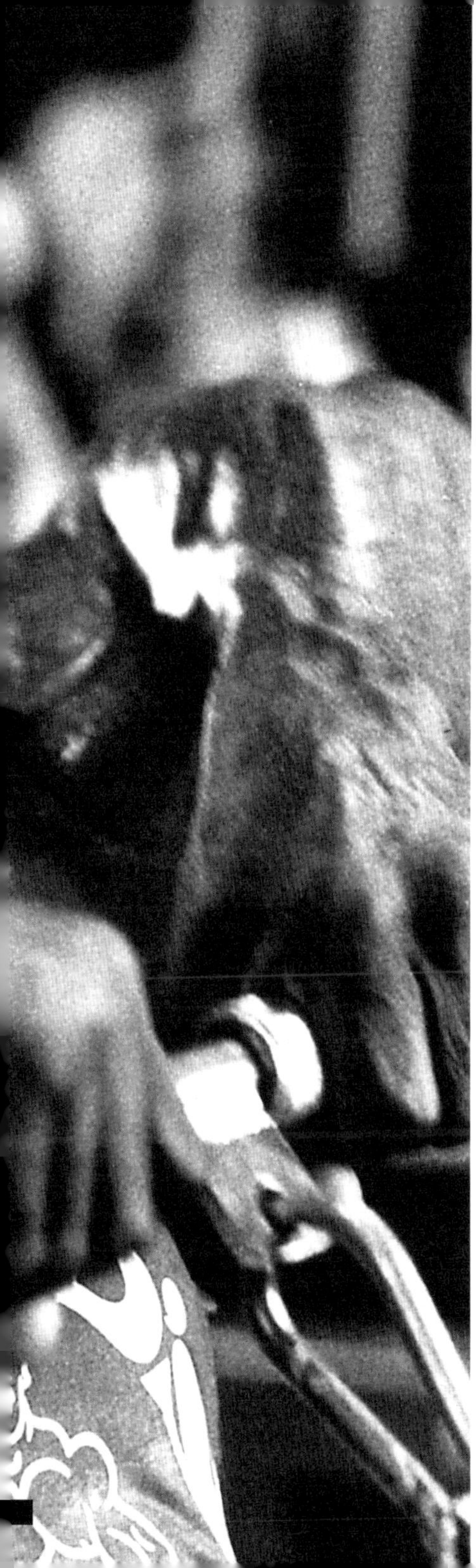

Richtig angewandt, sind superlangsame Wiederholungen die ultimative Form des Höchstintensitäts-Trainings.

*

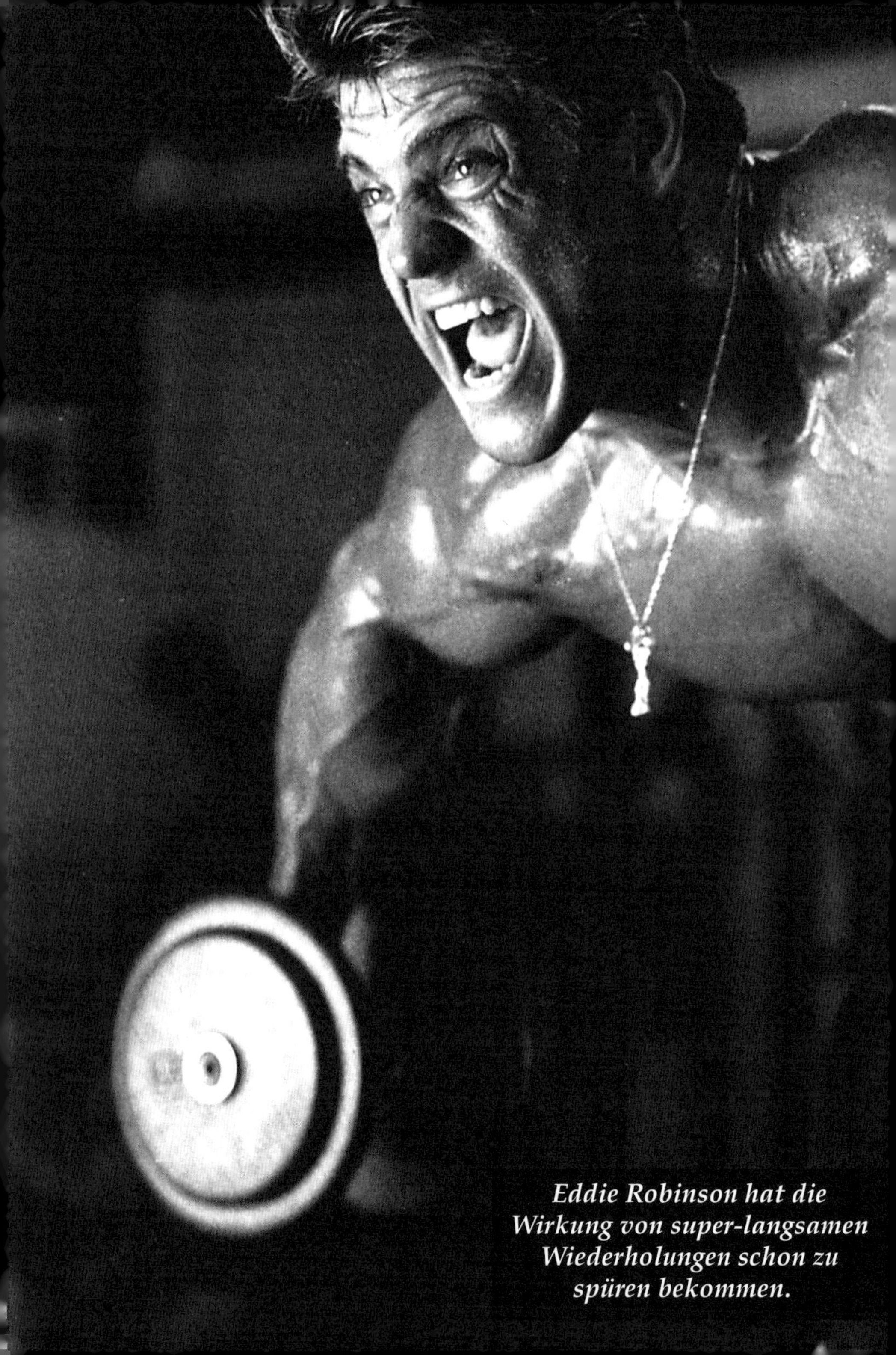

Eddie Robinson hat die Wirkung von super-langsamen Wiederholungen schon zu spüren bekommen.

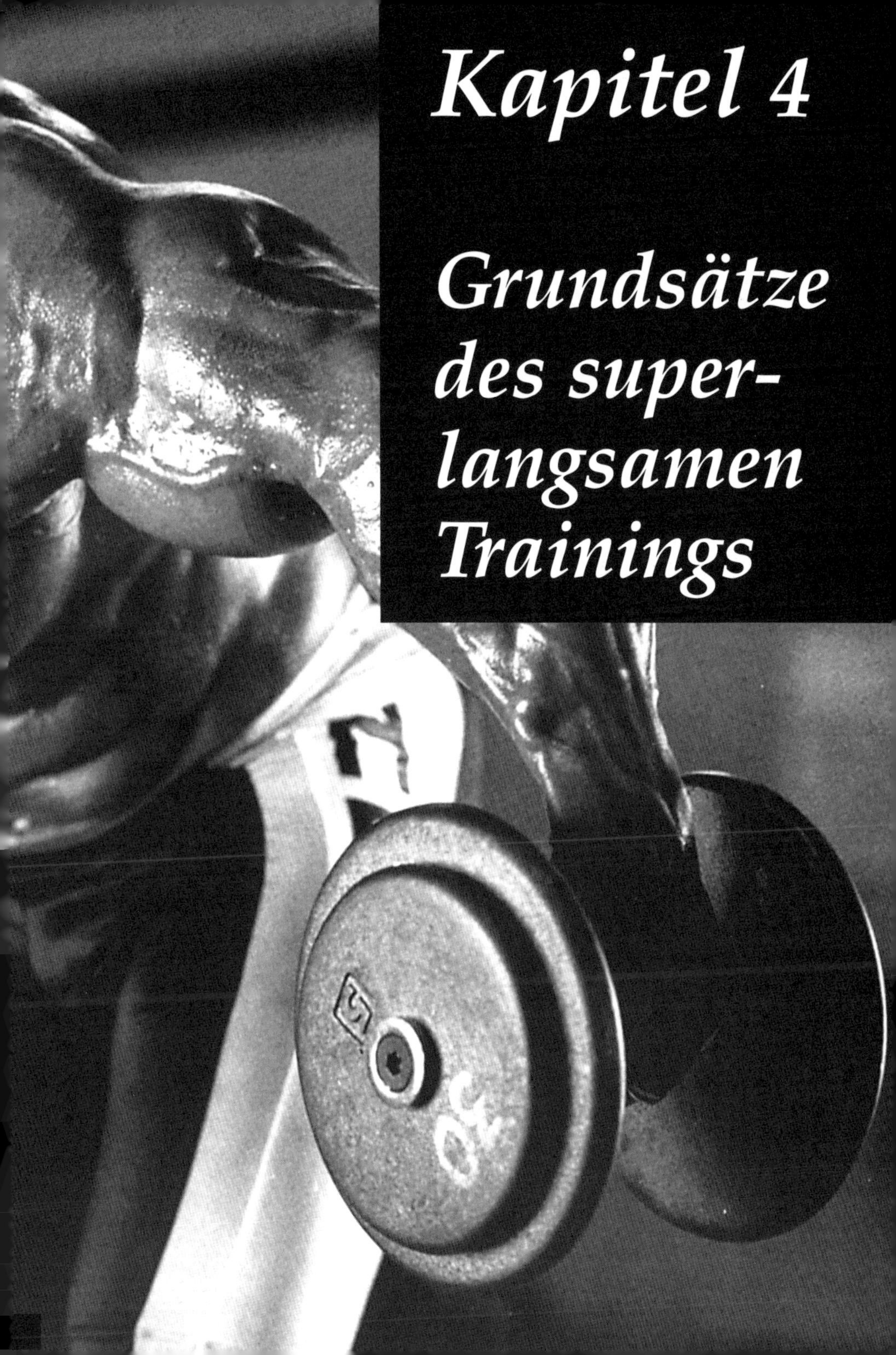

Kapitel 4

Grundsätze des superlangsamen Trainings

»Die Technik, mit der Sie ein Gewicht anheben, ist wichtiger als das Heben an sich,« sagt Ken Hutchins. Und noch wichtiger ist es, wie Sie sich in dem Augenblick verhalten, wenn es schier unmöglich wird, das Gewicht weiter zu bewegen. Laut Ken ist die Zeit nach diesem »positiven Muskelversagen« der produktivste Teil jeder Übung.

Wenn Sie nicht mehr in der Lage sind, eine Wiederholung super-langsames Beinpressen – wie in Kapitel drei beschrieben – weiter auszuführen, sollten Sie nicht einfach das Gewicht herablassen und die Übung beenden. Pressen Sie weiter, atmen Sie, konzentrieren Sie sich und stellen Sie sich vor, wie der Gewichtsschlitten langsam weiter nach oben gleitet. Vielleicht können Sie das Gewicht doch noch einige Zentimeter bewegen. Sie sollten auf jeden Fall versuchen, das Gewicht über diesen Punkt hinaus noch etwa 15 Sekunden lang zu halten, nach Möglichkeit aber weiter aufwärts zu bewegen. So stimulieren Sie Muskelwachstum, wie Sie es noch nie zuvor erlebt haben.

Neben einwandfreier Technik, langsamer Bewegungsgeschwindigkeit und dem Versuch, das Gewicht über das Muskelversagen hinaus zu bewegen, gibt es noch weitere Höchstintensitäts-Techniken, die den Aufbau von Muskelmasse beschleunigen.

Wieviele Wiederholungen?

Jede super-langsame Wiederholung dauert etwa 15 Sekunden. Erfahrungen zeigen, daß das momentane Muskelversagen nach etwa 60 bis 120 Sekunden eintritt. Demnach liegt die ideale Wiederholungszahl für super-langsame Wiederholungen im Bereich von vier bis acht.

Versuchen Sie immer, so viele Wiederholungen wie möglich mit sauberer Technik auszuführen. Wenn Sie mit einem Gewicht mehr als acht Wiederholungen schaffen, sollten Sie das Gewicht in der nächsten Trainingseinheit um fünf Prozent steigern. Diese fünf-

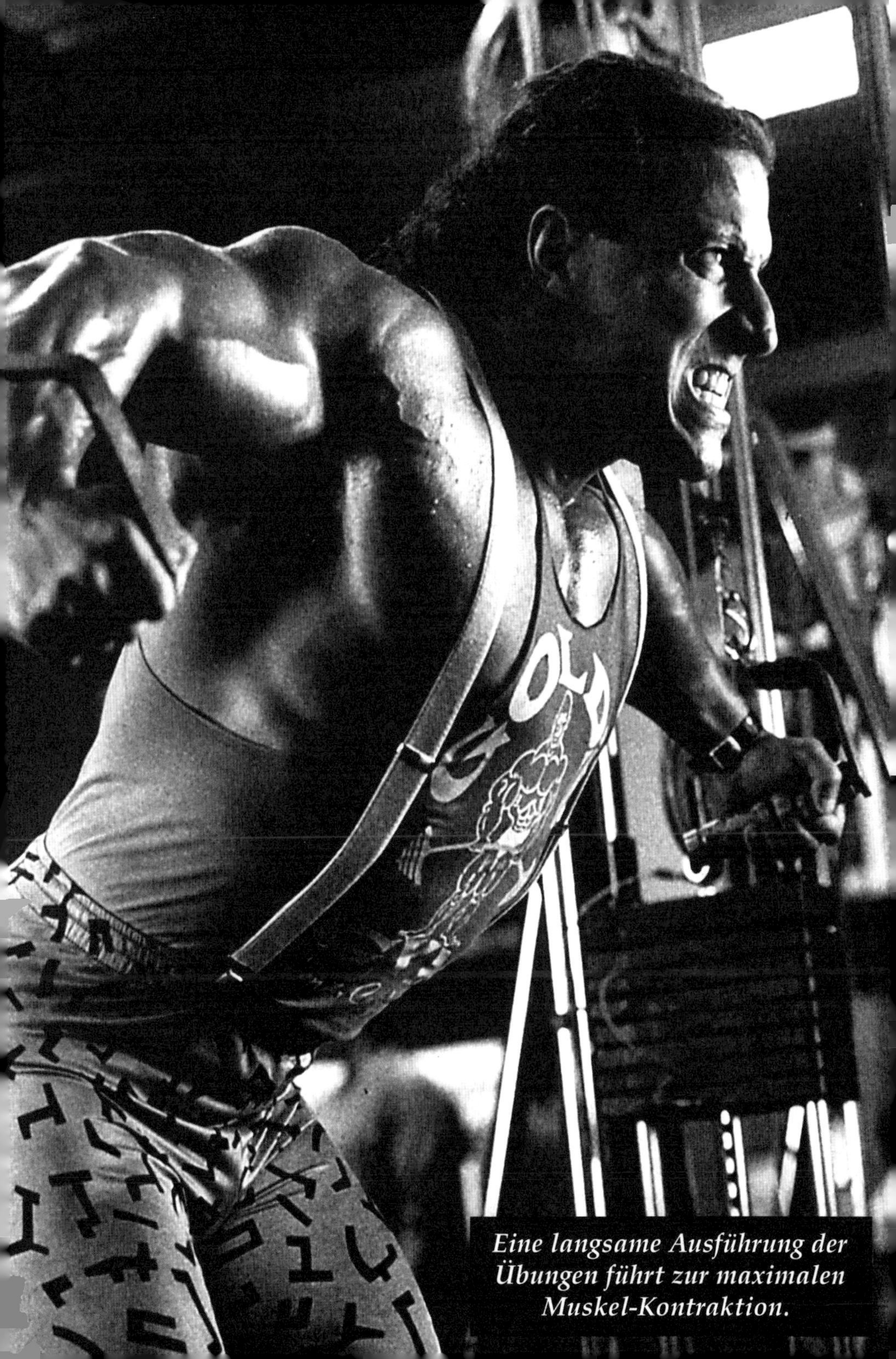

Eine langsame Ausführung der Übungen führt zur maximalen Muskel-Kontraktion.

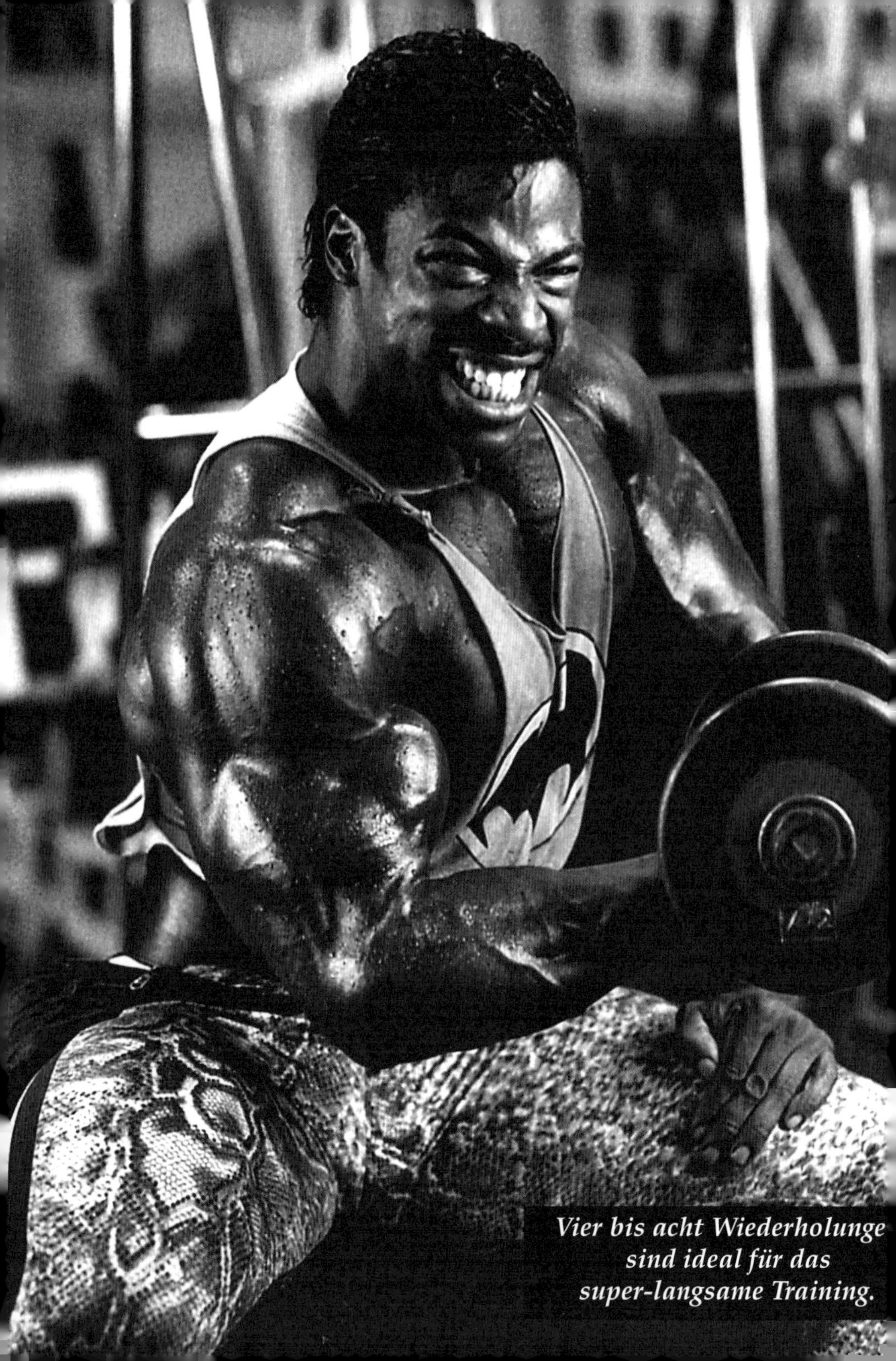

Vier bis acht Wiederholunge sind ideal für das super-langsame Training.

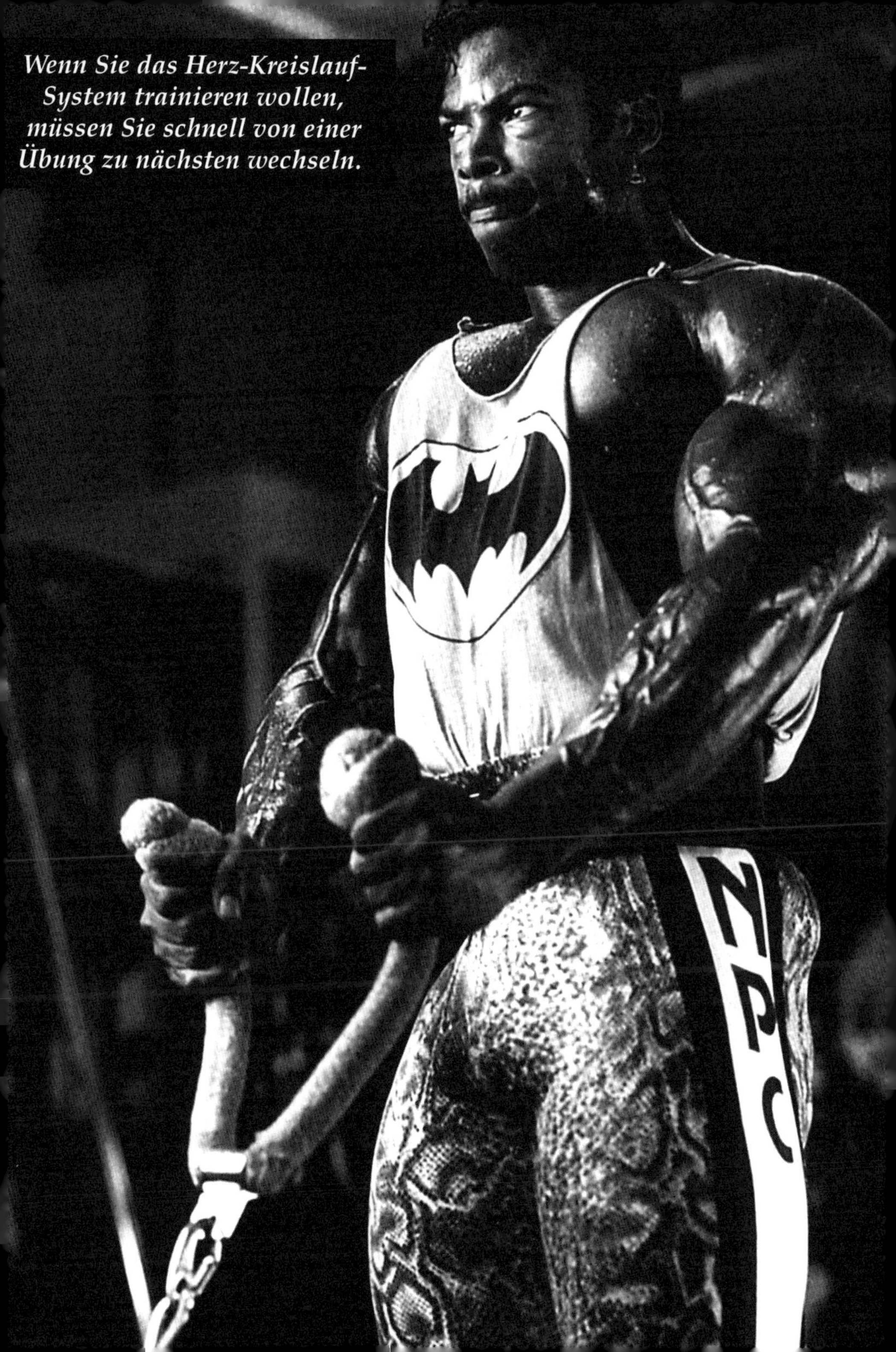

Wenn Sie das Herz-Kreislauf-System trainieren wollen, müssen Sie schnell von einer Übung zu nächsten wechseln.

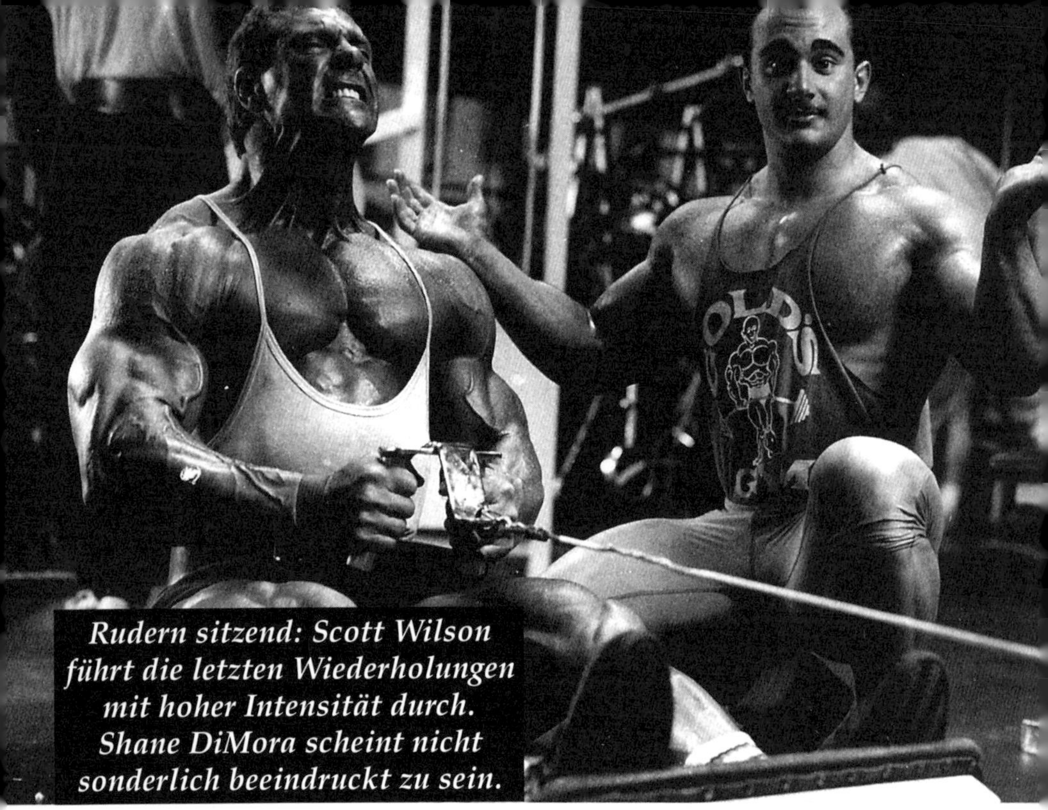

Rudern sitzend: Scott Wilson führt die letzten Wiederholungen mit hoher Intensität durch. Shane DiMora scheint nicht sonderlich beeindruckt zu sein.

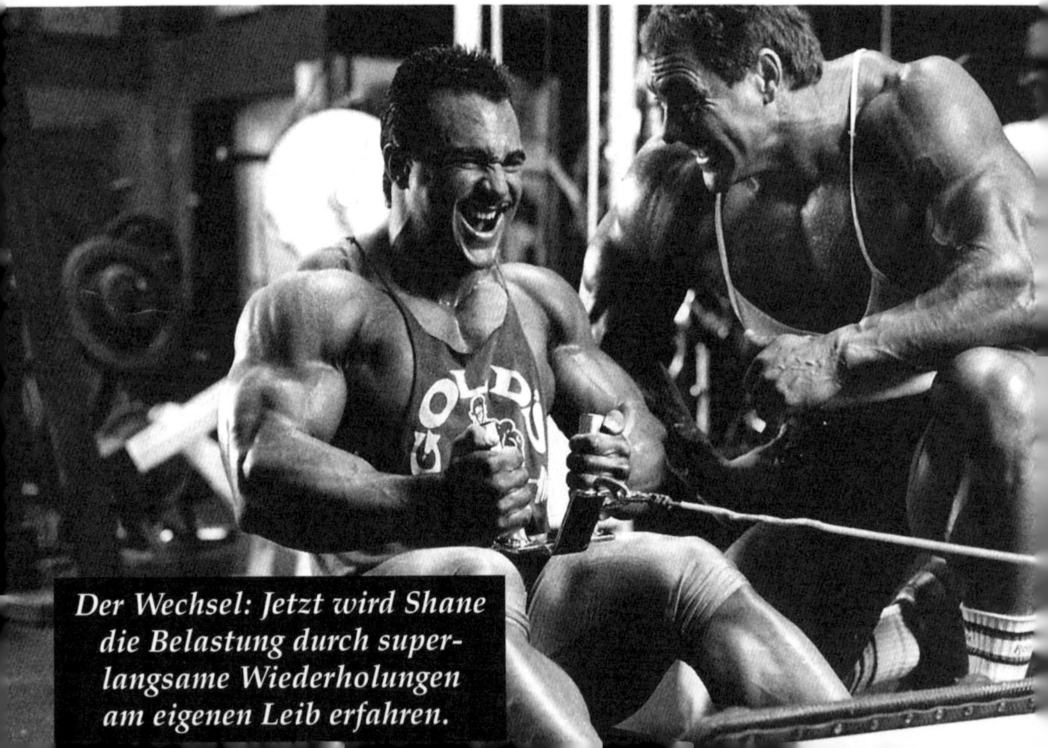

Der Wechsel: Jetzt wird Shane die Belastung durch super-langsame Wiederholungen am eigenen Leib erfahren.

prozentige Gewichtssteigerung bringt Sie wieder in den Bereich von vier bis acht Wiederholungen.

Wieviele Übungen?

Jede Übung führt zu einer Reduzierung der Ausgangskraft. Ist die maximale Leistung eines Muskels 100 Kilogramm und kann derselbe Muskel im erschöpften Zustand nur noch 75 Kilogramm bewältigen, so führt diese Übung zu einem Kraftverlust von 25 Prozent.

Wenn ein erschöpfter Muskel gezwungen wird, über den Zeitpunkt des positiven Muskelversagens hinaus weiter zu arbeiten, dann werden offensichtlich einige chemische Schwellen überschritten. Der Körper deutet diese Anforderung als starke Überlastung, und in den beteiligten Muskeln werden Wachstum und Kraftsteigerung stimuliert. Der Wachstumsprozeß tritt allerdings relativ spät ein: Gewöhnlich 36 bis 48 Stunden nachdem der Überlastungsreiz erfolgt ist. Maximales Muskelwachstum kann aber nur erzielt werden, wenn sich die beanspruchten Muskeln und der Körper als Ganzes ausreichend erholen können.

Die Dauer der Erholungsphase hängt unmittelbar von der Dauer der Trainingseinheiten ab. Anders ausgedrückt: Je weniger Zeit Sie benötigen, um die notwendigen Wachstumsreize zu erzielen, desto besser. Dies gilt ganz besonders für das Training mit superlangsamen Wiederholungen, da es die Regenerationsfähigkeit des Körpers extrem strapaziert.

Meine Erfahrungen mit dem super-langsamen Training haben gezeigt, daß die maximale Anzahl an Übungen pro Trainingseinheit im Bereich von 12 liegt. Pro Übung wird dabei nur ein Satz ausgeführt. In den meisten Fällen werden Sie allerdings mit nur zehn Übungen pro Trainingseinheit bessere Resultate erzielen. Das bedeutet: Mehr als zehn harte Sätze mit super-langsamen Wiederholungen pro Trainingseinheit sind kontraproduktiv. Rich-

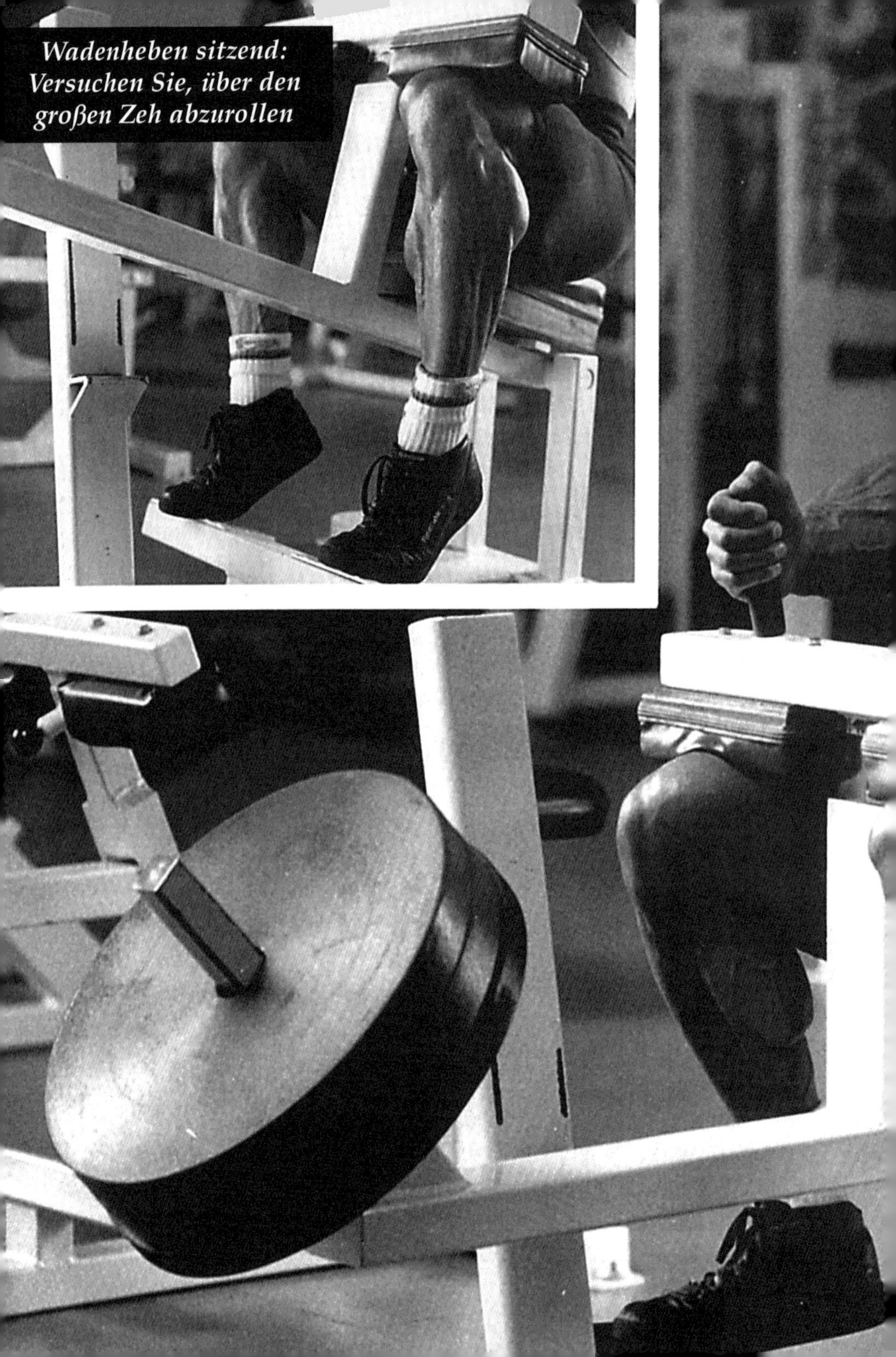

Wadenheben sitzend: Versuchen Sie, über den großen Zeh abzurollen

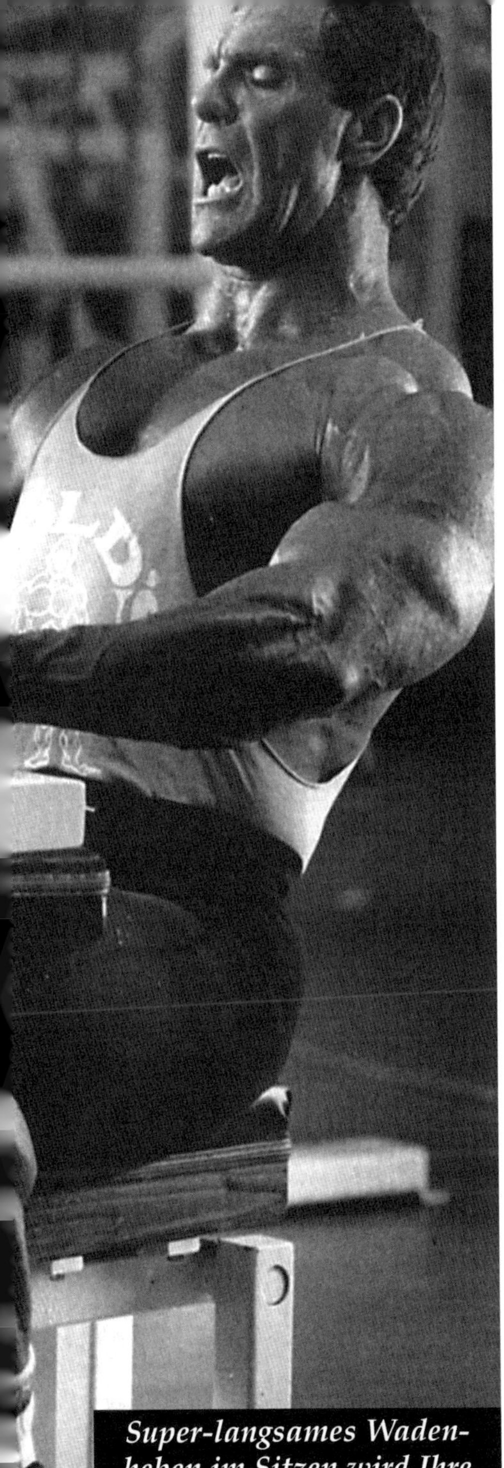
Super-langsames Wadenheben im Sitzen wird Ihre Unterschenkel wie Feuer brennen lassen.

tig durchgeführtes, super-langsames Training verlangt Ihrem Körper sehr viel ab. Wenn Sie schnellstmöglich viel Muskelmasse aufbauen wollen, dann zügeln Sie besser ihren Elan und trainieren in diesen zehn Sätzen noch härter, statt mehr Übungen oder mehr Sätze durchzuführen.

Eddie Müllers Trainingsprogramm, das im 2. Teil dieses Buches ausführlich beschrieben ist, bestand auch nur aus 10 Übungen. Manchmal führte er zwei Sätze pro Übung aus, die dann aber als zwei einzelne Übungen gezählt wurden. Seine Trainingseinheiten dauerten nie länger als 30 Minuten.

Noch einmal: Für maximale Wachstumsreize sollten Sie die Anzahl der Übungen auf 12 oder weniger beschränken und nicht länger als 30 Minuten trainieren.

Wieviele Trainingseinheiten?

Zwischen zwei hochintensiven Trainingseinheiten benötigt Ihr Körper mindestens 48 Stunden, aber nicht mehr als 96 Stunden

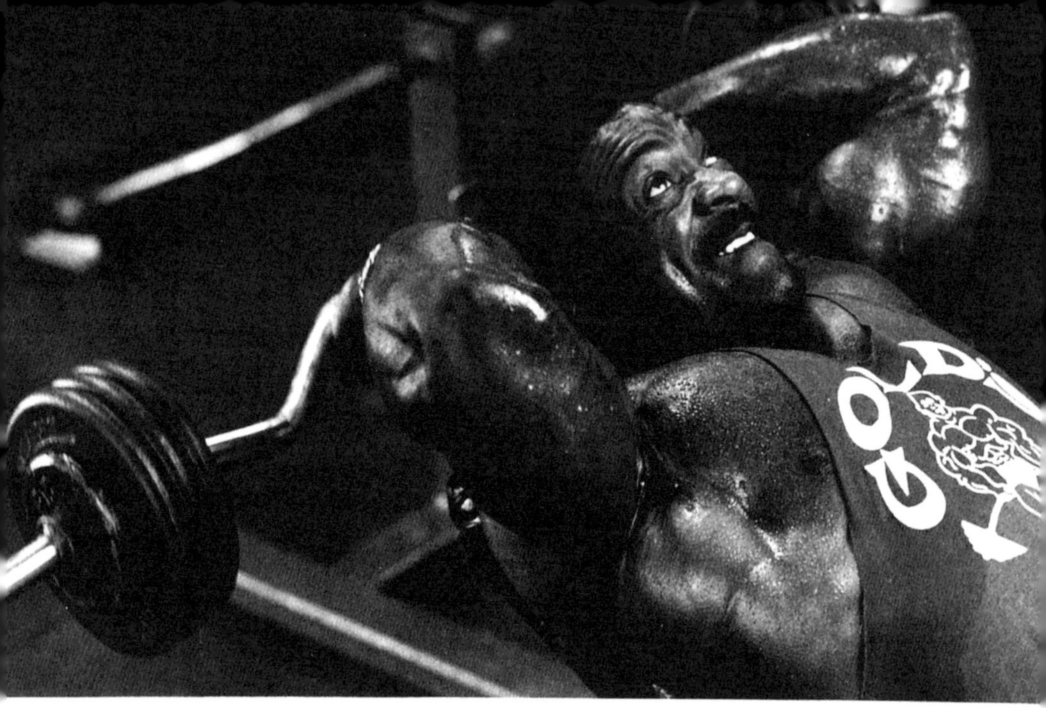

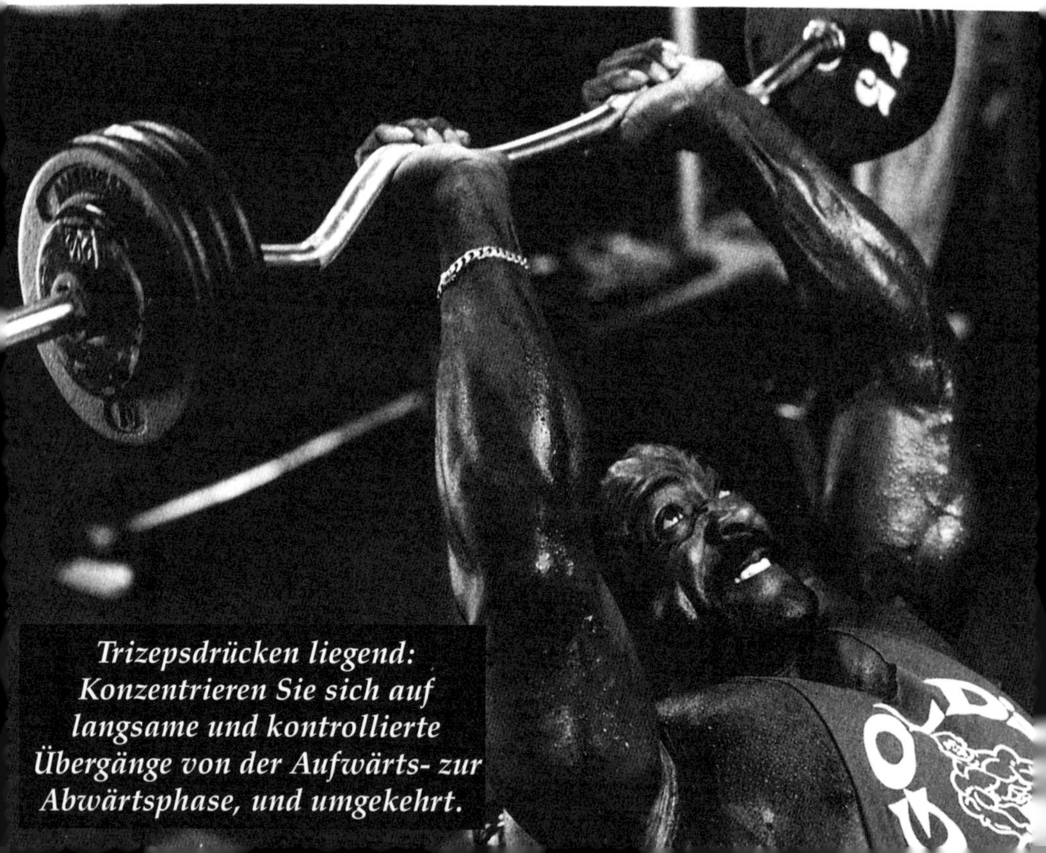

Trizepsdrücken liegend: Konzentrieren Sie sich auf langsame und kontrollierte Übergänge von der Aufwärts- zur Abwärtsphase, und umgekehrt.

Erholung. Ich empfehle Ihnen, den gesamten Körper am Montag, Mittwoch und Freitag zu trainieren. Auf diese Weise haben Sie nach den Trainingseinheiten am Montag und Mittwoch 48 Stunden Zeit zur Erholung und 72 Stunden nach dem Training am Freitag. Die zusätzlichen 24 Stunden Erholung am Wochenende unterstützen die Regeneration und bringen eine erwünschte Unregelmäßigkeit in den gesamten Ablauf.

Halten Sie Ihre Rekorde fest

Viele Bodybuilder vermeiden es, festzuhalten, was während Ihrer Trainingseinheiten passiert ist. Statt dessen trainieren Sie nach Gefühl und für einen guten Pump. Das ist ein grober Fehler.

Es gibt eine direkte Beziehung zwischen der Größe eines Muskels und seiner Kraft. Eine Steigerung des einen führt zu einer Steigerung des anderen. Außerdem ist es weitaus einfacher, die Kraft eines Muskels zu messen, als seine Größe.

Die Kraft eines Muskels läßt sich ebensogut mit einem Gewicht ermitteln, das mehrere Wiederholungen zuläßt, statt mit einem verletzungsträchtigen Maximalversuch. Beim super-langsamen Training sind fünf Wiederholungen eine gute Richtlinie für einen Kraftvergleich. Indem Sie fünf Wiederholungen einer bestimmten Übung mit den Werten vergangener Trainingseinheiten vergleichen, können Sie leicht eine wöchentliche oder monatliche prozentuale Kraftsteigerung ermitteln. Auf diese Weise müssen Sie für eine Erfolgskontrolle Ihr Trainingsschema nicht ändern, indem Sie Maximalversuche einbauen. Sie können Ihre Fortschritte viel einfacher und für alle Übungen jederzeit ermitteln, wenn Sie Ihre Leistung in einem normalen Satz mit fünf Wiederholungen vergleichen.

Führen Sie dazu sorgfältig Protokoll über jede Trainingseinheit. Ich kann Ihnen nur raten, ein Trainingstagebuch zu führen, in dem Sie alle Übungen in der durchgeführten Reihenfolge, das jeweils verwendete Gewicht, die Anzahl der Wiederholungen und die Gesamtdauer des Trainings festhalten.

Regeln für das super-langsame Training

Die folgenden Prinzipien fassen noch einmal das Wichtigste aus den Kapiteln drei und vier zusammen. Sie bilden die Grundlage für das effektivste und wirksamste Programm zum Masseaufbau: Das Training mit super-langsamen Wiederholungen für höchste Intensität.

- Wählen Sie ein Gewicht, das Ihnen vier bis acht super-langsame Wiederholungen ermöglicht.
- Heben Sie das Gewicht langsam in zehn Sekunden an und senken Sie es anschließend in fünf Sekunden ab.
- Konzentrieren Sie sich auf einen langsamen und gleichmäßigen Übergang von der Aufwärts- zur Abwärtsbewegung und umgekehrt. Betonen Sie die kurze Pause beim Übergang von der Aufwärts- zur Abwärtsbewegung bei Übungen über ein Gelenk. Verzichten Sie aber bei Übungen über mehrere Gelenke auf diese Pause und beenden Sie die Aufwärtsbewegung kurz vor der vollständigen Streckung.
- Vermeiden Sie es, den Atem anzuhalten. Halten Sie den Mund geöffnet und konzentrieren Sie sich auf die Ausatmung.
- Führen Sie jede Übung bis zum Muskelversagen aus. Beenden Sie die Wiederholung dann nicht, sondern versuchen Sie, dem Gewicht für weitere 15 Sekunden entgegenzuwirken.
- Sobald Sie acht oder mehr Wiederholungen mit korrekter Technik schaffen, sollten Sie das Gewicht in der nächsten Trainingseinheit um fünf Prozent steigern.
- Versuchen Sie kontinuierlich, die Anzahl der Wiederholungen, das Gewicht, oder beides zu steigern. Opfern Sie aber nicht die korrekte Technik für mehr Wiederholungen oder höheres Gewicht.

- Führen Sie insgesamt nicht mehr als 12 Sätze pro Trainingseinheit aus; besser sind nur 10 Sätze.
- Trainieren Sie nicht öfter als dreimal pro Woche.
- Führen Sie ein Trainingstagebuch.

*

Kapitel 5

Masseaufbau und Regeneration

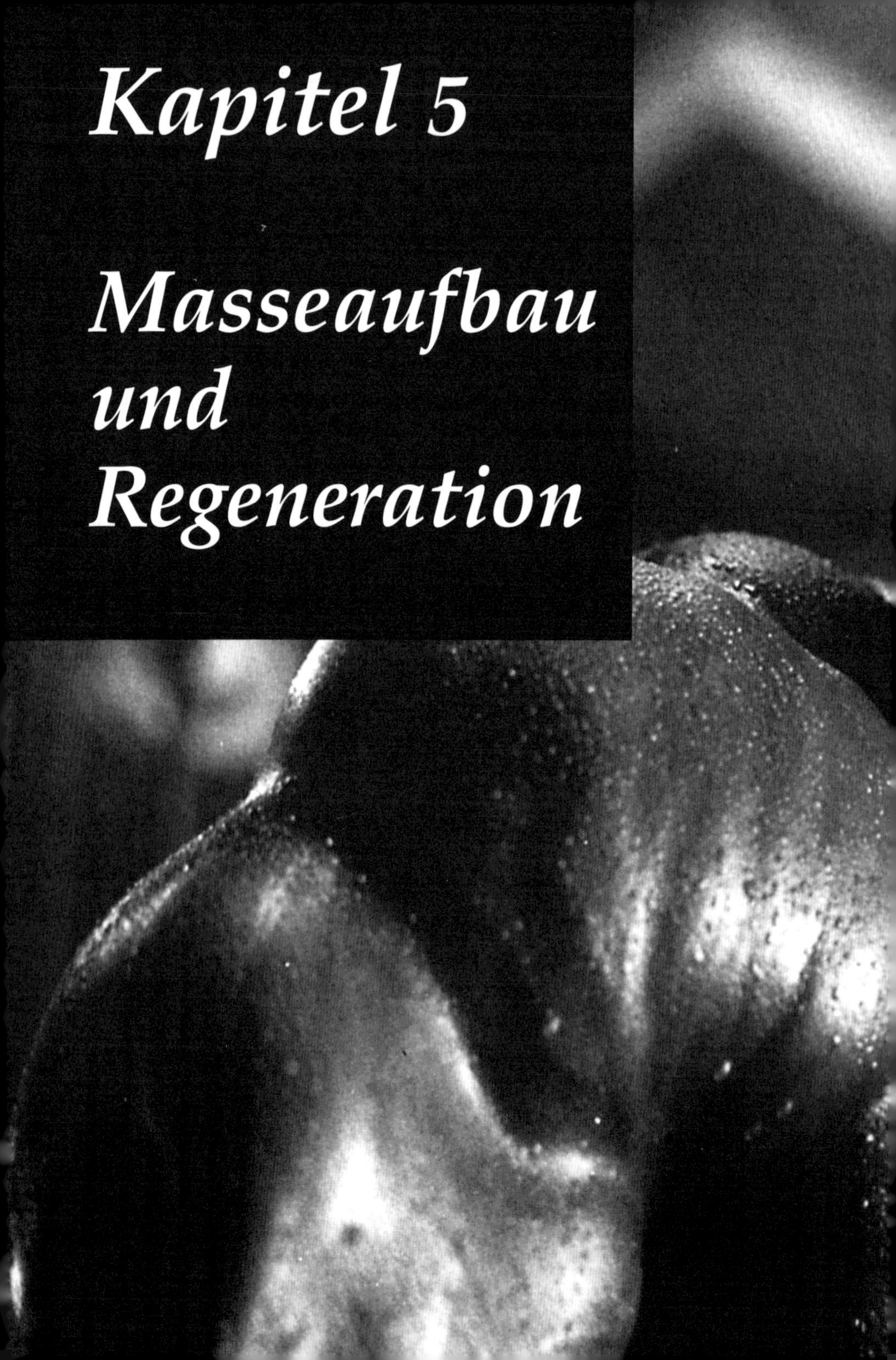

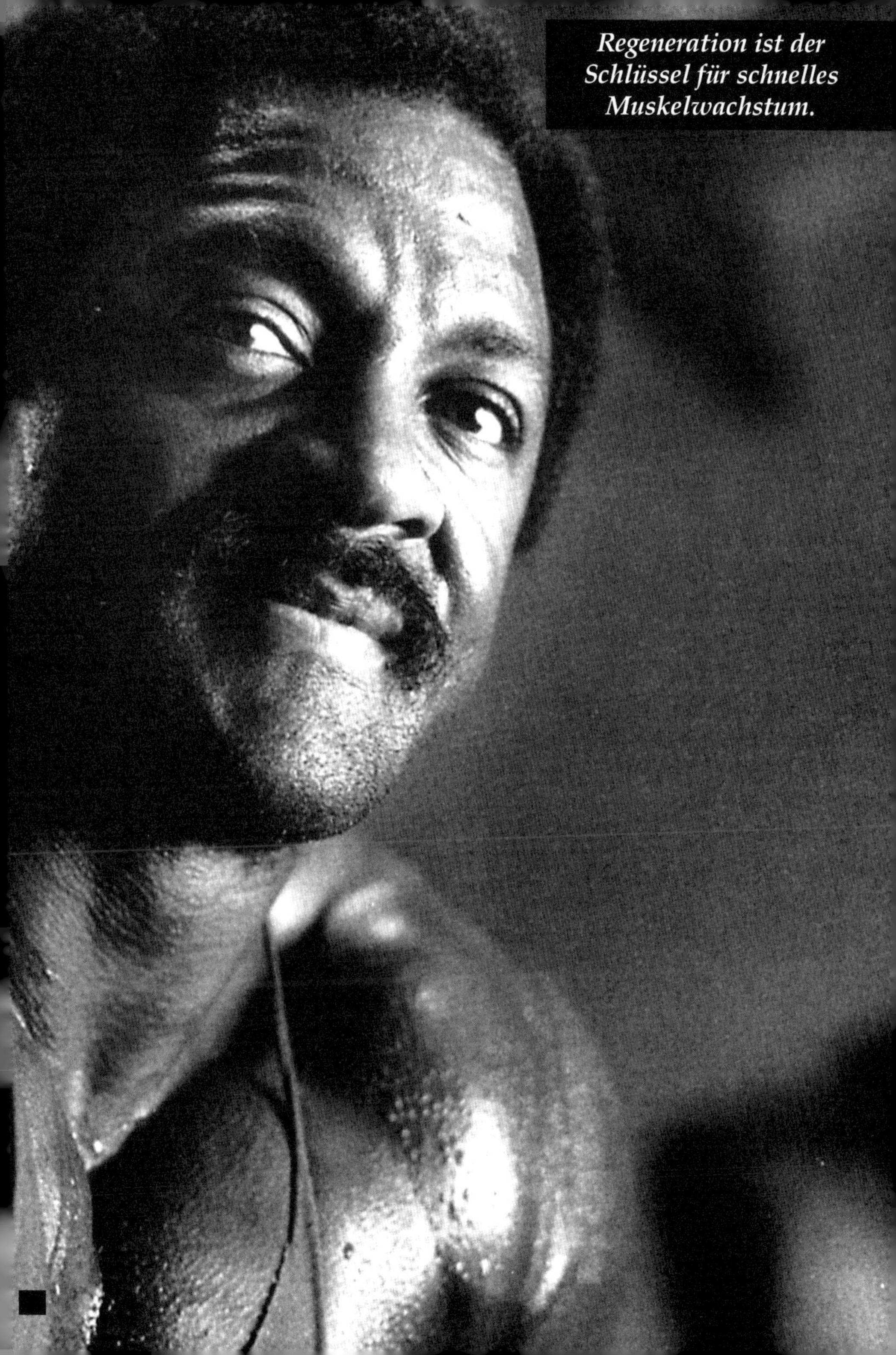

Regeneration ist der Schlüssel für schnelles Muskelwachstum.

Es gibt vier Schlüsselfaktoren für den Aufbau eines massigen und kräftigen Körpers: Training, Ernährung, psychologische Faktoren und optimale Erholung zwischen den Trainingseinheiten. Von diesen vier Anforderungen wird die Bedeutung der Erholung (Regeneration) oft am wenigsten verstanden; entsprechend wird eine angemessene Regenerationszeit nur selten berücksichtigt. Für den Aufbau eines muskulösen Körpers aber ist sie von entscheidender Bedeutung.

Nach einem hochintensiven Training benötigen Ihre Muskeln ausreichend Erholung. Ohne vollständige Erholung werden Ihre Muskeln nicht mit Wachstum auf das Training reagieren. Es ist von besonderer Bedeutung, daß Sie erholungsfördernde Maßnahmen zwischen Ihren Trainingseinheiten durchführen, da Sie sonst nur geringe oder gar keine Fortschritte machen werden.

Ihr Körper ist ein dynamisches Kraftwerk. Jede Stunde, die Sie leben und atmen, ver-

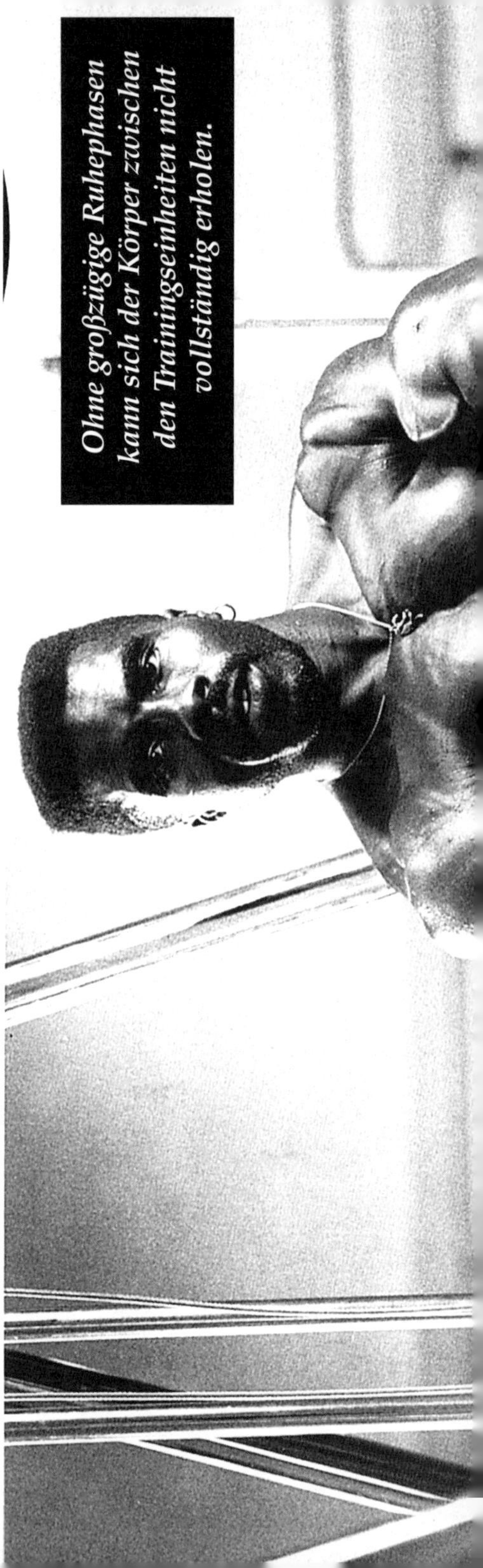

Ohne großzügige Ruhephasen kann sich der Körper zwischen den Trainingseinheiten nicht vollständig erholen.

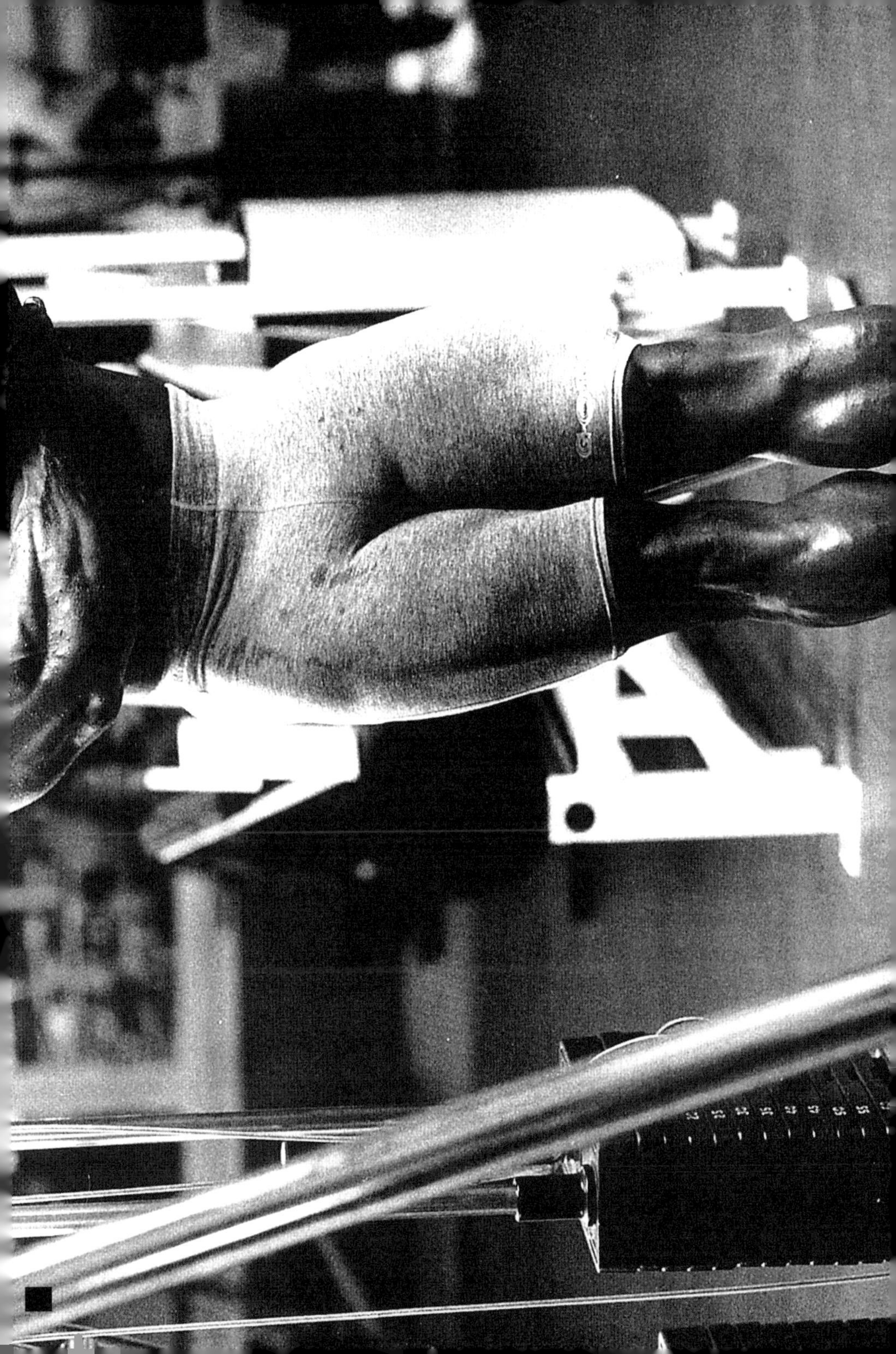

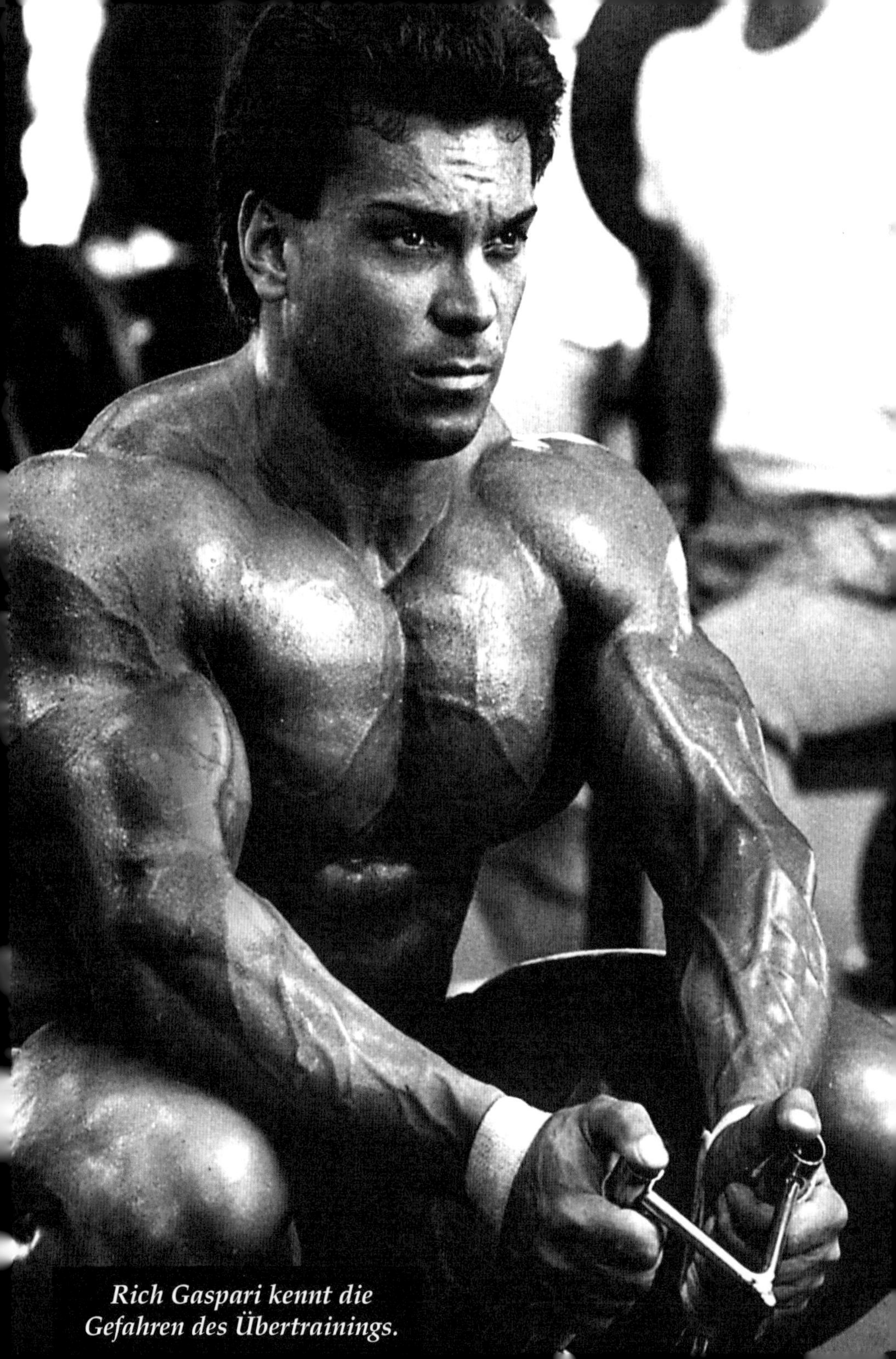

Rich Gaspari kennt die Gefahren des Übertrainings.

brauchen Sie Energie. Die erschöpften Energiespeicher müssen regelmäßig wieder aufgefüllt werden. In gewisser Weise verhält sich dieses Energiesystem wie Ihr Bankkonto, auf dem Sie ständig Geld einzahlen und abheben. Heben Sie mehr Geld ab, als Sie auf Ihrem Konto haben, verschulden Sie sich – Sie »überziehen« Ihr Konto. Auf das Training bezogen bedeutet das: Wenn Sie mehr Energie verbrauchen als Sie ersetzen können, geraten Sie unweigerlich in ein Stadium von Übertraining.

Übertraining ist der größte Feind, mit dem ein Bodybuilder auf seinem Weg nach oben konfrontiert wird. Sind Sie erst einmal übertrainiert, verbessern Sie sich nur noch sehr langsam oder gar nicht mehr. In manchen Fällen verlieren Sie sogar einen Teil Ihrer hart erarbeiteten Muskulatur und Kraft.

Dabei ist es wirklich einfach, Übertraining zu vermeiden, wenn man weiß, wie. In den meisten Fällen entsteht Übertraining durch zu lange Trainingseinheiten, nicht durch zu hartes Training. Solange Sie mit einer hohen Intensität trainieren, kommt es fast niemals zum Übertraining. Intensive Trainingseinheiten sind im Normalfall von kurzer Dauer. Es wird Ihnen kaum möglich sein, länger als 45 Minuten hochintensiv und konzentriert zu trainieren. In den meisten Fällen halten Sie sogar nur 30 Minuten durch. Durch Ermüdung teilt Ihnen Ihr Körper sehr deutlich mit, daß Sie das Training beenden müssen. Erst wenn Sie sich zwingen, länger (oder mehr) zu trainieren, wächst die Gefahr von Übertraining.

Häufige Symptome des Übertrainings

Die folgende Auflistung zeigt Ihnen die zehn häufigsten Symptome eines bevorstehenden Übertrainings an. Sollten Sie zwei oder mehr dieser Anzeichen bemerken, sind Sie wahrscheinlich nahe an der Grenze zum Übertraining.

- Anhaltender Mangel an Energie
- dauerhaft entzündete Muskeln und Gelenke

- erhöhter Ruhepuls am Morgen
- erhöhter Blutdruck am Morgen
- Reizbarkeit
- Schlaflosigkeit
- Appetitverlust
- Kopfschmerzen
- Trainingsunlust und nachlassende Motivation
- Verletzungen oder Krankheit

Zum Thema Übertraining erzähle ich immer wieder gern eine kleine Geschichte, die sich tatsächlich vor einigen Jahren ereignet hat. Ich habe Sie schon in meinem Buch »Super Arme« erwähnt und möchte an dieser Stelle noch einmal darauf zurückkommen.

Muskelaufbau durch Erholung

»Ich kann es kaum glauben«, freute sich Mark, ein 21-jähriger Bodybuilder. »Ich habe meine Arme vor vier Wochen zum letzten Mal trainiert und jetzt sind sie einen halben Zentimeter dicker!« Wir hatten die Hälfte unseres sechs Wochen dauernden »Super Arm«-Programms hinter uns, und ich vermaß gerade einmal wieder die Arme der Teilnehmer. Eric hatte seinen Armumfang schon um einen halben Zentimeter gesteigert, Kenny bereits um einen knappen Zentimeter und Corinna gar um 1,2 cm. Die anderen hatten nach drei Wochen Training einen guten halben Zentimeter zugelegt.

Ich hatte Marks Arm absichtlich zuletzt vermessen. Er hatte den Spitznamen »Mr. Enthusiasmus«, obwohl er wirklich eine harte Zeit hinter sich hatte. Zuerst hatte er mir bei der Vorbereitung des Sechs-Wochen-Programms geholfen, an dem er selbst teilnehmen wollte. Doch dann, wenige Tage vor Beginn, verletzte er sich schwer am Auge, als er einen Nagel in die Wand schlagen wollte. Mark hatte den Nagel nicht genau getroffen, so daß dieser aus der

Wand sprang und ihm mit der flachen Seite das Auge punktierte. Der Doktor gab ihm unmißverständlich zu verstehen, daß die einzige Chance, die volle Funktionsfähigkeit seines linken Auges wieder zu gewinnen, sechs bis acht Wochen totale Ruhe bedeutete. Er durfte sich nicht anstrengen, und schweres Krafttraining stand völlig außer Frage. Die geringste Anstrengung hätte irreparablen Schaden an den feinen Geweben im Augeninneren hervorrufen können.

Mark hatte mich mindestens ein halbes dutzendmal gefragt: »Dr. Darden, was passiert mit meinem Körper, wenn ich acht Wochen nicht trainieren kann?« »Du wirst vermutlich in den ersten zwei Wochen gute vier Kilo Muskelmasse verlieren«, antwortete ich, meine früheren Erfahrungen mit verletzten Athleten vor Augen. »Gibt es denn gar nichts, was ich dagegen tun kann?« fragte Mark verzweifelt. »Leider nicht«, antwortete ich. »Mache einfach nur genau das, was dein Doktor sagt – und hab' Geduld. Sobald dein Auge wieder gesund ist, kannst du mit dem Training wieder beginnen, und du wirst die verlorene Muskelmasse sehr schnell wieder aufbauen.

Nachdem Mark nun vier Wochen nicht trainiert hatte, maß ich seinen rechten Arm und stellte einen Zuwachs von 0,3cm fest. Ich hatte mich eigentlich darauf eingestellt, eine Abnahme von etwa 0,7–1,2cm festzustellen. Ich überprüfte das Maßband auf eventuelle Fehler und maß nochmals: 0,3cm mehr Umfang, kein Zweifel. »Wie sieht es mit deinem Körpergewicht aus, Mark?« fragte ich. »Ich habe ein paar Pfund zugenommen«, antwortete er. »Das ergibt keinen Sinn«, murmelte ich und ging zur Theke, um etwas Wasser zu trinken.

Als ich zurückkehrte, fand ich einen sehr nachdenklichen Mark vor. »Dr. Darden, wäre es möglich, daß ich während der ganzen letzten Jahre übertrainiert war?« Genau das war es. Blitzartig wurde mir einiges klar.

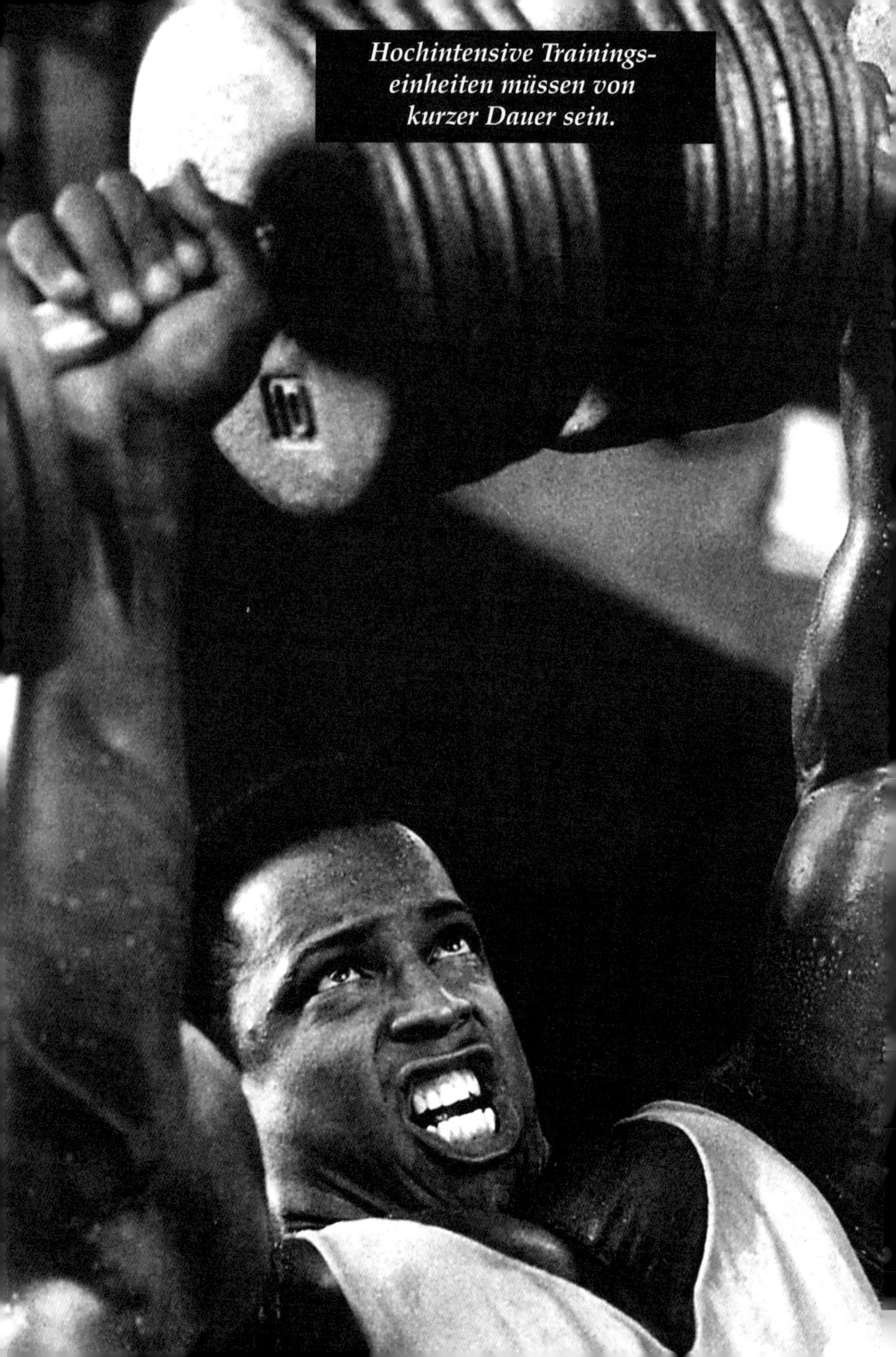

Hochintensive Trainingseinheiten müssen von kurzer Dauer sein.

Zu viele Aktivitäten

»Mark«, fragte ich ihn, »wie sah dein Tagesablauf vor der Augenverletzung aus? Zähl' doch mal all deine Aktivitäten auf.« Da mußte Mark nicht lange grübeln. Er erzählte, wie er jeden Morgen mit 50 Liegestützen und 50 Sit-Ups begann, was er vor dem Schlafengehen noch einmal wiederholte. An drei Tagen in der Woche lief er eine Meile, dann duschte er schnell und frühstückte, um danach mit seinem Rennrad die vier Meilen zum College zu fahren. Nachmittags trainierte er dann in verschiedenen College-Mannschaften, sowohl Football als auch Basketball und Softball. Als einer der Fitness-Trainer im Gainesville Health und Fitness Center stählte er an vier Tagen in der Woche seinen Oberkörper.

Mark hatte seine Aufzählung noch nicht beendet, aber ich hatte schon mehr gehört, als ich ertragen konnte. »Entschuldige, daß ich dich unterbreche, Mark« warf ich kopfschüttelnd ein, »aber das reicht bereits. Für mich gibt es nicht den geringsten Zweifel: Du warst übertrainiert. Und nicht nur ein wenig, sondern ganz und gar! In den letzten vier Wochen hatte dein Körper wegen deiner Augenverletzung zum ersten Mal wirklich Zeit, sich auszuruhen, zu regenerieren, zu kompensieren und zu wachsen. Und genau das hat er getan. Der Beweis ist der größere Armumfang und deine Gewichtszunahme. Wir alle können von deiner unglücklichen, aber bedeutsamen Erfahrung profitieren.«

Setzen Sie eine Woche aus

Wenn Sie spüren, daß Ihr Körper, so wie Marks Körper, übertrainiert ist, sollten Sie schnell reagieren, indem Sie erst einmal eine Woche mit dem Training aussetzen. Beginnen Sie anschließend wieder mit dem Training. Steigern Sie jetzt aber Ihre Intensität und verkürzen Sie die Dauer der Trainingseinheiten, um ein erneutes Übertraining zu vermeiden. Zur Erhaltung einer positiven Energiebalance müssen Sie Energieverluste unbedingt vermeiden.

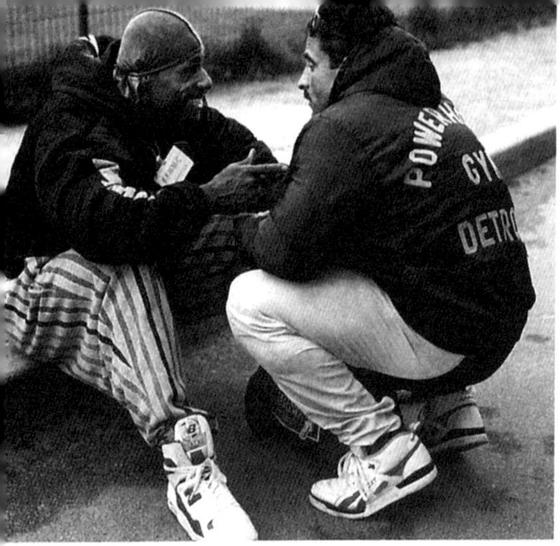

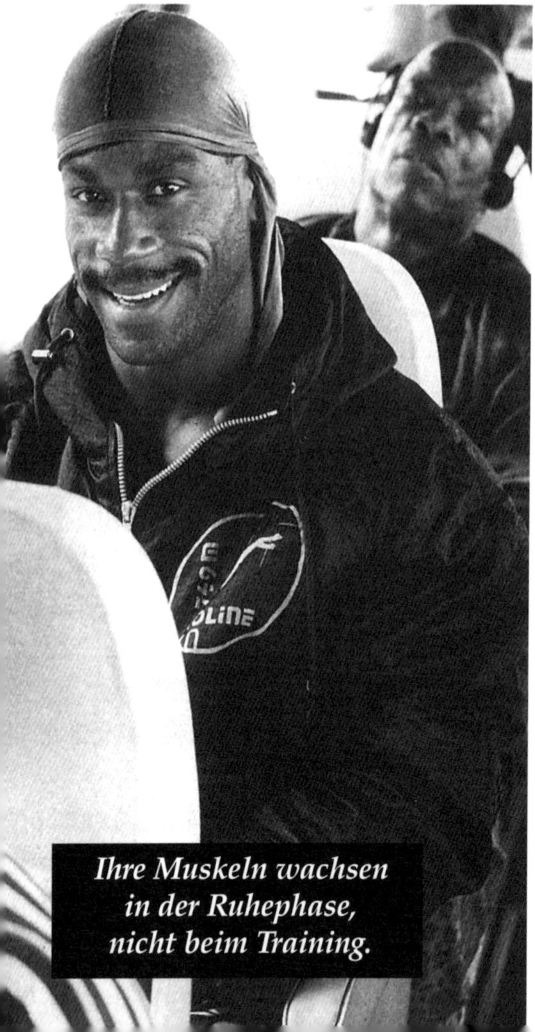

Ihre Muskeln wachsen in der Ruhephase, nicht beim Training.

Energieverluste entstehen überwiegend durch zuviel Streß in anderen Lebensbereichen. Vielleicht messen Sie dem Energieverlust durch Streß keine große Bedeutung bei, aber er kann durchaus negative Auswirkungen auf Ihr Training haben. Ein anstrengender und stressiger Tag kann Ihnen sogar mehr Energie rauben als eine hochintensive Trainingseinheit.

Versuchen Sie also, den täglichen Streß so gut wie möglich auszuschalten. Bleiben Sie gelassen. Das ist nicht immer einfach, aber Sie werden deutlich ausgeglichener, wenn Sie lernen, mit Streß richtig umzugehen. Ein gutes Buch zu diesem Thema ist »Unlimited Power« (»Unbegrenzte Energie«, Anm. des Übersetzers) von Anthony Robbins. (Andere Bücher zum Thema in deutscher Sprache: Dale Carnegies »Sorge Dich nicht, lebe!« und Norman Vincent Peale: »Die Kraft positiven Denkens«)

Ebenso wichtig ist es, Energieverluste auszugleichen, die durch körperliche Aktivitäten entstehen. Es ist nicht zu empfehlen, zuviele andere Sportarten oder intensive Aktivitäten gleichzeitig auszuüben. Das raubt Ihnen wertvolle Energie, die Sie besser für Ihr Massetraining verwenden. Werfen Sie einen Blick auf die Sportler, die jeden Tag fünf Meilen laufen, und Sie werden feststellen, daß sie nur wenig Muskelmasse vorzeigen können. Das zeigt Ihnen, was mit Ihrem Körper geschieht, wenn Sie zuviel aerobes Training ausführen oder übertrainiert sind. Während der Masseaufbauphase sollten Sie sparsam mit Ihrer Energie umgehen und sie vorwiegend für ein Ziel einsetzen: den Aufbau von Muskelmasse.

Energiereserven bilden

Bilden Sie Energiereserven. Am besten erreichen Sie das, indem Sie Ihrem Körper ausreichend Schlaf und Ruhe zugestehen, so daß er sich zwischen den Trainingseinheiten vollständig erholen kann. Während des Schlafes erholt sich der Körper, bildet Energiereserven und baut Muskeln auf. Das individuelle Schlafbedürfnis ist sehr verschieden. Sie müssen selbst herausfinden, wieviel Schlaf Sie benötigen. Nehmen Sie acht Stunden als Anhaltspunkt. Eine angemessene Erholung während des Tages kann die Regeneration ebenfalls enorm beeinflussen. Halten Sie einen kurzen Mittagsschlaf, wenn Ihnen danach ist. Die optimale bodybuildingspezifische Ernährung ist ein weiterer wichtiger Aspekt für die Energieproduktion des Körpers. Auf die richtige Ernährung wird in Kapitel 7 näher eingegangen.

Berücksichtigen Sie die genannten Maßnahmen zur Energieerhaltung und -erzeugung, und Sie werden sich optimal von Ihren Trainingseinheiten erholen. Gut erholt werden sich garantiert bessere Fortschritte beim Masseaufbau einstellen.

*

Kapitel 6

Die besten Masse-Übungen

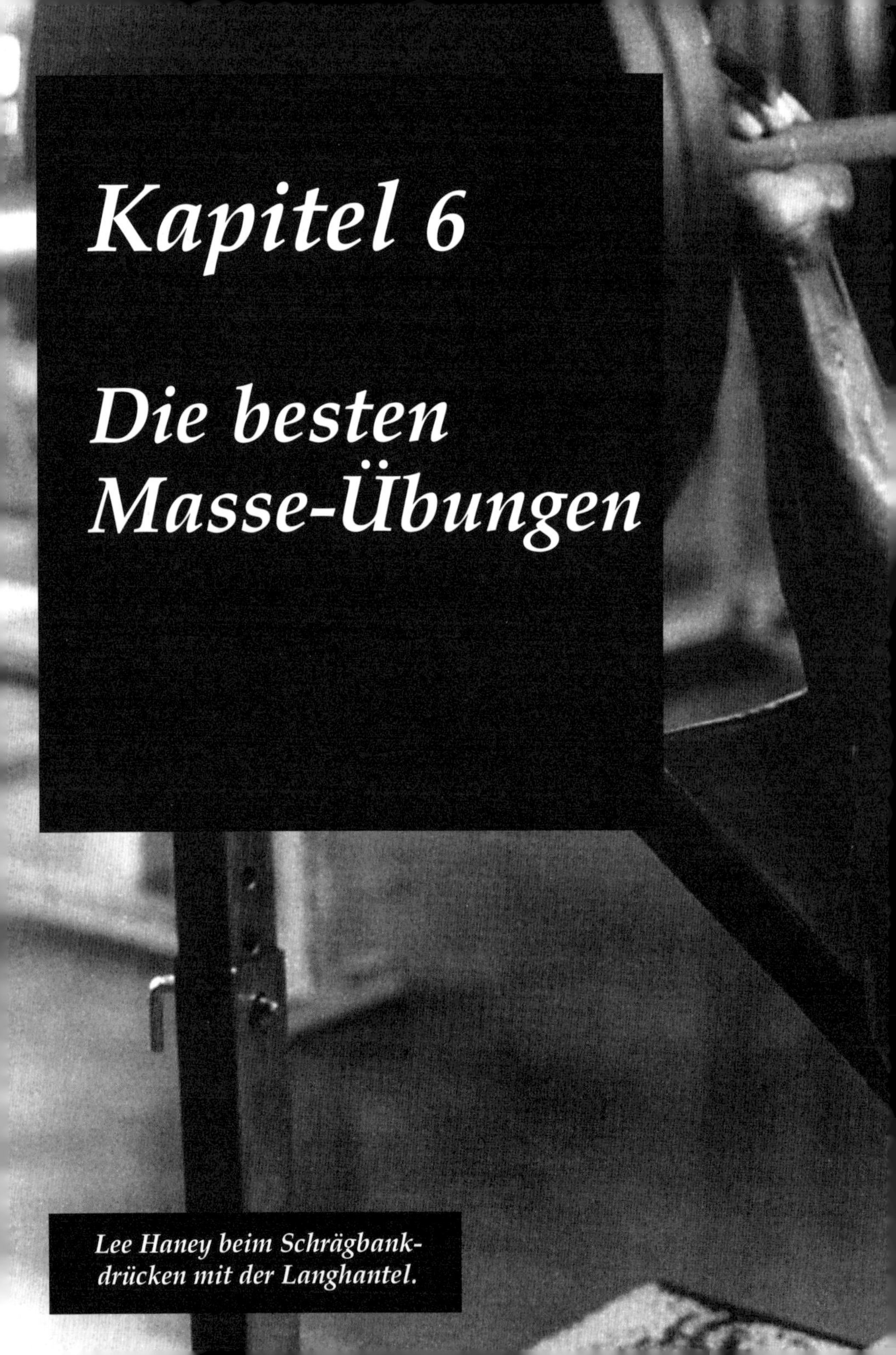

Lee Haney beim Schrägbankdrücken mit der Langhantel.

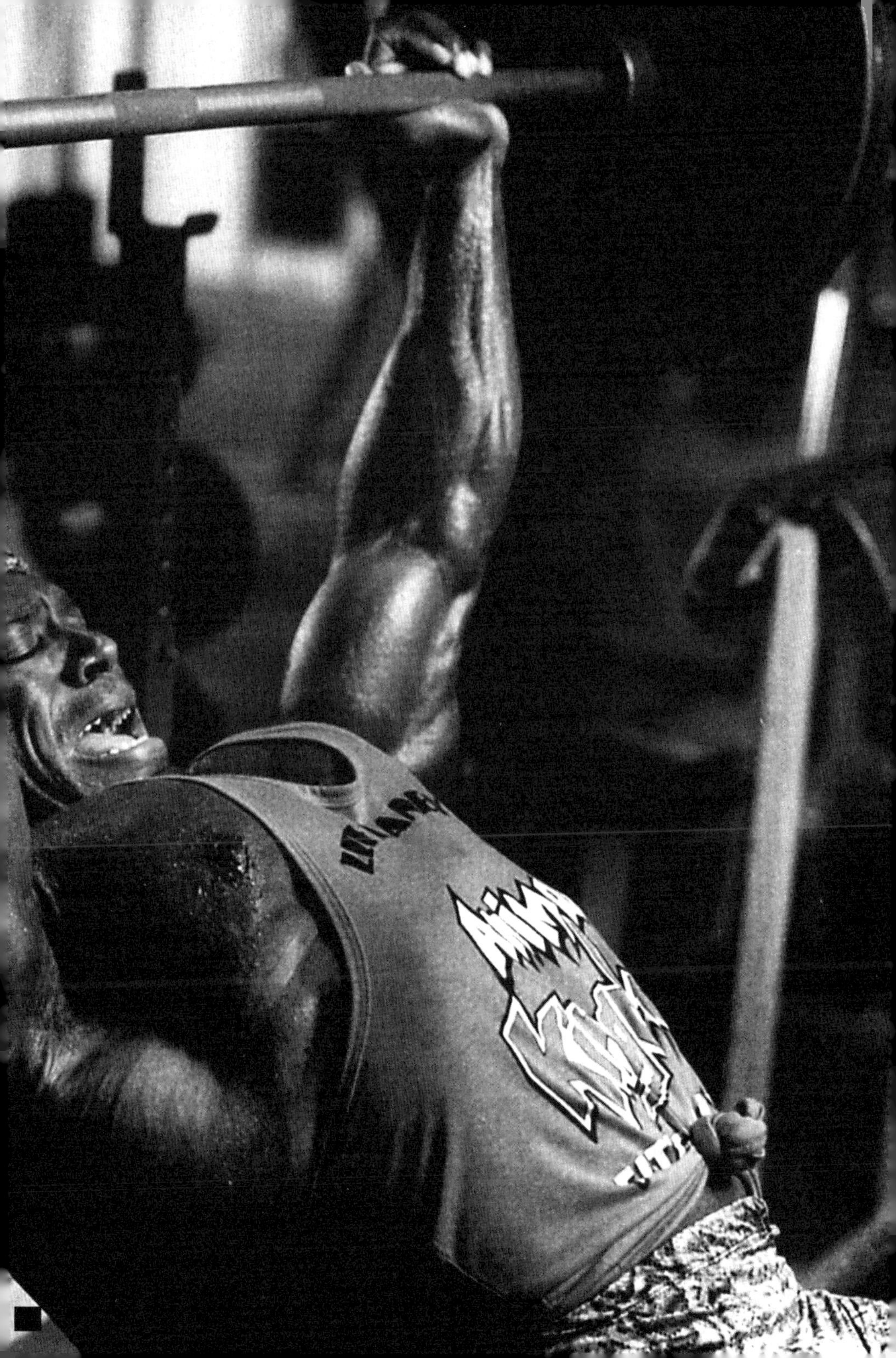

Manche Übungen eignen sich besonders gut für den Masseaufbau. In diesem Kapitel werden die besten Masse-Übungen aufgeführt und ausführlich erklärt. Entscheidend für Ihren Trainingserfolg ist jedoch nicht die Übung an sich, sondern vielmehr die Technik, mit der Sie eine Übung ausführen. Ich hoffe, Sie sind mittlerweile davon überzeugt, daß super-langsame Wiederholungen das Muskelwachstum am effektivsten stimulieren.

Die folgende Auflistung enthält alle in diesem Kapitel beschriebenen Übungen. Zur besseren Übersicht sind sie nach den einzelnen Muskelgruppen geordnet.

Oberschenkel
Kniebeuge
Beinstrecken
Beinpressen
Beincurls

Waden
Wadenheben, stehend
Wadenheben, vorgebeugt

Schultern
Seitheben
Nackendrücken
Rudern, stehend

Rücken
Rudern, vorgebeugt
Kurzhantel-Überzüge mit gestreckten Armen
Langhantel-Überzüge mit angewinkelten Armen
Latziehen
Schulterheben

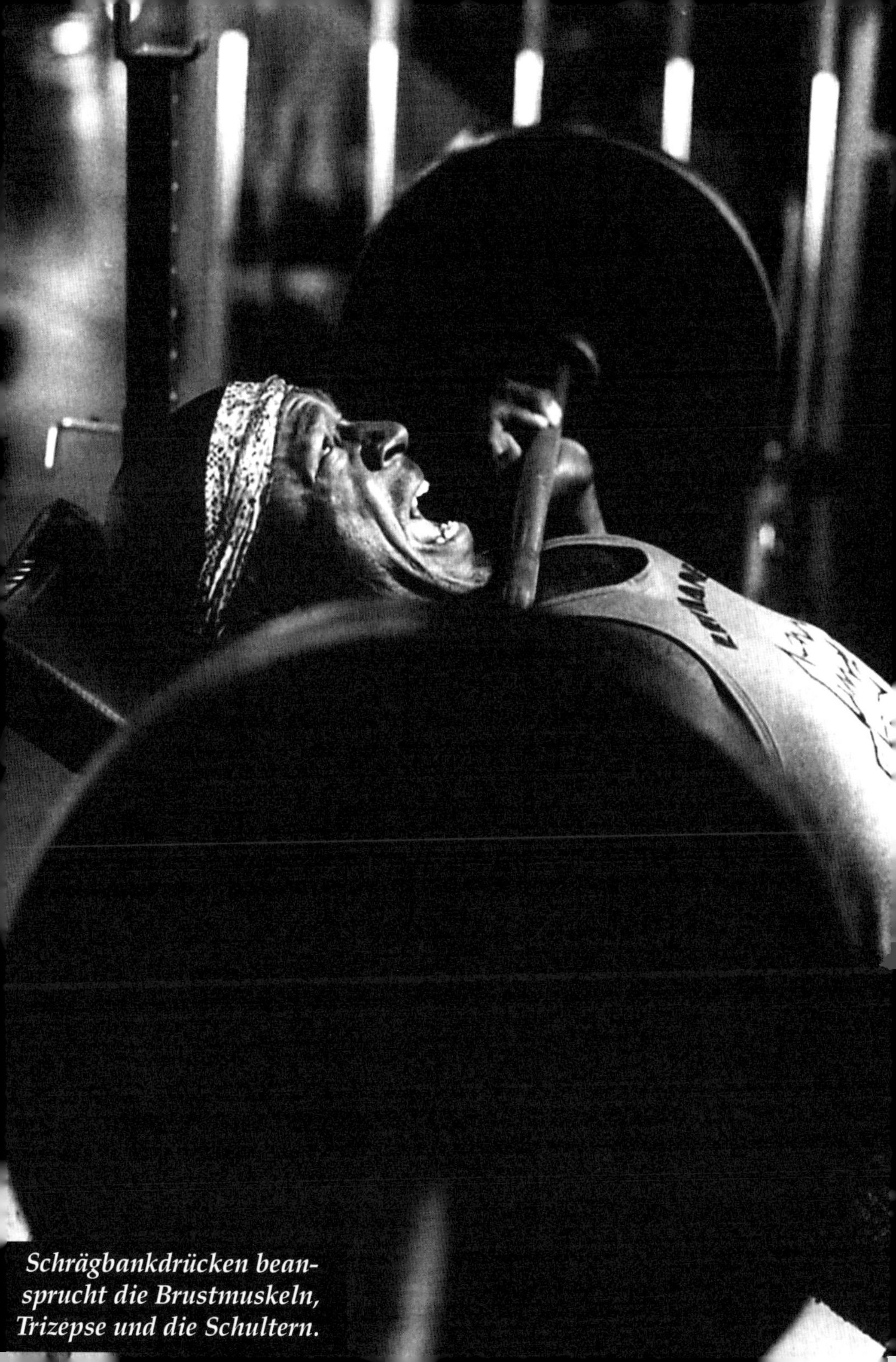

Schrägbankdrücken beansprucht die Brustmuskeln, Trizepse und die Schultern.

Kreuzheben mit gestreckten Beinen

Brust
Fliegende Bewegungen
Bankdrücken
Schrägbankdrücken zum Hals

Bizepse
Langhantelcurls
Kurzhantelcurls
Langhantelcurls, revers
Klimmzüge mit Untergriff
Klimmzüge, negativ

Trizepse
Kurzhantel-Trizepsdrücken
Dips
Dips, negativ

Unterarme
Handgelenkcurls
Handgelenkcurls, revers

Bauchmuskeln
Bauchpressen
Bauchpressen, revers

Übungen für die Beinmuskulatur

Kniebeugen

Beanspruchte Muskeln: Die Kniebeuge ist die Masseübung schlechthin. Sie trainiert primär die Gesäßmuskeln, Quadrizepse, hintere Oberschenkel und den unteren Rücken. Zusätzlich werden

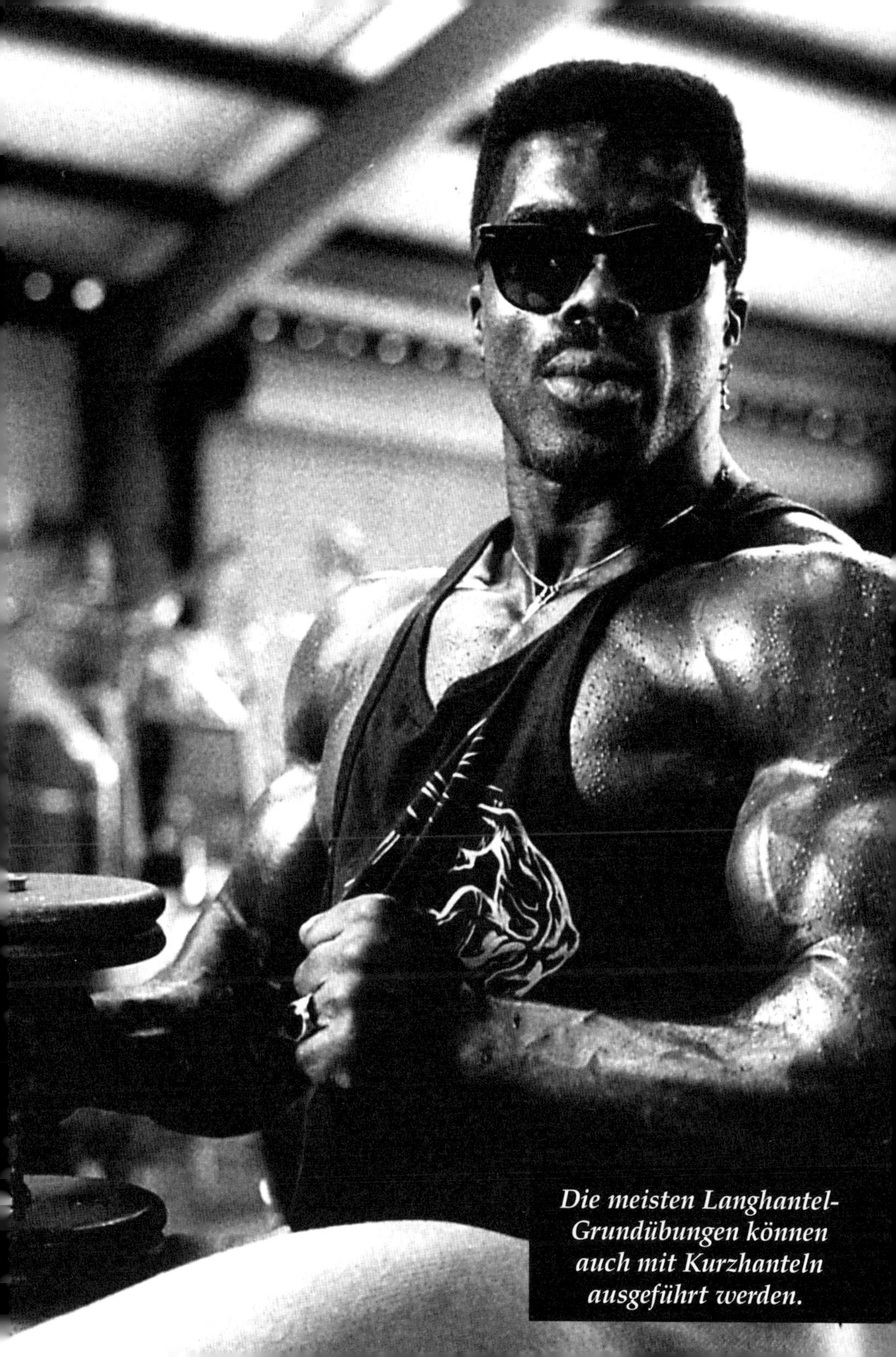

Die meisten Langhantel-Grundübungen können auch mit Kurzhanteln ausgeführt werden.

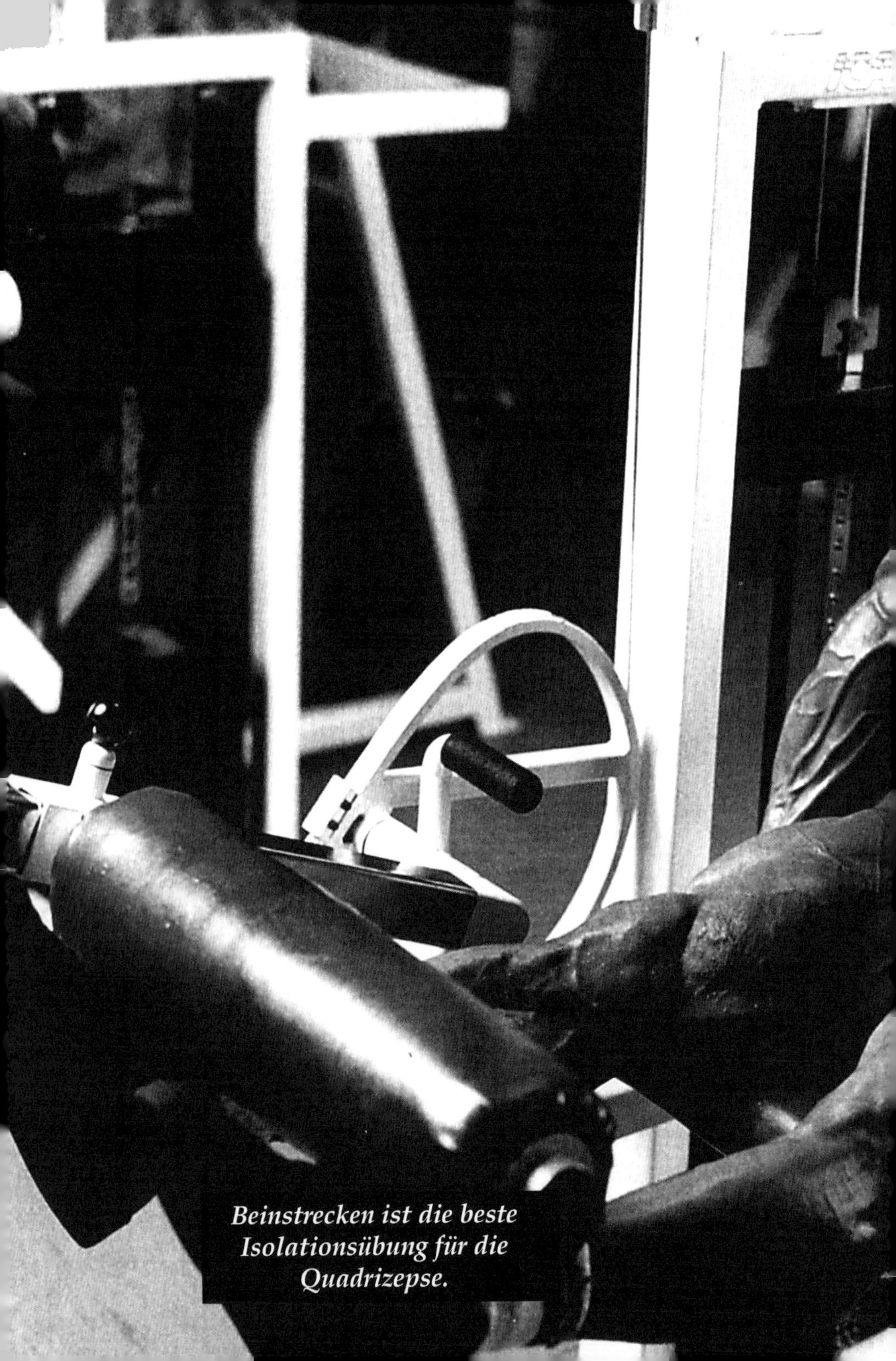

Beinstrecken ist die beste Isolationsübung für die Quadrizepse.

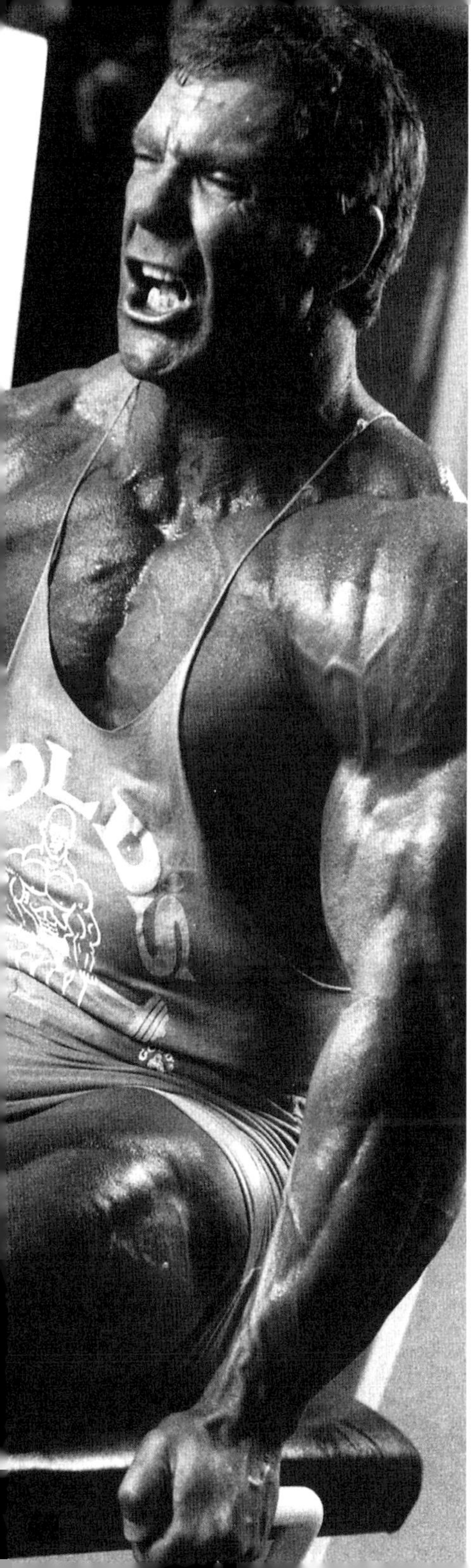

die Muskeln des oberen Rükkens, die Waden und Bauchmuskeln beansprucht. Regelmäßig durchgeführt, verbessern Kniebeugen Ihren Stoffwechsel und bauen am ganzen Körper Masse auf, nicht nur an den Beinen.

Startposition: Legen Sie eine Langhantel in den Kniebeugenständer und beladen Sie sie mit einem für Sie angemessenen Gewicht. Vergessen Sie nicht, daß Sie für super-langsame Wiederholungen etwa 30–40 Prozent weniger Gewicht verwenden können, als Sie gewöhnlich für 10 Wiederholungen schaffen.

Plazieren Sie die Stange so, daß sie im Nacken und auf den Trapezmuskeln aufliegt. Halten Sie die Hantel mit beiden Händen im Gleichgewicht. Sollte Ihnen die Hantelstange Schmerzen im Nacken bereiten, können Sie den Druck der Stange abschwächen, indem Sie sie mit einem Handtuch oder einem Schaumstoffpolster umwickeln. Strecken Sie Ihre Beine durch, heben Sie die Hantel aus dem

Ständer und treten Sie einen Schritt zurück. Nehmen Sie einen schulterweiten Stand ein. Die Fußspitzen zeigen leicht nach außen. Halten Sie den Oberkörpers während der Bewegung so aufrecht wie möglich. Richten Sie Ihren Blick auf einen Punkt an der Wand vor Ihnen.

Ausführung: Lassen Sie sich langsam in die Hocke herabsinken, bis Ihre hinteren Oberschenkel die Waden berühren. Beginnen Sie nun in der tiefsten Position langsam mit der Aufwärtsbewegung. Drücken Sie sich in 10 Sekunden bis fast in die Ausgangsposition zurück. Strecken Sie Ihre Knie dabei nicht ganz durch, sondern beginnen Sie die neue Abwärtsbewegung, wenn die Knie noch etwa 15 Grad angewinkelt sind. Wiederholen Sie die Abwärtsbewegung in 5 Sekunden und die Aufwärtsbewegung in 10 Sekunden; führen Sie so viele Wiederholungen durch wie möglich.

Trainingstips: Vermeiden Sie ein Vorbeugen des Rumpfes bei der Aufwärtsbewegung aus der tiefsten Position. Sie werden unschwer feststellen, daß Ihnen eine Kniebeuge mit dieser »Mogeltechnik« leichter fällt. Auf diese Weise verlagern Sie aber die Belastung von den Oberschenkeln auf den unteren Rücken und erhöhen so die Verletzungsgefahr. Aus Sicherheitsgründen sollten Sie Kniebeugen immer unter Aufsicht von zwei Helfern trainieren.

Beinstrecken

Beanspruchte Muskeln: Beinstrecken ist die beste Isolationsübung für Ihre Quadrizepse. Diese Übung kann an einer Beinstreck-Maschine ausgeführt werden.

Startposition: Nehmen Sie auf der Maschine Platz und pressen Sie Ihre Schienbeine unter die Beinpolster. Wenn möglich, sollte die Rotationsachse Ihres Kniegelenks mit der des Hebelarms übereinstimmen. Falls die Maschine über einen Gürtel verfügt, so ziehen Sie diesen fest an, um ein Anheben des Gesäßes während der Bewegung zu vermeiden. Lehnen Sie sich zurück, umfassen Sie die seitlichen Griffe der Maschine und stabilisieren Sie Ihren Oberkörper.

Ausführung: Strecken Sie Ihre Beine langsam in 10 Sekunden durch. Verharren Sie kurz in der oberen, voll kontrahierten Position. Senken Sie dann das Gewicht langsam in 5 Sekunden wieder ab. Führen Sie auf diese Weise so viele Wiederholungen durch wie möglich.

Trainingstips: Entspannen Sie Ihre Füße während der Bewegung. Ihre Zehen sollten weder nach vorn zeigen, noch angespannt sein. Auch Ihr Nacken sollte entspannt sein. Bewegen Sie Ihren Kopf nicht. Konzentrieren Sie sich bei den letzten Wiederholungen auf die Atmung. Halten Sie den Atem nicht an. Betonen Sie die fließenden Übergänge von der Aufwärts- zur Abwärtsbewegung und umgekehrt.

Beinpressen

Beanspruchte Muskeln: Eine Alternative zu Kniebeugen ist das Beinpressen. Die Übung kann an einer Vielzahl von Maschinen ausgeführt werden. Beinpressen beanspruchen zwar die Quadrizepse, hintere Oberschenkel und Gesäßmuskeln sehr intensiv, der Rest des Körpers wird aber nicht so stark gefordert wie bei der Kniebeuge.

Startposition: Setzen Sie sich in den Sitz der Maschine; der Rücken liegt an der Rückenlehne. Plazieren Sie Ihre Füße mit schulterweitem Stand auf der Plattform des Gewichtsschlittens. Die Fußspitzen zeigen leicht nach außen. Strecken Sie Ihre Beine und entriegeln Sie die Haltevorrichtung des Gewichtsschlittens (vergessen Sie nicht, die Haltevorrichtung nach Abschluß des Satzes wieder zu schließen).

Ausführung: Senken Sie das Gewicht in 5 Sekunden ab. Bringen Sie die Knie seitlich zur Brust und beginnen Sie die Aufwärts-

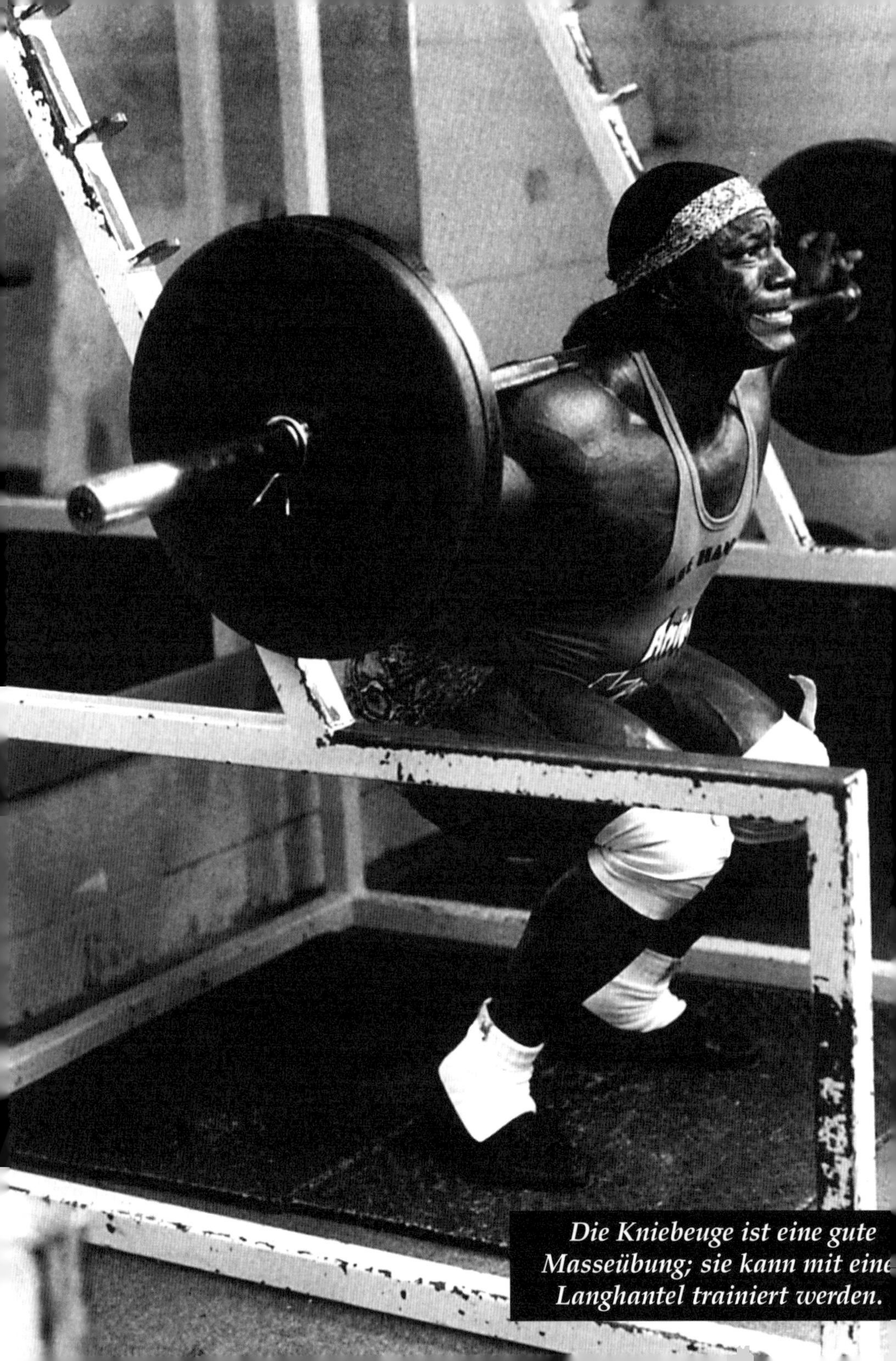

Die Kniebeuge ist eine gute Masseübung; sie kann mit eine Langhantel trainiert werden.

bewegung mit einem fließenden Übergang. Drücken Sie das Gewicht in 10 Sekunden langsam in die Ausgangsposition. Strecken Sie die Beine aber nicht ganz durch; wenn Ihre Knie noch etwa 15 Grad angewinkelt sind, sollten Sie die Abwärtsbewegung einleiten. Führen Sie so viele Wiederholungen durch wie möglich.

Trainingstips: Konzentrieren Sie sich auf fließende Übergänge von der Aufwärts- zur Abwärtsbewegung und umgekehrt. Treten Sie nicht einfach gegen den Gewichtsschlitten. Halten Sie das Gewicht ständig unter Kontrolle.

Beincurls

Beanspruchte Muskeln: Beincurls für die hinteren Oberschenkel sind das Äquivalent zum Beinstrecken für die Quadrizepse. Es gibt viele Firmen, die Beincurl-Maschinen herstellen, und die meisten funktionieren auf gleiche Art und Weise.

Startposition: Legen Sie sich bäuchlings auf die Beincurl-Maschine. Positionieren Sie Ihre Fersen unter den Beinpolstern. Ihre Knie liegen so nah wie möglich am unteren Ende der Bank – nicht aber darauf. Die Rotationsachse Ihrer Kniegelenke sollte mit der des Hebelarms übereinstimmen. Umfassen Sie die seitlich angebrachten Griffe und stabilisieren Sie Ihren Oberkörper.

Ausführung: Beugen Sie Ihre Beine langsam in 10 Sekunden und versuchen Sie, mit den Polstern Ihr Gesäß zu berühren. Kurz vor der kontrahierten Endposition müssen Sie Ihr Gesäß anheben und den Rücken leicht wölben. Versuchen Sie nicht, die Hüften an der Bank zu lassen. Verweilen Sie kurz in der oberen Position und kontrahieren Sie die Beinbizepse. Senken Sie dann das Gewicht langsam in 5 Sekunden ab. Führen Sie so viele Wiederholungen durch wie möglich.

Trainingstips: Entspannen Sie Ihre Füße während der ersten Hälfte der Wiederholung. Wenn Sie sich der kontrahierten Position nähern, sollten Sie die Zehen in Richtung Knie anziehen. So deh-

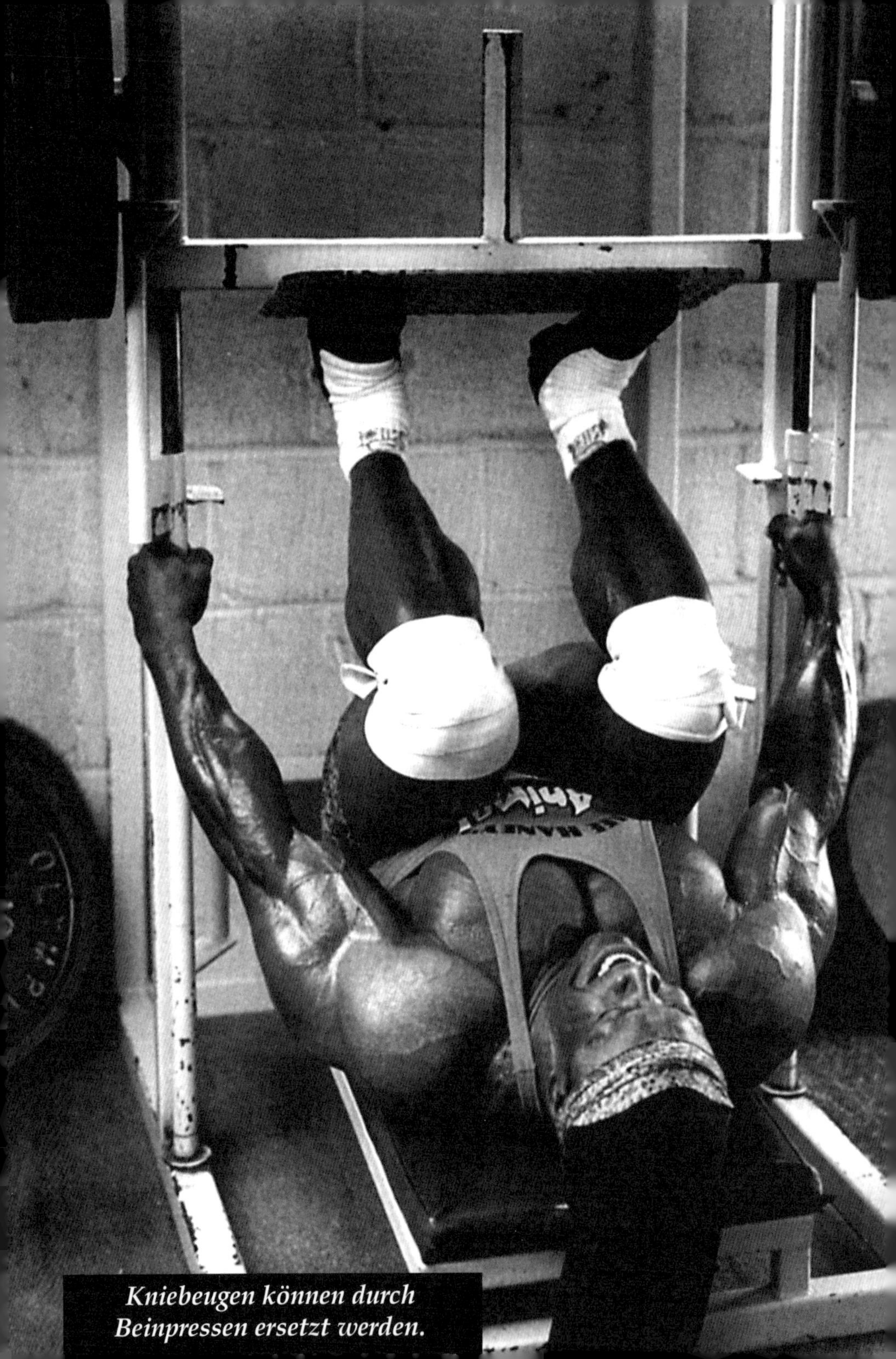

Kniebeugen können durch Beinpressen ersetzt werden.

nen Sie die Wadenmuskeln und Sie vergrößern den Bewegungsspielraum der hinteren Oberschenkel.

Übungen für die Wadenmuskulatur

Wadenheben, stehend

Beanspruchte Muskeln: Dies ist die Standardübung zur Entwicklung der hinteren Wadenmuskeln. Sie kann an einer Vielzahl von Maschinen trainiert werden.

Startposition: Stellen Sie sich mit dem Gesicht zur Maschine und beugen Sie die Knie so weit, daß Sie Ihre Schultern unter den Polstern der Maschine plazieren können. Stellen Sie sich aufrecht hin und nehmen Sie einen schulterbreiten Stand auf der Plattform der Wadenmaschine ein. Nur die Zehen und Fußballen haben Kontakt mit der Plattform. Drücken Sie Ihre Knie durch, die Zehen zeigen nach vorn. Verändern Sie diese Position während der Bewegung nicht. Senken Sie nun die Fersen so weit herab, bis Sie eine deutliche Streckung in den Waden spüren.

Ausführung: Heben Sie Ihre Fersen langsam an und versuchen Sie, auf den Zehenspitzen zu stehen. Die Aufwärtsbewegung sollte 10 Sekunden dauern. Beugen Sie Ihre Knie nicht. Verharren Sie einen kurzen Augenblick in der höchsten Position und gehen Sie anschließend langsam in die Ausgangsposition zurück. Die Abwärtsbewegung sollte 5 Sekunden dauern. Dehnen Sie Ihre Waden in der tiefsten Position, bevor Sie die Bewegung wiederholen. Führen Sie so viele Wiederholungen aus wie möglich.

Trainingstips: Viele Bodybuilder glauben, daß Wadenheben mit »nach innen« gerichteten Zehen die äußeren Wadenmuskeln intensiver belastet. Sie sind ebenfalls davon überzeugt, daß sie »mit nach außen gerichteten Zehen« die innere Wadenmuskulatur stärker beanspruchen. Derartige Techniken entbehren jeglicher Grundlage, da sich die Muskelansätze des Gastrocnemius durch die abwechselnde Fußstellung nicht verändern lassen. Die Verän-

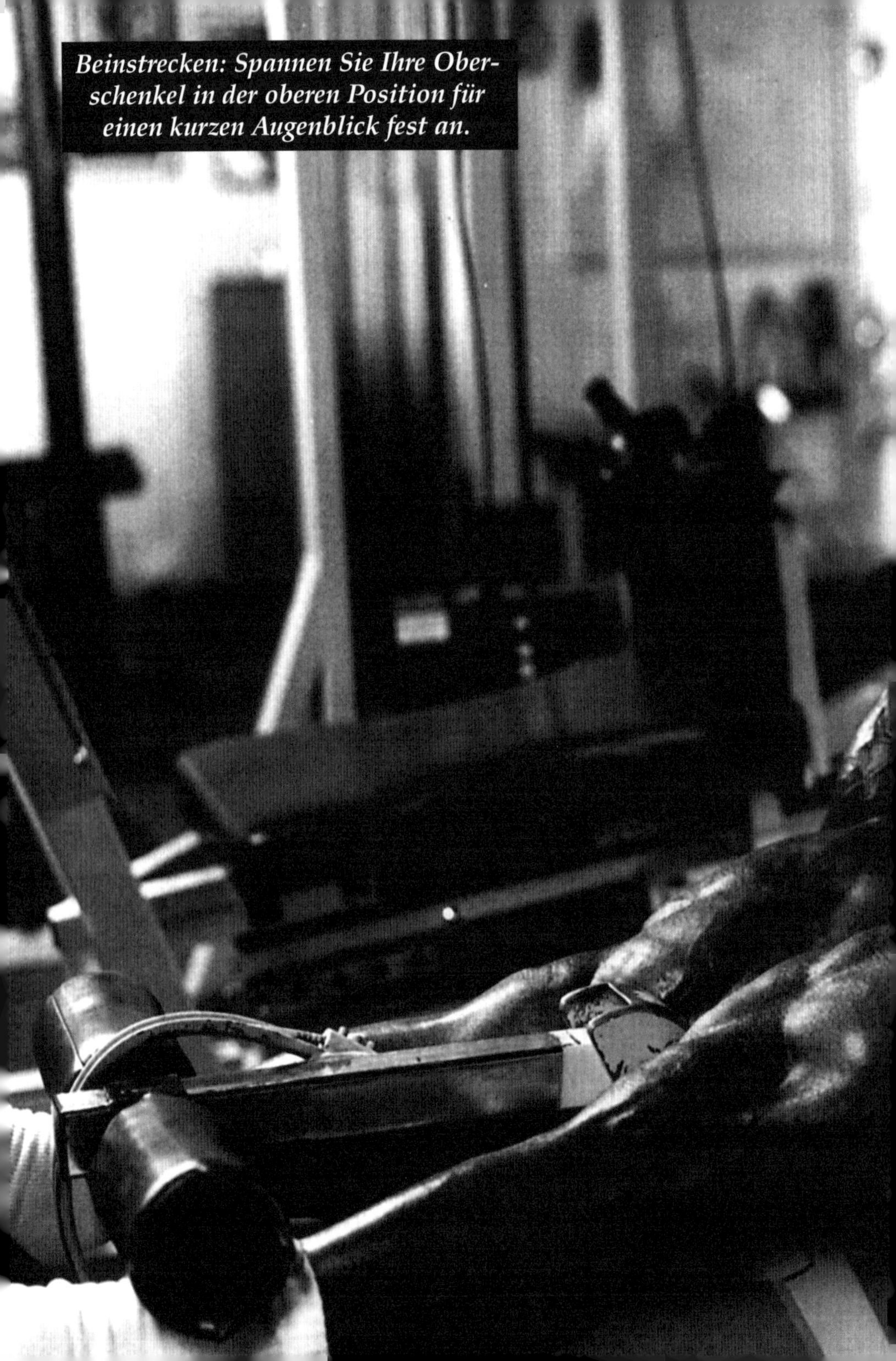

Beinstrecken: Spannen Sie Ihre Oberschenkel in der oberen Position für einen kurzen Augenblick fest an.

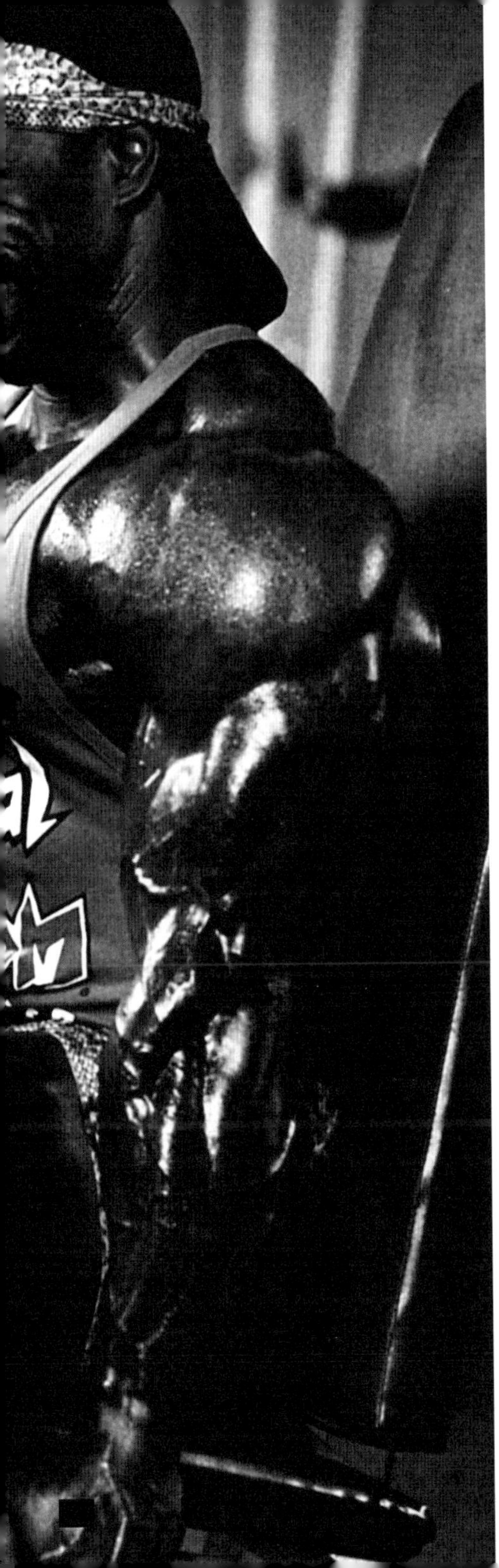

derung der Fußstellung sorgt lediglich für Abwechslung bei der ansonsten recht langweiligen Übung; dagegen ist nichts einzuwenden.

Wadenheben, vorgebeugt

Beanspruchte Muskeln: Wadenheben vorgebeugt ist mein Favorit unter den Wadenübungen. Man kann sich dabei besser auf die Wadenmuskeln konzentrieren. Obwohl diese Übung mittlerweile an einer Vielzahl von Maschinen ausgeführt werden kann, bevorzugen die meisten Bodybuilder immer noch jene Variante, bei der ein Partner auf ihren Hüften sitzt.

Startposition: Stellen Sie sich mit Ihren Fußballen auf einen mindestens 10 Zentimeter hohen, stabilen Holzblock. Beugen Sie sich vorn über und lehnen Sie sich gegen einen Stuhl oder eine Bank. Ihr Rücken sollte sich dabei parallel zum Boden befinden. Der Partner setzt sich dann so auf Ihre Hüften, als würde er auf einem Esel reiten. Strecken Sie Ihre Beine durch und halten Sie sie während der

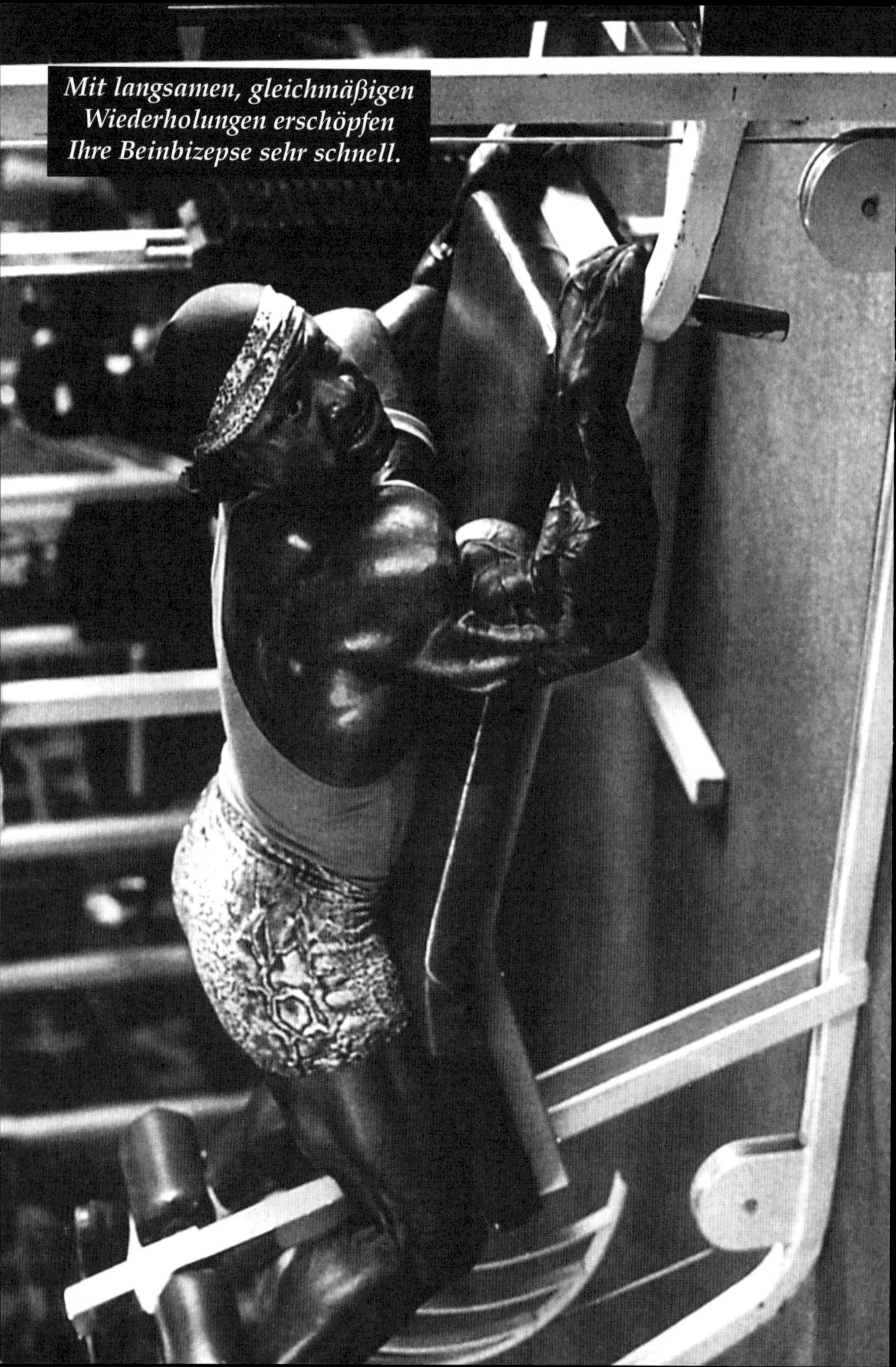

Mit langsamen, gleichmäßigen Wiederholungen erschöpfen Ihre Beinbizepse sehr schnell.

ganzen Bewegung gestreckt. Senken Sie Ihre Fersen nun so weit ab, bis Sie eine deutliche Streckung in den Waden spüren.

Ausführung: Heben Sie Ihre Fersen langsam an, bis Sie auf den Zehenspitzen stehen. Die Aufwärtsbewegung sollte 10 Sekunden dauern. Verlagern Sie das Gewicht in der obersten Position auf die großen Zehen und spannen Sie die Wadenmuskeln für einen Augenblick intensiv an. Senken Sie anschließend Ihre Fersen in einer gleichmäßigen Bewegung wieder ab. Die Abwärtsbewegung sollte 5 Sekunden dauern. Dehnen Sie die Wadenmuskeln in der untersten Position und spreizen Sie Ihre Zehen. Auf diese Weise können Sie Ihre Fersen noch tiefer absenken. Wiederholen Sie die Bewegung und führen Sie so viele Wiederholungen durch wie möglich.

Trainingstips: Sorgen Sie dafür, daß sich Ihr Partner weit nach hinten auf Ihre Hüften setzt. So verlagert er sein ganzes Körpergewicht direkt über Ihre Wadenmuskeln. Er sollte sich nicht vorbeugen, sondern den Oberkörper vielmehr aufrecht halten.

Übungen für die Schultern

Seitheben

Beanspruchte Muskeln: Seitheben ist die beste Masse-Übung für die seitlichen Deltoiden. Sie können Seitheben sowohl im Sitzen als auch stehend ausführen.

Startposition: Halten Sie in beiden Händen eine Kurzhantel und stehen Sie aufrecht. Drücken Sie die Ellbogen durch und halten Sie die Handgelenke starr. Verändern Sie diese Position während der gesamten Bewegung nicht. Die Bewegung soll nur im Schultergelenk erfolgen.

Ausführung: Heben Sie die Arme gleichzeitig, rechts und links, in eine Position knapp oberhalb der Horizontalen. Die Aufwärtsbewegung sollte 10 Sekunden dauern. Achten Sie darauf, daß die Handflächen nach unten zeigen und Ihre Arme gestreckt sind. Halten Sie die Kontraktion in den Schultermuskeln für einen Moment, bevor Sie die Gewichte langsam wieder absenken. Die Abwärtsphase sollte 5 Sekunden dauern. Wiederholen Sie die Übung wie beschrieben und führen Sie so viele Wiederholungen durch wie möglich.

Trainingstips: Widerstehen Sie der Versuchung, sich leicht nach vorn zu beugen, die Hanteln vor dem Körper zusammenzubringen und anschließend mit Schwung nach oben zu bringen. Das mindert die Effektivität der Übung beträchtlich.

Nackendrücken

Beanspruchte Muskeln: Diese Übung trainiert Ihre Schultern und die Trizepse.

Startposition: Greifen Sie eine Langhantel etwas weiter als schulterbreit und plazieren Sie sie hinter Ihrem Kopf auf den hinteren Schultermuskeln.

Ausführung: Drücken Sie die Hantel langsam über Kopf. Die Drückbewegung sollte 10 Sekunden dauern. Strecken Sie die Arme nicht ganz durch. Senken Sie die Hantel anschließend in 5 Sekunden wieder ab. Wiederholen Sie die Bewegung wie beschrieben und versuchen Sie, so viele Wiederholungen wie möglich auszuführen.

Trainingstips: Konzentrieren Sie sich auf einen fließenden Übergang von der Abwärts- zur Aufwärtsbewegung.

Rudern, stehend

Beanspruchte Muskeln: Rudern stehend beansprucht die Schultern und den Trapezmuskel.

Startposition: Halten Sie eine Langhantel im Obergriff; die Hände etwa 15 Zentimeter auseinander. Stehen Sie aufrecht und strecken Sie die Arme durch.

Ausführung: Ziehen Sie die Hantel in einer langsamen, fließenden Bewegung nahe am Körper herauf, bis die Hantelstange fast

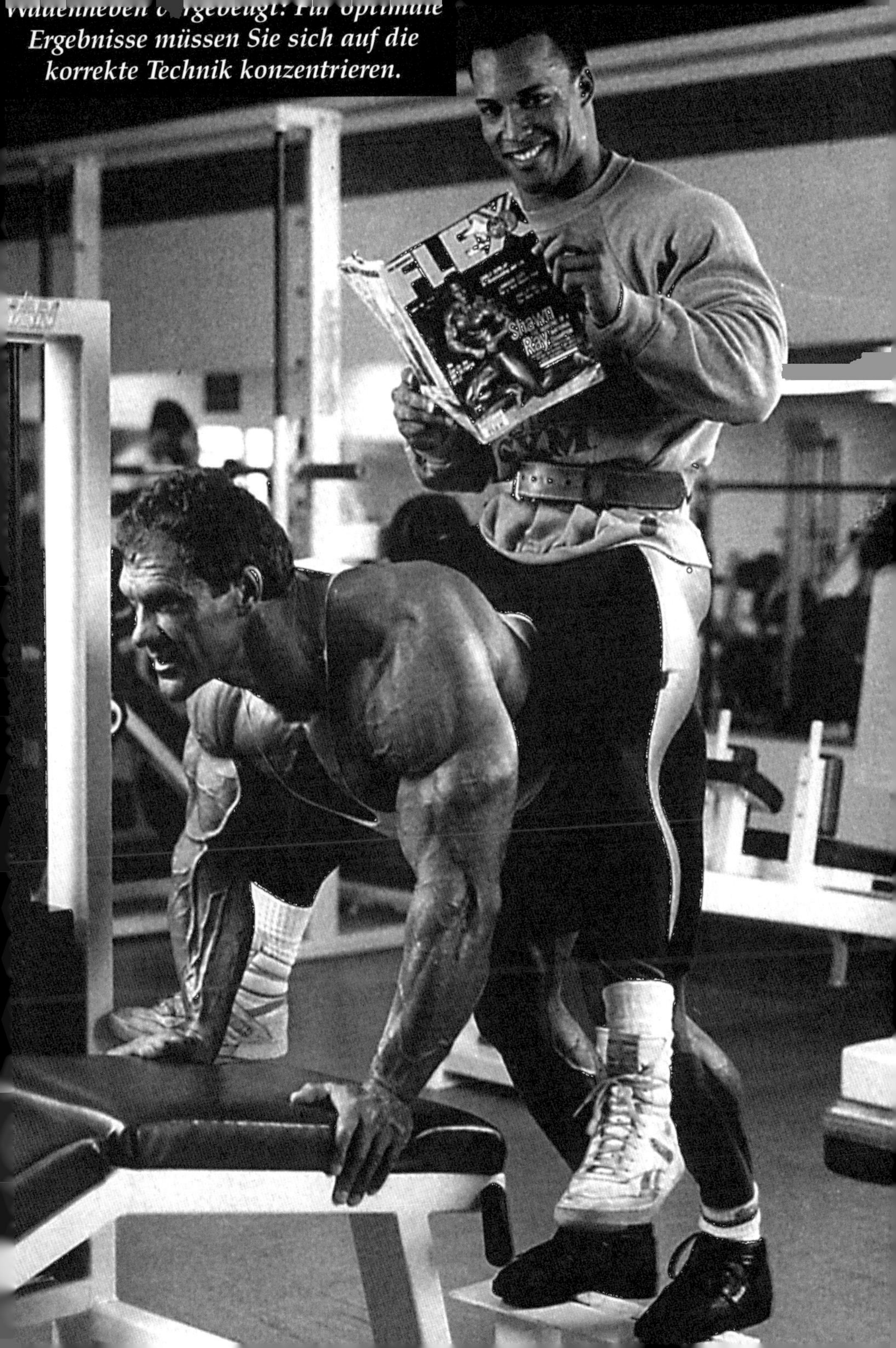

Wadenheben vorgebeugt! Für optimale Ergebnisse müssen Sie sich auf die korrekte Technik konzentrieren.

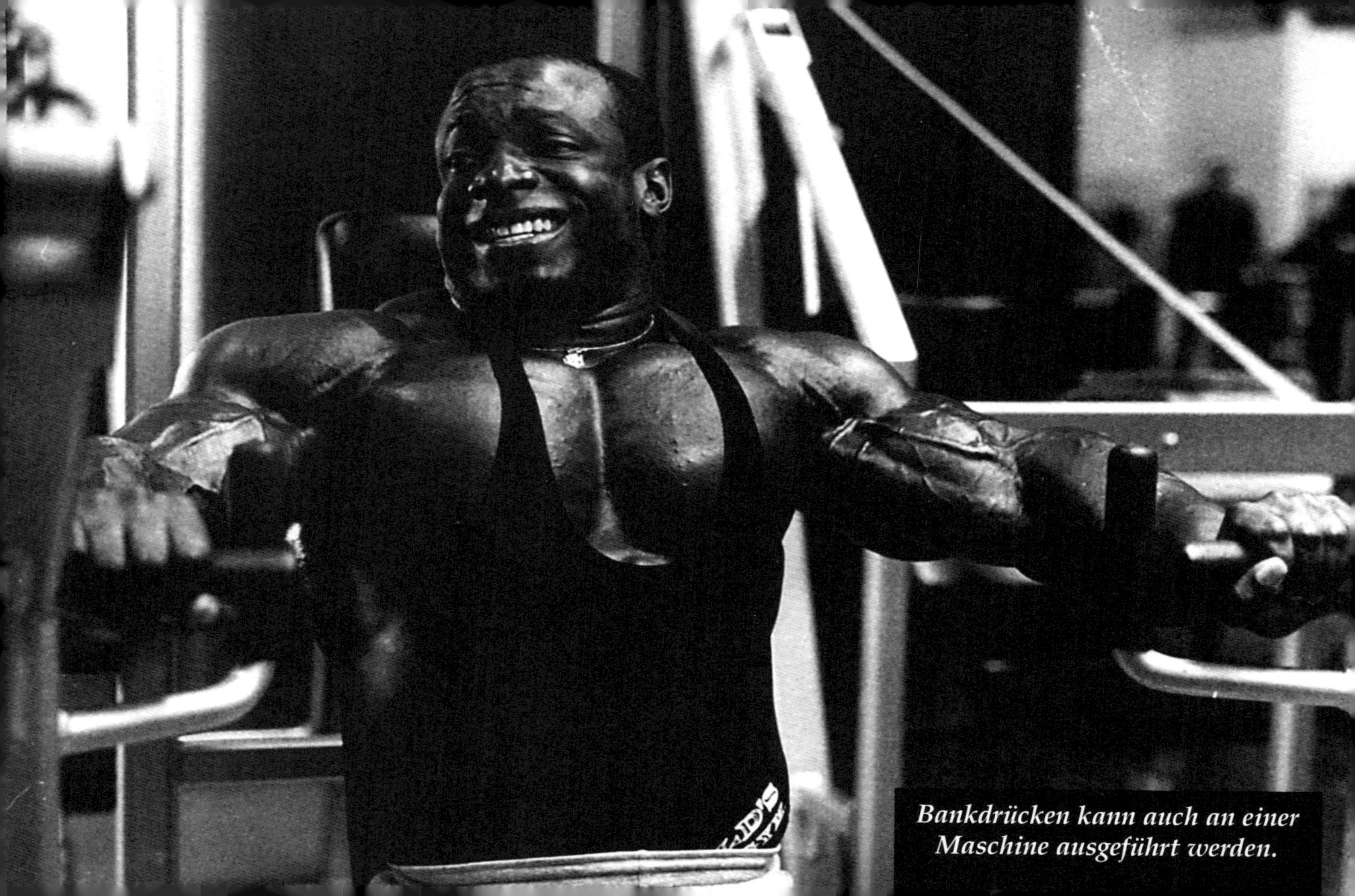

Bankdrücken kann auch an einer Maschine ausgeführt werden.

den Hals berührt. Die Aufwärtsbewegung sollte 10 Sekunden dauern. Achten Sie darauf, daß die Ellbogen immer höher gehalten werden, als die Handgelenke. Senken Sie das Gewicht anschließend in 5 Sekunden wieder ab. Wiederholen Sie die Übung und führen Sie so viele Wiederholungen durch wie möglich.

Trainingstips: Stehen Sie aufrecht. Auf diese Weise belasten Sie die Schultern und den oberen Rücken effektiver. Beugen Sie sich nicht vor und lehnen Sie sich nicht zurück.

Übungen für die Rückenmuskulatur

Rudern, vorgebeugt

Beanspruchte Muskeln: Rudern vorgebeugt trainiert hauptsächlich den Latissimus Dorsi und die Bizepse.

Startposition: Diese Übung kann mit einer Vielzahl verschiedener Griffpositionen ausgeführt werden. Ich empfehle Ihnen, überwiegend mit einem engen Untergriff zu trainieren. Beugen Sie sich vor und greifen Sie die Hantel im Untergriff; die Hände etwa 30 Zentimeter auseinander. Ihr Oberkörper bleibt während der Bewegung parallel zum Boden.

Ausführung: Ziehen Sie die Hantel nah an den Beinen entlang bis zur Hüfte herauf. Die Aufwärtsbewegung dauert 10 Sekunden. Senken Sie das Gewicht dann in einer fließenden Bewegung wieder ab. Die Abwärtsbewegung dauert 5 Sekunden. Wiederholen Sie, wie beschrieben und führen Sie so viele Wiederholungen aus wie möglich.

Trainingstips: Halten Sie die Knie während der Bewegung leicht angewinkelt, um den unteren Rücken weniger zu belasten.

Kurzhantel-Überzüge mit gestreckten Armen

Beanspruchte Muskeln: Überzüge mit gestreckten Armen trainieren den Latissimus Dorsi und eignen sich hervorragend zur Dehnung und Erweiterung des Brustkorbes.

Startposition: Legen Sie sich quer über eine Bank, so daß Sie mit den Schultern aufliegen. Kopf und Unterkörper sind entspannt und liegen nicht auf. Halten Sie eine Kurzhantel mit beiden Händen über Ihrer Brust. Die Arme sind gestreckt.

Ausführung: Atmen Sie tief ein und senken Sie die Hantel langsam hinter Ihrem Kopf ab. Die Abwärtsbewegung sollte 5 Sekunden dauern. Strecken Sie sich und bringen Sie die Hantel in 10 Sekunden wieder in die Ausgangsposition. Wiederholen Sie die Bewegung und führen Sie so viele Wiederholungen aus wie möglich.

Trainingstips: Konzentrieren Sie sich bei dieser Übung hauptsächlich auf die Dehnung in der tiefsten Position. Mit gestreckten Armen ist die Dehnung am intensivsten. Ein zu schweres Gewicht führt zwangsläufig dazu, daß Sie Ihre Arme anwinkeln müssen. Reduzieren Sie das Gewicht, und führen Sie die Übung mit gestreckten Armen aus. Mit dieser Technik werden Sie die Übung noch intensiver im Brustkasten spüren.

Langhantel-Überzüge mit angewinkelten Armen

Beanspruchte Muskeln: Für Überzüge mit angewinkelten Armen können Sie bedeutend mehr Gewicht verwenden als mit gestreckten Armen. Dadurch ist die Beanspruchung des Latissimus Dorsi höher als die des Brustkastens.

Startposition: Legen Sie sich rücklings auf eine Bank; der Kopf ragt über das Ende hinaus. Verankern Sie Ihre Füße unter der Bank und lassen Sie sich von einem Trainingspartner eine schwere Langhantel anreichen. Umfassen Sie die Stange im Obergriff; die Hände etwa 30 Zentimeter auseinander. In der Ausgangsposition ruht die Hantel auf Ihrer Brust.

Ausführung: Bewegen Sie die Hantel nach hinten über Ihr Gesicht und senken Sie sie langsam bis auf den Boden ab. Die Abwärtsbewegung sollte 5 Sekunden dauern. Strecken Sie Ihre Arme nicht, sie bleiben stets angewinkelt. Verharren Sie einen Moment

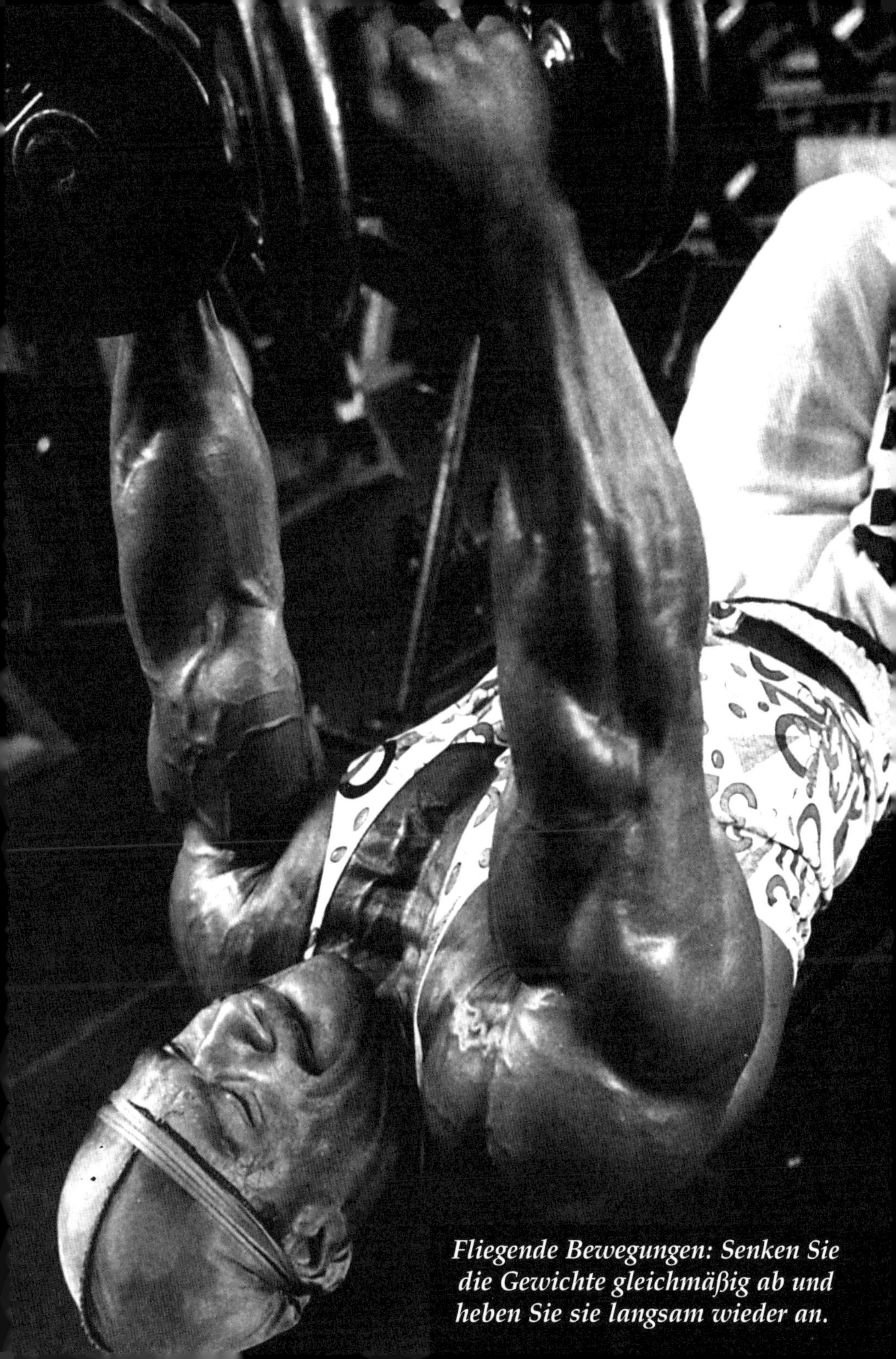

Fliegende Bewegungen: Senken Sie die Gewichte gleichmäßig ab und heben Sie sie langsam wieder an.

in der tiefsten Position. Ziehen Sie anschließend das Gewicht langsam über Ihr Gesicht bis auf die Brust zurück. Die Aufwärtsbewegung dauert 10 Sekunden. Wiederholen Sie die Übung wie beschrieben und versuchen Sie so viele Wiederholungen wie möglich auszuführen.

Trainingstips: Es ist schwer, diese Übung mit super-langsamen Wiederholungen auszuführen. Wenn Sie Zugang zu einer Nautilus-Überzugmaschine haben, sollten Sie diese benutzen. Mit super-langsamen Wiederholungen werden Sie viel bessere Resultate erzielen.

Latziehen

Beanspruchte Muskeln: Latziehen kann in vielen Variationen ausgeführt werden. Mit einem Parallelgriff belasten Sie den Latissimus Dorsi am intensivsten. Wenn Sie keinen Parallelgriff zur Verfügung haben, können Sie auch eine gerade Stange benutzen und diese im Untergriff fassen.

Startposition: Setzen Sie sich auf den Sitz der Latzug-Maschine und verankern Sie Ihre Oberschenkel unter den dafür vorgesehenen Polstern. Greifen Sie die Stange mit Untergriff und nehmen Sie eine stabile Ausgangsposition ein.

Ausführung: Ziehen Sie die Stange langsam in 10 Sekunden bis zur Brust herab. Spannen Sie Ihre Latissimus für einen kurzen Augenblick hart an und gehen Sie anschließend in 5 Sekunden langsam wieder in die Ausgangsposition zurück. Wiederholen Sie die Übung und versuchen Sie so viele Wiederholungen durchzuführen wie möglich.

Trainingstips: Zur Abwechslung können Sie die Stange auch hinter dem Kopf zum Nacken ziehen. Diese Variante kann sowohl im Unter- als auch im Obergriff, mit sehr weitem oder nur schulterbreitem Griff ausgeführt werden. Desweiteren können verschiedene Griffe (V-Griff, Parallel-Griff) verwendet werden.

Schulterheben

Beanspruchte Muskeln: Diese Übung beansprucht direkt die Trapezmuskeln des oberen Rückens.

Startposition: Greifen Sie eine Langhantel im Obergriff; die Hände etwas weiter als schulterbreit auseinander. Stehen Sie aufrecht und lassen Sie die Hantel an den gestreckten Armen herabhängen, so daß sie auf Ihren Oberschenkeln ruht. Senken Sie Ihre Schultern soweit nach vorn und unten herab, daß eine bequeme Übungsausführung ermöglicht wird.

Ausführung: Ziehen Sie Ihre Schultern langsam so weit wie möglich nach oben und hinten zurück. Die Aufwärtsbewegung sollte 10 Sekunden dauern. Pausieren Sie einen Moment in der höchsten Position und senken Sie das Gewicht anschließend in 5 Sekunden wieder ab. Wiederholen Sie die Übung wie beschrieben und führen Sie so viele Wiederholungen durch wie möglich.

Trainingstips: Halten Sie Ihre Arme beim Schulterheben immer gestreckt. Ein Anwinkeln der Arme bringt die Bizepse mit ins Spiel. Wenn der Griff Ihrer Hände sich schon lockert, bevor die Trapezmuskeln erschöpft sind, sollten Sie Handschuhe oder Zugriemen verwenden.

Kreuzheben mit gestreckten Beinen

Beanspruchte Muskeln: Kreuzheben beansprucht den unteren Rücken, die Gesäßmuskeln und die hinteren Oberschenkel.

Startposition: Obwohl diese Übung eigentlich Kreuzheben »mit gestreckten Beinen« heißt, wird sie mit leicht gebeugten Beinen ausgeführt. Auf diese Weise verringern Sie die Belastung der Wirbelsäule. Stellen Sie sich auf eine kleine Unterlage (einen Wadenblock oder ähnliches), um den Bewegungsspielraum zu erweitern. Umfassen Sie die Stange mit einem Wechselgriff (eine Hand im Obergriff, die andere im Untergriff). Die Füße befinden sich unter der Hantelstange. Winkeln Sie die Knie leicht an und heben Sie

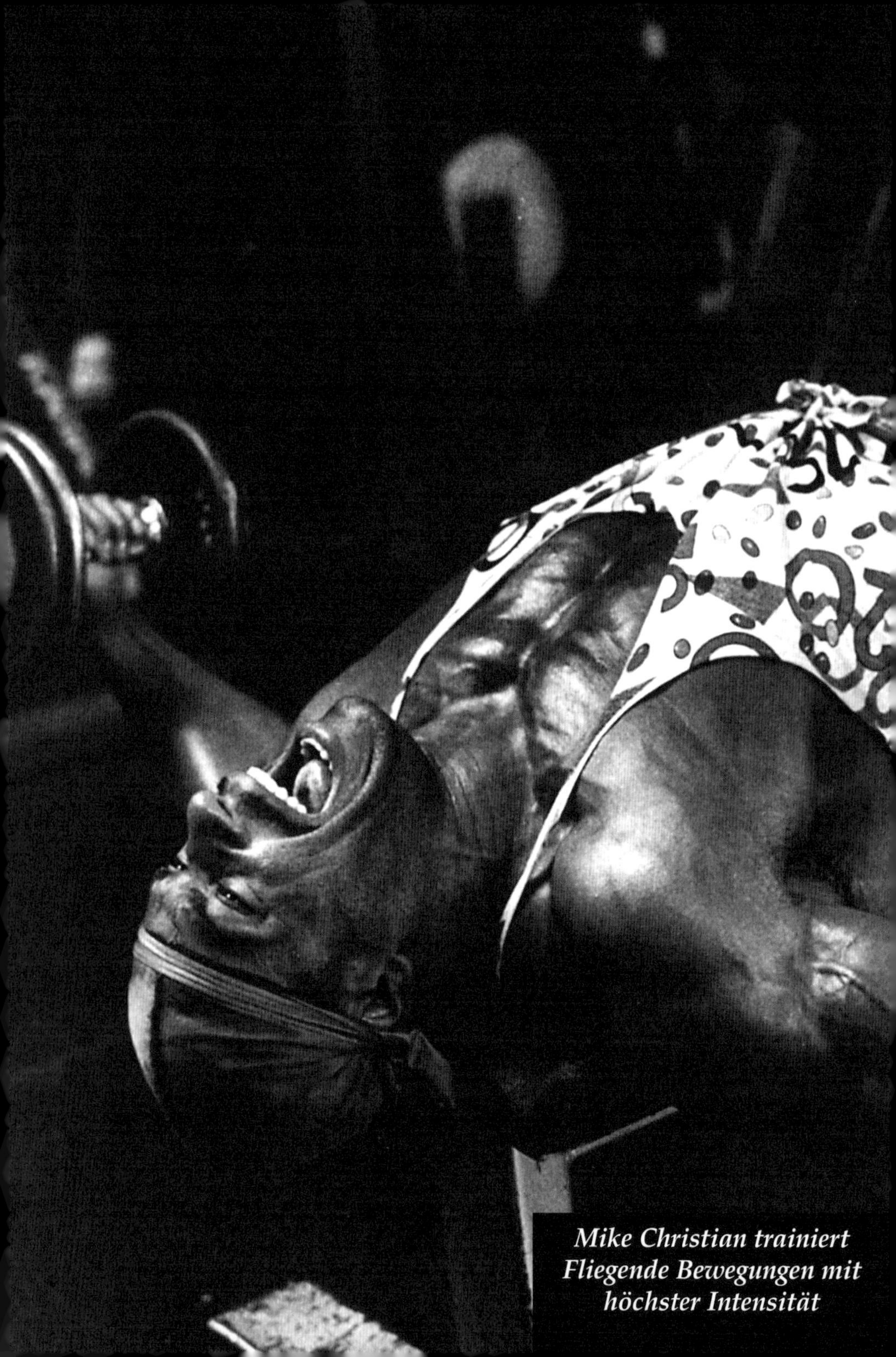

Mike Christian trainiert Fliegende Bewegungen mit höchster Intensität

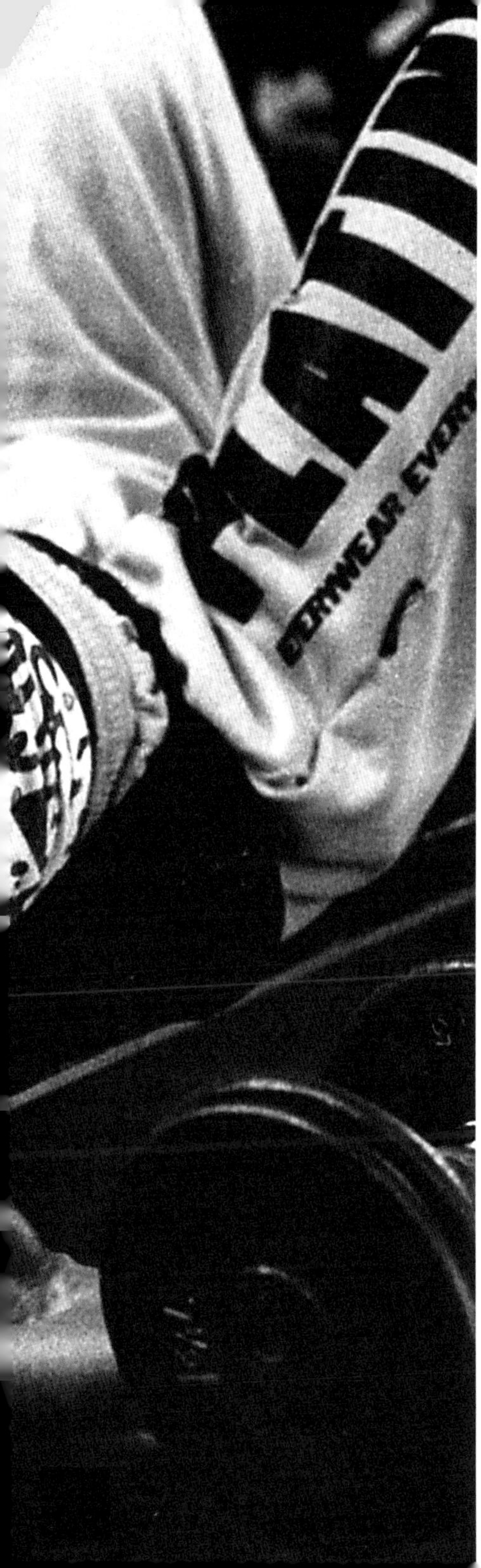

die Hantel mit einer gleichmäßigen Bewegung an, bis Sie aufrecht stehen.

Ausführung: Senken Sie die Hantel gleichmäßig in 5 Sekunden ab. Führen Sie das Gewicht so nah wie möglich an den Beinen entlang und halten Sie die Knie während der ganzen Bewegung leicht angewinkelt. Dehnen Sie die Rückenmuskulatur in der tiefsten Position ein wenig und heben Sie anschließend das Gewicht langsam wieder an, bis Sie fast aufrecht stehen. Die Aufwärtsbewegung sollte 10 Sekunden dauern. Wiederholen Sie die Übung für so viele Wiederholungen wie möglich.

Trainingstips: Führen Sie Kreuzheben immer mit Vorsicht aus; besonders wenn Sie bereits Probleme mit dem unteren Rükken haben.

Übungen für die Brustmuskeln
Fliegende Bewegungen

Beanspruchte Muskeln: Diese Übung isoliert den Pectoralis Major, den größten Muskel Ihrer Brust.

Startposition: Greifen Sie zwei Kurzhanteln und legen Sie sich rücklings auf eine Bank. Drücken Sie die Hanteln hoch über Ihre Brust, die Handflächen zeigen zueinander. Winkeln Sie Ihre Arme leicht an und fixieren Sie diese Armhaltung während der Bewegung.

Ausführung: Senken Sie die Hanteln in einem halbkreisförmigen Bogen langsam und gleichmäßig zu beiden Seiten ab, bis Sie eine gute Dehnung in der Brust spüren. Die Abwärtsbewegung sollte 5 Sekunden dauern. Bringen Sie die Hanteln anschließend in die Ausgangsposition zurück. Die Aufwärtsbewegung sollte 10 Sekunden dauern. Wiederholen Sie wie beschrieben und versuchen Sie so viele Wiederholungen wie möglich.

Trainingstips: In der tiefsten Position bilden die Hände, Ellbogen und Schultern eine Linie. Das verlagert den größten Teil der Belastung direkt auf die Brustmuskeln.

Bankdrücken

Beanspruchte Muskeln: Bankdrücken ist die Lieblingsübung aller Bodybuilder. Diese Übung trainiert die Brustmuskeln, Schultern und Trizepse.

Startposition: Beladen Sie die in der Ablage einer Bankdrück-Bank ruhende Langhantel. Legen Sie sich rücklings auf die Bank und greifen Sie die Hantel mit schulterbreitem Obergriff. Heben Sie das Gewicht aus der Ablage und strecken Sie die Arme durch, so daß sich die Hantel in einer Position über den Schultern befindet. Atmen Sie tief ein.

Ausführung: Senken Sie die Hantel in 5 Sekunden langsam auf die Brust ab. Drücken Sie das Gewicht anschließend wieder nach oben, ohne es von der Brust »abfedern« zu lassen. Strecken Sie die Arme dabei in der Endposition nicht ganz durch. Die Drückbewegung sollte 10 Sekunden dauern. Wiederholen Sie die Bewegung und führen Sie so viele Wiederholungen durch wie möglich.

Trainingstips: Viele Bodybuilder experimentieren beim Bankdrükken mit einem breiten Griff. Das ergibt aber keinen Sinn. Wenn Sie weiter als schulterbreit greifen, verkürzt das den Bewegungsspielraum. Anstatt Ihre Brustmuskeln nun intensiver zu fordern, belasten Sie sie weniger. Um mit Bankdrücken optimale Resultate zu erzielen, sollten Sie immer mit schulterbreitem Griff trainieren.

Schrägbankdrücken zum Hals

Beanspruchte Muskeln: Schrägbankdrücken ist eigentlich die effektivere Übung für die Entwicklung der Brustmuskulatur. Indem Sie die Hantel zum Hals herunterbringen, erhöht sich der Bewegungsspielraum der beteiligten Muskeln. Zudem werden wegen des veränderten Winkels von der Brust zum Oberarm mehr Muskelfasern des Pectoralis Major beansprucht.

Startposition: Für diese Übung benötigen Sie eine Schrägbank mit Hantelablage. Verankern Sie Ihre Füße unter dem vorderen Ende der Bank. Greifen Sie die Hantel mit schulterbreitem Griff und bringen Sie sie über Ihre Brust.

Ausführung: Senken Sie die Hantel in 5 Sekunden gleichmäßig ab; stellen Sie Ihre Ellbogen dabei weit nach außen und bringen Sie die Stange zum Hals herunter. Drücken Sie anschließend das Gewicht in 10 Sekunden wieder zurück in die Ausgangsposition. Strecken Sie Ihre Arme aber nicht ganz durch. Wiederholen Sie wie beschrieben für so viele Wiederholungen wie möglich.

Trainingstips: Verwenden Sie leichte Gewichte, bis Sie den korrekten Bewegungsablauf beherrschen. Nach zwei bis drei Trainingseinheiten sollten Sie ein Gefühl für diese Übung entwickelt haben. Steigern Sie dann das Gewicht entsprechend.

Übungen für die Bizepsmuskulatur

Langhantelcurls

Beanspruchte Muskeln: Diese Übung beansprucht hauptsächlich

die vordere Oberarmmuskulatur. Durch die super-langsame Ausführung wird diese Übung zu einer besonders effektiven Bizeps-Übung.

Startposition: Stehen Sie aufrecht und halten Sie eine Langhantel mit beiden Händen im schulterweiten Untergriff. Pressen Sie Ihre Ellbogen seitlich fest gegen die Hüften und verändern Sie diese Position während der Bewegung nicht. Lassen Sie Ihre Schultern leicht nach vorne herabhängen.

Ausführung: Schauen Sie herunter auf Ihre Hände und bringen Sie das Gewicht in einer Curl-Bewegung langsam in 10 Sekunden bis auf Schulterhöhe. Pausieren Sie einen Moment in der obersten Position. Ihre Ellbogen bleiben gegen die Hüften gepreßt; die Hände befinden sich immer vor den Ellbogen. Senken Sie die Hantel nun in 5 Sekunden wieder ab. Noch einmal: Die Ellbogen bleiben am Oberkörper angelegt. Wiederholen Sie die Bewegung für so viele Wiederholungen wie möglich.

Trainingstips: Vermeiden Sie jegliches Schwungholen mit dem Oberkörper; obwohl es die Ausführung der Übung erleichtert, wird die Belastung der Bizepse so verringert. Lehnen Sie sich weder extrem vor noch zurück. Bewegen Sie auch den Kopf so wenig wie möglich. Konzentrieren Sie sich auf die Atmung und führen Sie die Wiederholungen langsam, gleichmäßig und korrekt aus.

Kurzhantelcurls

Beanspruchte Muskeln: Kurzhantelcurls trainieren die Ellbogen-Flexoren und ermöglichen, die Bewegung mit einer Supination der Hände auszuführen. Die Supination (wenn Sie die Bewegung mit nach innen zeigenden Handflächen beginnen und anschließend die Handgelenke einwärts drehen, nennt man das Supination) ist eine oft vernachlässigte Funktion der Bizepsmuskeln.

Startposition: Halten Sie in jeder Hand eine Kurzhantel und stehen Sie aufrecht. Die Arme hängen seitlich herab, die Hand-

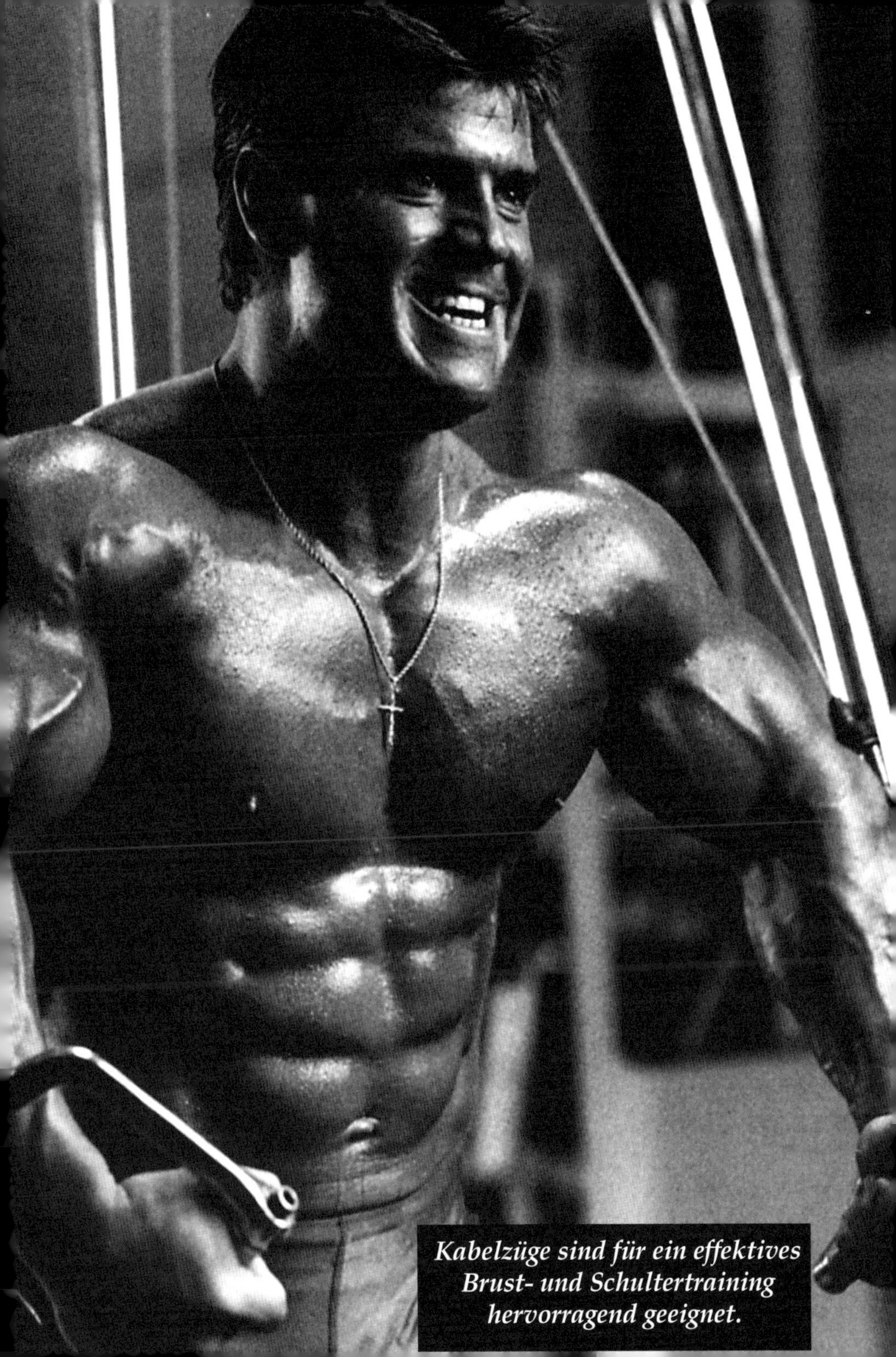

Kabelzüge sind für ein effektives Brust- und Schultertraining hervorragend geeignet.

flächen befinden sich parallel zueinander und die Daumen zeigen nach vorn. Pressen Sie Ihre Ellbogen seitlich fest gegen die Hüften und verändern Sie diese Position während der gesamten Bewegung nicht. Lassen Sie Ihre Schultern leicht nach vorn herabhängen.

Ausführung: Curlen Sie beide Kurzhanteln langsam in 10 Sekunden bis auf Schulterhöhe. Supinieren Sie gleichzeitig die Hände, indem Sie während des Curls die Handgelenke einwärts drehen. Pausieren Sie einem Moment in der obersten Position, aber verändern Sie die Position Ihrer Ellbogen nicht. Wie beim Langhantelcurl befinden sich die Hände stets vor den Ellbogen. Senken Sie die Kurzhanteln anschließend über 5 Sekunden wieder in die Ausgangsposition zurück. Wiederholen Sie wie beschrieben und führen Sie so viele Wiederholungen aus wie möglich.

Trainingstips: Als Variationsmöglichkeit können Sie diese Übung auch alternierend ausführen, wobei die eine Kurzhantel angehoben wird, während Sie die andere herablassen. Sie können Kurzhantelcurls sitzend oder auf einer Schrägbank ausführen. Unabhängig davon müssen Sie aber immer darauf achten, die Ellbogen nicht zu bewegen.

Langhantelcurls, revers

Beanspruchte Muskeln: Diese Übung trainiert Ihre Bizepse, die Brachiali und die Unterarmmuskeln.

Startposition: Greifen Sie eine Langhantel oder eine SZ-Hantel mit schulterweitem Obergriff. Stehen Sie aufrecht und lassen Sie die Arme seitlich am Körper herabhängen. Pressen Sie Ihre Ellbogen fest gegen die Hüften und verändern Sie diese Position während der Bewegung nicht.

Ausführung: Curlen Sie die Hantel in 10 Sekunden langsam aufwärts. Pausieren Sie für einen Augenblick in der obersten Position, aber bringen Sie Ihre Ellbogen dabei nicht nach vorn. Die

Hände befinden sich immer vor den Ellbogen. Bringen Sie das Gewicht in einer gleichmäßigen Bewegung wieder in die Ausgangsposition zurück. Wiederholen Sie die 10-Sekunden-Aufwärts- und 5-Sekunden-Abwärtsbewegung.

Trainingstips: Trainieren Sie reverse Langhantelcurls immer im Anschluß an das Bizepstraining, nicht vorher. Das gibt Ihren Armen den »letzten Schliff«.

Klimmzüge mit Untergriff

Beanspruchte Muskeln: Korrekt ausgeführte Klimmzüge sind eine der effektivsten Übungen für Ihre Bizepse und den Latissimus Dorsi.

Startposition: Greifen Sie eine Klimmzugstange mit schulterweitem Untergriff und lassen Sie sich an gestreckten Armen herab hängen.

Ausführung: Ziehen Sie den Körper langsam in 10 Sekunden soweit hoch, bis Ihr Kinn sich über der Stange befindet. In der obersten Position berührt Ihre Brust die Stange. Lassen Sie sich anschließend in 5 Sekunden bis zur vollen Streckung der Arme herab. Führen Sie so viele Wiederholungen durch wie möglich.

Trainingstips: Die meisten Bodybuilder führen Klimmzüge mit zuviel Schwung aus. In super-langsamer Ausführung trennt sich dann aber die Spreu vom Weizen: Ihnen gelingen deutlich weniger Wiederholungen als zuvor. Doch fünf super-langsame Wiederholungen sind viel effektiver als 15 mit »normaler« Geschwindigkeit. Für optimale Resultate sollten Sie sich auf Ihre Atmung konzentrieren – ganz besonders bei den letzten Wiederholungen, in denen die Intensität am höchsten ist.

Klimmzüge, negativ

Beanspruchte Muskeln: Negative Klimmzüge belasten Ihre Bizepse und den Latissimus Dorsi. Diese Übung wird allerdings nicht

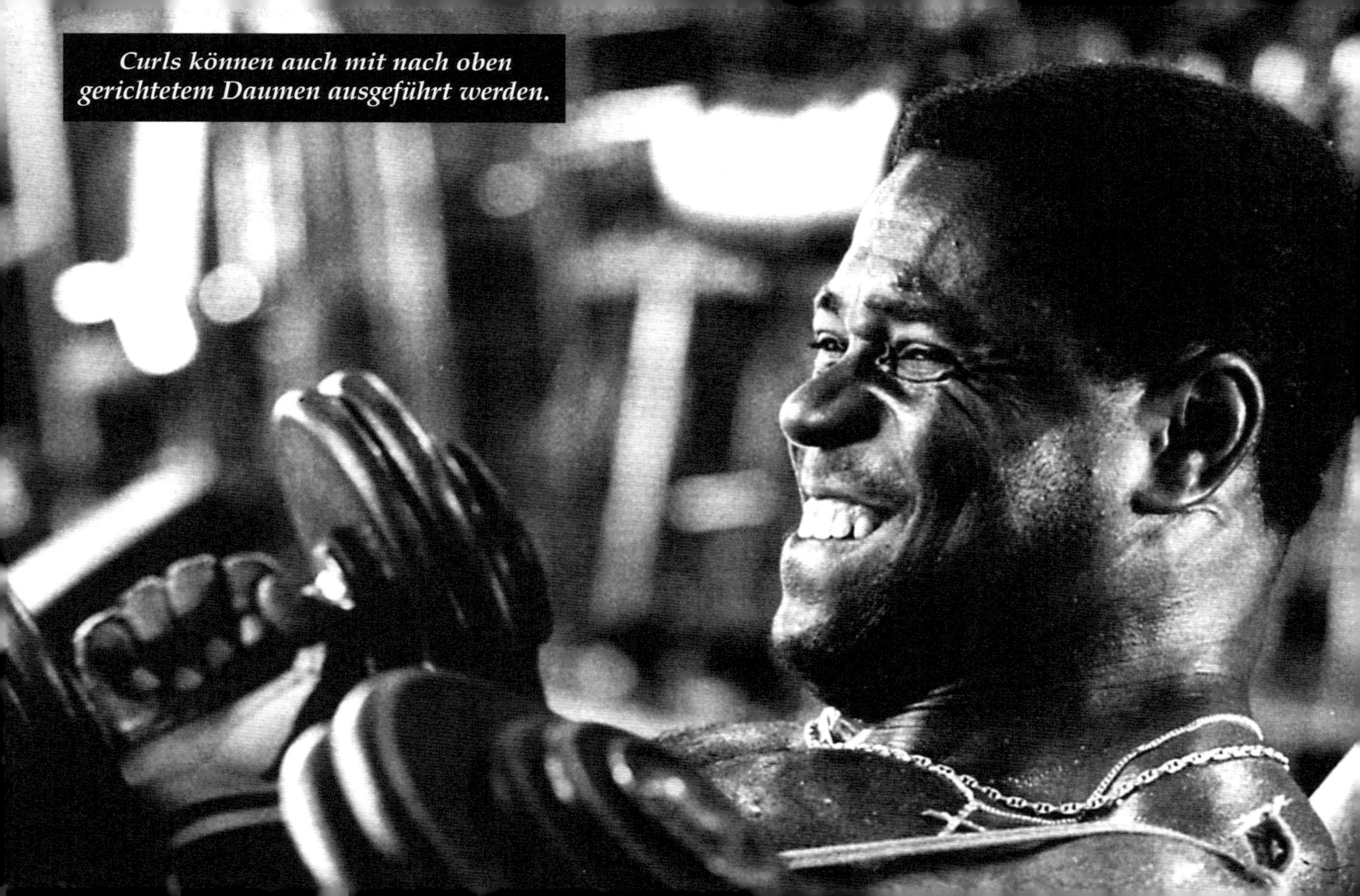

Curls können auch mit nach oben gerichtetem Daumen ausgeführt werden.

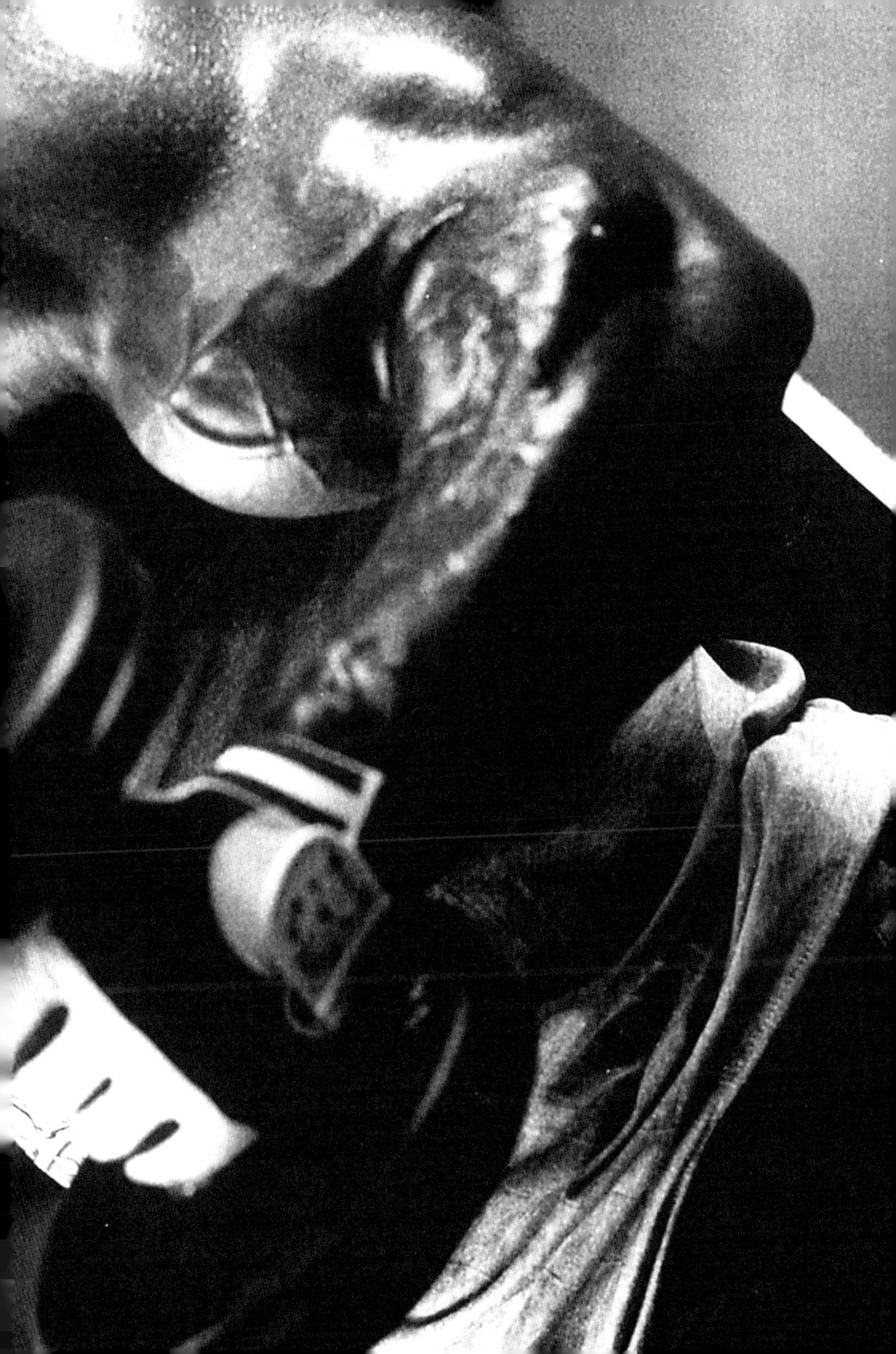

»super-langsam« trainiert. Stattdessen unterstützen Sie die Aufwärtsbewegung mit Ihren Beinen und führen die Abwärtsbewegung mit dem Oberkörper aus.

Startposition: Steigen Sie auf einen Stuhl oder eine Bank und nehmen Sie die obere Klimmzugposition ein (Kinn über der Stange). Benutzen Sie einen schulterweiten Untergriff.

Ausführung: Steigen Sie vom Stuhl und lassen Sie sich in 10 Sekunden langsam herabsinken, bis Ihre Arme vollständig gestreckt sind. Begeben Sie sich unmittelbar danach wieder in die Ausgangsposition mit dem Kinn über der Stange und wiederholen Sie die Bewegung so oft wie möglich.

Trainingstips: Sie werden Ihre Kraft in negativen Klimmzügen schnell steigern können. Schon bald sind Sie in der Lage, diese Übung mit Zusatzgewicht auszuführen. Beachten Sie dazu die folgenden Richtlinien: Während der ersten Negativwiederholungen sollten Sie Ihren Körper in 10 Sekunden herablassen. Mit dem richtigen Gewicht sollten Sie nach 5 oder 6 Trainingseinheiten in der Lage sein, die Abwärtsbewegung gleichmäßig und kontrolliert durchzuführen. Wenn Sie die Abwärtsbewegung nicht mehr kontrollieren können, beenden Sie die Übung. Erhöhen Sie das Zusatzgewicht, wenn Sie 10 oder mehr Wiederholungen mit guter Technik schaffen.

Übungen für die Trizepsmuskulatur

Kurzhantel-Trizepsdrücken

Beanspruchte Muskeln: Dies ist eine der besten Isolationsübungen für den Trizeps.

Startposition: Halten Sie eine Kurzhantel mit beiden Händen über dem Kopf. Die Arme sind voll durchgestreckt.

Ausführung: Beugen Sie die Unterarme und lassen Sie die Kurzhantel langsam hinter dem Kopf herab. Bewegen Sie die Ellbogen dabei nicht; nur Unterarme und Hände bewegen sich. Die

Abwärtsbewegung sollte 5 Sekunden dauern. Drücken Sie die Hantel anschließend in 10 Sekunden in die Ausgangsposition zurück. Wiederholen Sie die Übung wie beschrieben und versuchen Sie, so viele Wiederholungen wie möglich mit korrekter Technik auszuführen.

Trainingstips: In der tiefsten Position ist der Trizeps über zwei Gelenke gestreckt. Dadurch steigt die Gefahr einer Muskelzerrung. Konzentrieren Sie sich auf einen langsamen, fließenden Übergang von der Abwärts- zur Aufwärtsphase.

Dips

Beanspruchte Muskeln: Mit Dips an parallelen Holmen trainieren Sie Ihre Trizepse, Schultern und die Brustmuskeln.

Startposition: Stützen sie sich mit gestreckten Armen auf die Dip-Holme und nehmen Sie eine sichere Ausgangshaltung ein. Die Beine sind voll gestreckt. Atmen sie tief ein.

Ausführung: Beugen Sie Ihre Arme und senken Sie den Körper langsam ab, bis Sie eine gute Streckung der Trizepse spüren. Die Abwärtsbewegung sollte 5 Sekunden dauern. Drücken Sie sich anschließend langsam in die Ausgangsposition zurück. Die Aufwärtsbewegung dauert 10 Sekunden. Versuchen Sie, so viele Wiederholungen wie möglich durchzuführen.

Trainingstips: Den meisten Bodybuildern unterläuft bei Dips der gleiche Fehler wie bei Klimmzügen: Sie trainieren die Übung einfach mit zuviel Schwung. Führen Sie jede Wiederholung langsam und kontrolliert aus.

Dips, negativ

Beanspruchte Muskeln: Negative Dips belasten Ihre Drück-Muskeln: Trizepse, Schultern und Brustmuskeln.

Startposition: Die meisten Bodybuilder müssen diese Übung mit Zusatzgewicht trainieren, um optimale Ergebnisse zu erzielen.

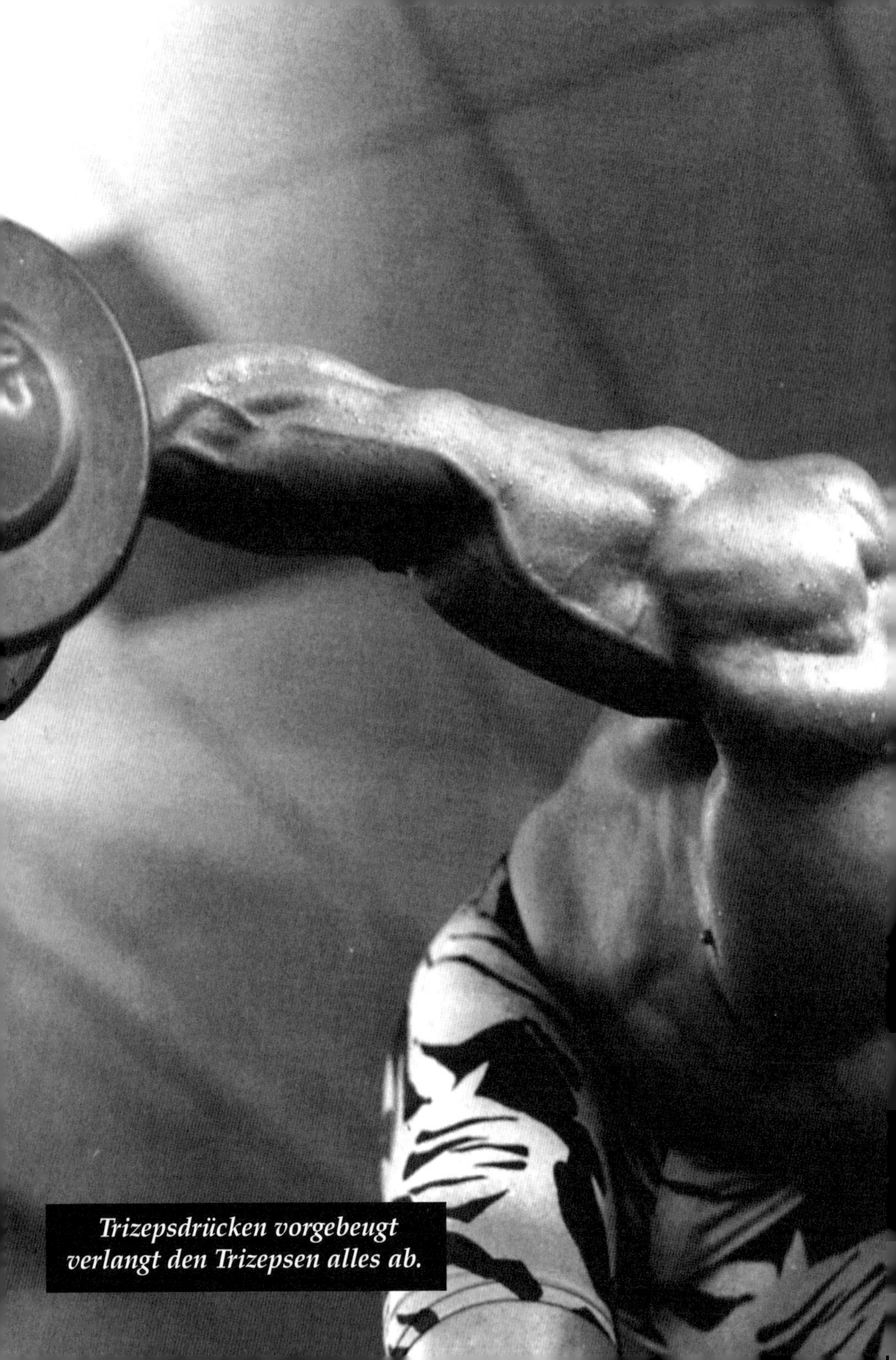

Trizepsdrücken vorgebeugt verlangt den Trizepsen alles ab.

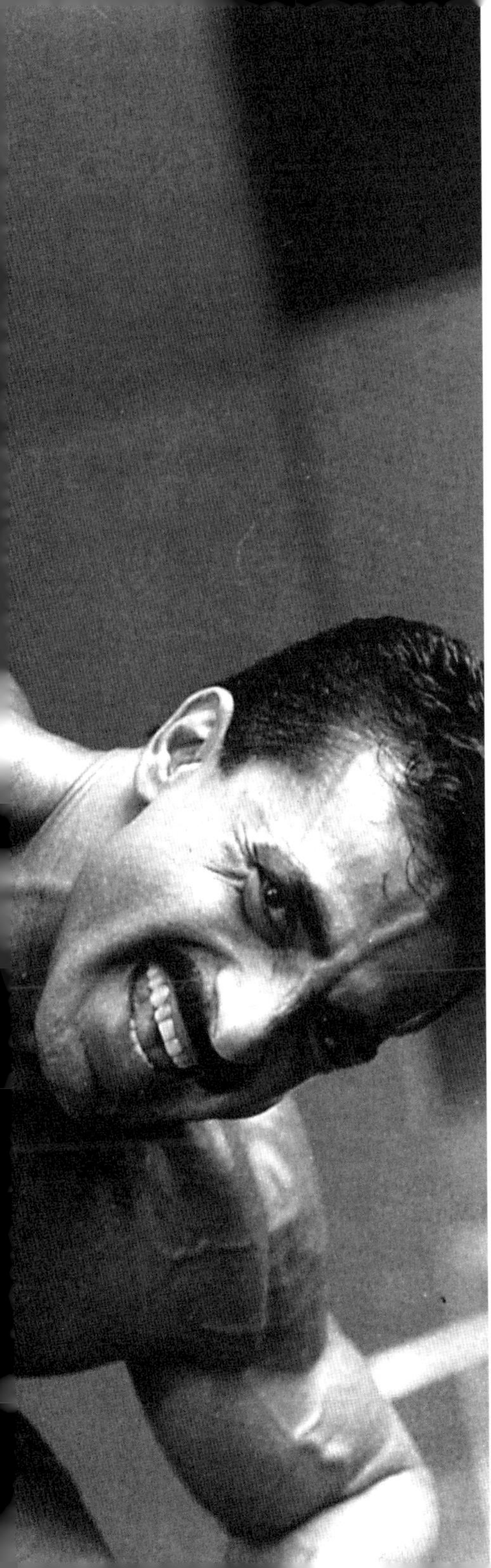

Stellen Sie einen stabilen Stuhl zwischen die Dip-Holme. Steigen Sie auf den Stuhl und bringen Sie sich in die Ausgangsposition, die Arme durchgestreckt. Steigen Sie vom Stuhl und stabilisieren Sie Ihren Körper.

Ausführung: Beugen Sie Ihre Arme und senken Sie den Körper in 10 Sekunden langsam ab, bis Sie eine gute Streckung der Trizepse spüren. Steigen Sie anschließend wieder auf den Stuhl und nehmen Sie die Ausgangsposition mit gestreckten Armen ein. Wiederholen Sie die langsame Abwärtsbewegung so oft wie möglich.

Trainingstips: Pausieren Sie zwischen den Negativwiederholungen so kurz wie möglich. Gehen Sie schnell wieder in die Ausgangsposition zurück. Dazu sollten Sie nicht länger als 3 Sekunden benötigen, besser wären nur 2 Sekunden. Wenn Sie länger pausieren, besteht die Möglichkeit, daß die beanspruchten Muskeln sich teilweise erholen. Das führt zu einer geringeren Trainingsintensität.

Übungen für die Unterarmmuskulatur

Handgelenkcurls

Beanspruchte Muskeln: Diese Übung trainiert die Unteramflexoren.

Startposition: Greifen Sie eine Langhantel im Untergriff. Setzen Sie sich auf eine Bank und legen Sie die Außenseite der Unterarme so auf Ihre Oberschenkel, daß die Handgelenke knapp über die Knie hinausragen. Lehnen Sie sich soweit vor, bis der Winkel zwischen Ober- und Unterarm kleiner als 90 Grad wird. Diese Position erlaubt Ihnen eine bessere Isolation der Unterarmmuskeln.

Ausführung: Kontrahieren Sie die Unterarmmuskeln und curlen Sie das Gewicht in 10 Sekunden langsam körpereinwärts. Verharren Sie einen Augenblick in der kontrahierten Position, bevor Sie das Gewicht gleichmäßig wieder absenken. Wiederholen Sie die Abwärtsbewegung in 5 Sekunden und die Aufwärtsbewegung in 10 Sekunden, so oft Sie können.

Trainingstips: Da diese Übung nur einen sehr kurzen Bewegungsspielraum hat, kann man dabei leicht abfälschen. Widerstehen Sie dieser Versuchung. Führen Sie die Wiederholungen langsam und korrekt aus, und Ihre Unterarmmuskeln werden schnell auf das Training ansprechen.

Handgelenkcurls, revers

Beanspruchte Muskeln: Mit einem reversen Griff verlagern Sie die Belastung bei Unterarmcurls auf die Unterarmextensoren.

Startposition: Nehmen Sie die gleiche Ausgangsposition ein wie beim normalen Handgelenkcurl, doch legen sie die Innenseite der Unterarme auf die Oberschenkel und fassen Sie die Langhantel im Obergriff.

Ausführung: Kontrahieren Sie die Unterarmmuskeln und curlen Sie das Gewicht in 10 Sekunden langsam körpereinwärts. Pausieren Sie einen Moment in der kontrahierten Position, bevor Sie das Gewicht in 5 Sekunden langsam wieder absenken. Bewegen Sie Ihre Schultern nicht und lehnen Sie sich weder vor noch zurück; halten Sie Ihren Oberkörper unbewegt. Führen Sie so viele Wiederholungen aus wie möglich.

Trainingstips: Die meisten Bodybuilder haben sehr schwache Unterarmextensoren. Daher reicht bei dieser Übung schon ein leichtes Gewicht aus, um einen Super-Pump zu erzielen.

Übungen für die Bauchmuskulatur

Bauchpressen

Beanspruchte Muskeln: Bauchpressen ist eine exzellente Übung für die gesamte Bauchmuskulatur.

Startposition: Legen Sie sich rücklings auf den Boden und verschränken Sie die Hände hinter dem Kopf. Pressen Sie Ihr Kinn auf die Brust. Bringen Sie die Fersen nah an das Gesäß. Verankern Sie die Füße nicht unter irgendeinem Gegenstand und lassen Sie sich auch nicht von einem Trainingspartner die Knie festhalten. Wenn Sie Ihre Füße verankern, werden die (unsichtbaren) Hüftflexoren stärker beansprucht als die Bauchmuskeln.

Ausführung: Bringen Sie die Schultern langsam in Richtung Becken. Mit dieser Technik kann nur ein Drittel eines gewöhnlichen Sit-Ups ausgeführt werden. Wenn Sie die Übung aber mit korrekter Technik absolvieren, spüren Sie eine intensive Kontraktion im geraden Bauchmuskel (Rectus abdominis). Verharren Sie einen Augenblick in der kontrahierten Position, bevor Sie die Schultern langsam auf den Boden zurücksinken lassen. Wiederholen Sie die Aufwärtsbewegung in 10 Sekunden und die Abwärtsbewegung in 5 Sekunden für so viele Wiederholungen wie möglich.

Trainingstips: Wenn Sie mehr als 8 Wiederholungen in korrekter Technik schaffen, können Sie Bauchpressen mit Zusatzgewicht trainieren. Halten Sie dazu eine leichte Hantelscheibe hinter dem Kopf oder plazieren Sie sie auf der Brust.

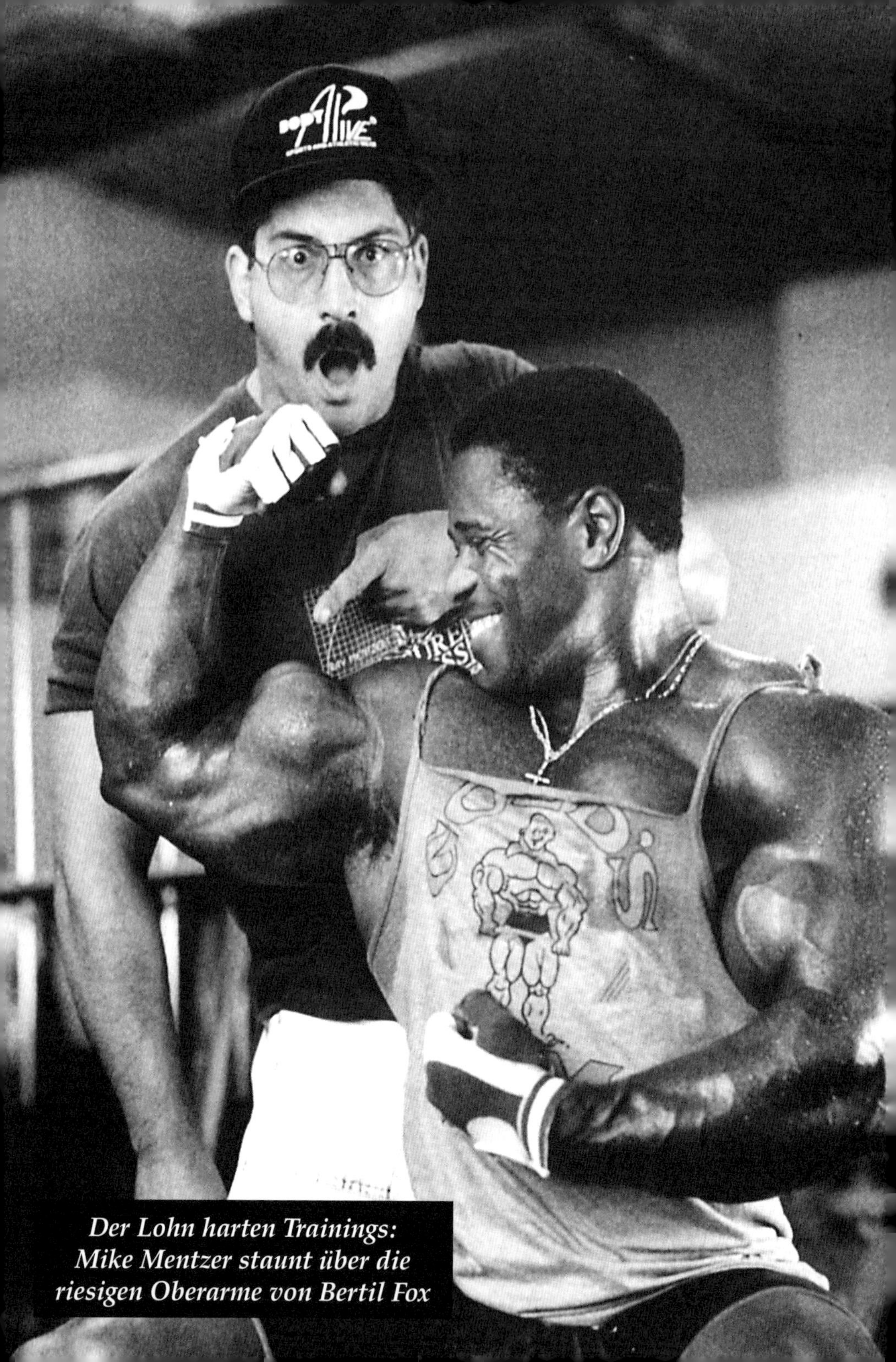

Der Lohn harten Trainings: Mike Mentzer staunt über die riesigen Oberarme von Bertil Fox

Bauchpressen, revers

Beanspruchte Muskeln: Reverses Bauchpressen, bei dem Sie Ihre Hüften zur Brust bringen, beansprucht die unteren Bauchmuskeln intensiver.

Startposition: Legen Sie sich rücklings auf den Boden. Die Arme liegen mit den Handflächen nach unten neben dem Körper; die Beine sind angewinkelt und leicht vom Boden abgehoben.

Ausführung: Bringen Sie Ihre Knie in Richtung der Brust, indem Sie das Gesäß und den unteren Rücken vom Boden abheben. Gleichzeitig müssen Sie Ihre Arme und Hände fest gegen den Boden pressen, um das Gleichgewicht zu halten. Die Aufwärtsbewegung dauert 10 Sekunden. Verweilen Sie einen kurzen Moment in der obersten Position und senken Sie anschließend die Hüften langsam wieder auf den Boden ab. Die Abwärtsbewegung dauert 5 Sekunden. Wiederholen Sie wie beschrieben und führen Sie so viele Wiederholungen aus wie möglich.

Trainingstips: Konzentrieren Sie sich darauf, Ihre Hüften und Knie durch Kontraktion der Bauchmuskeln nach oben zu ziehen. Vermeiden Sie jeglichen Schwung dabei. Denken Sie daran, daß Sie sich bereits in der tiefsten Position befinden, wenn Ihr Gesäß den Boden berührt.

*

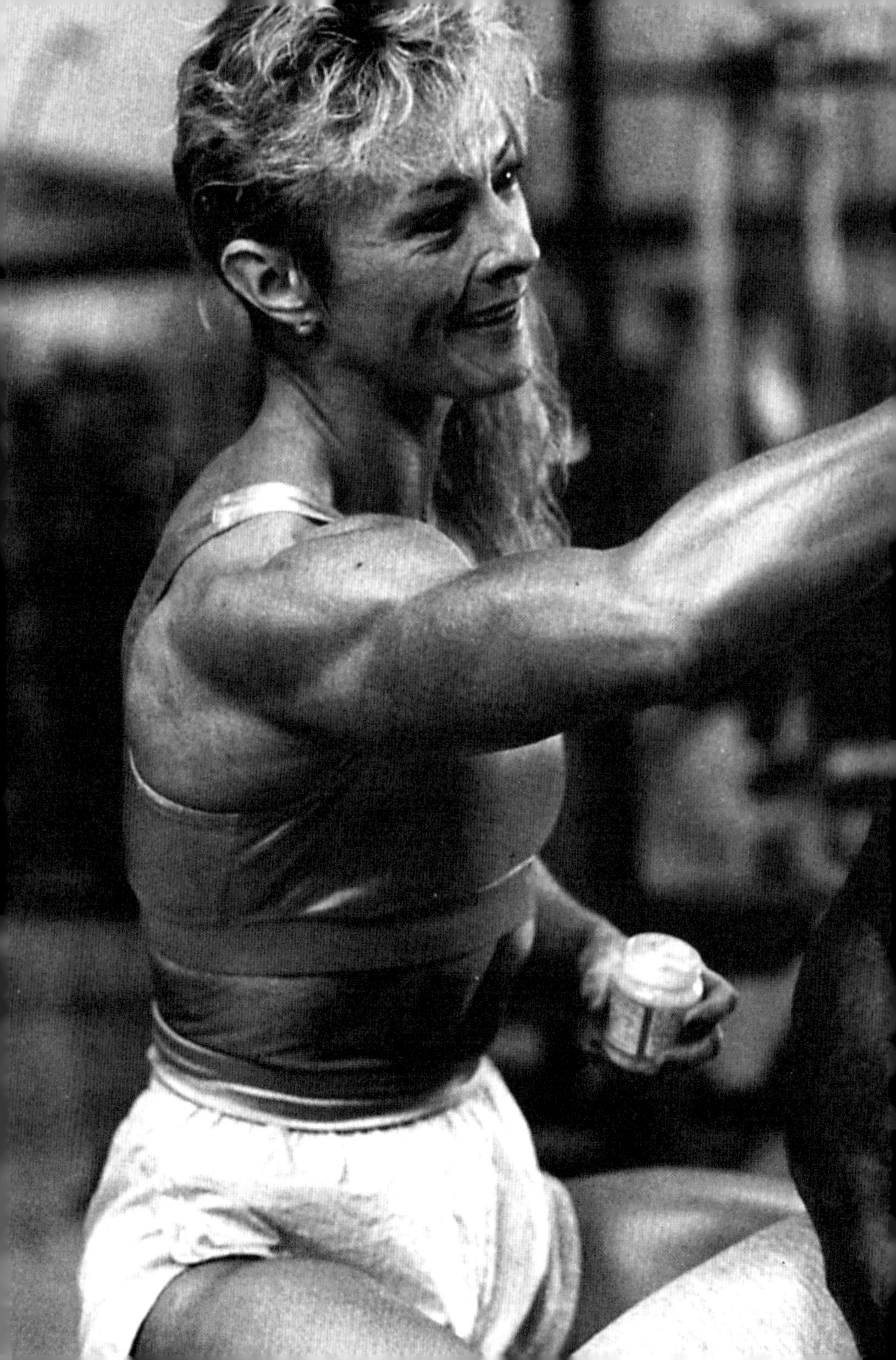

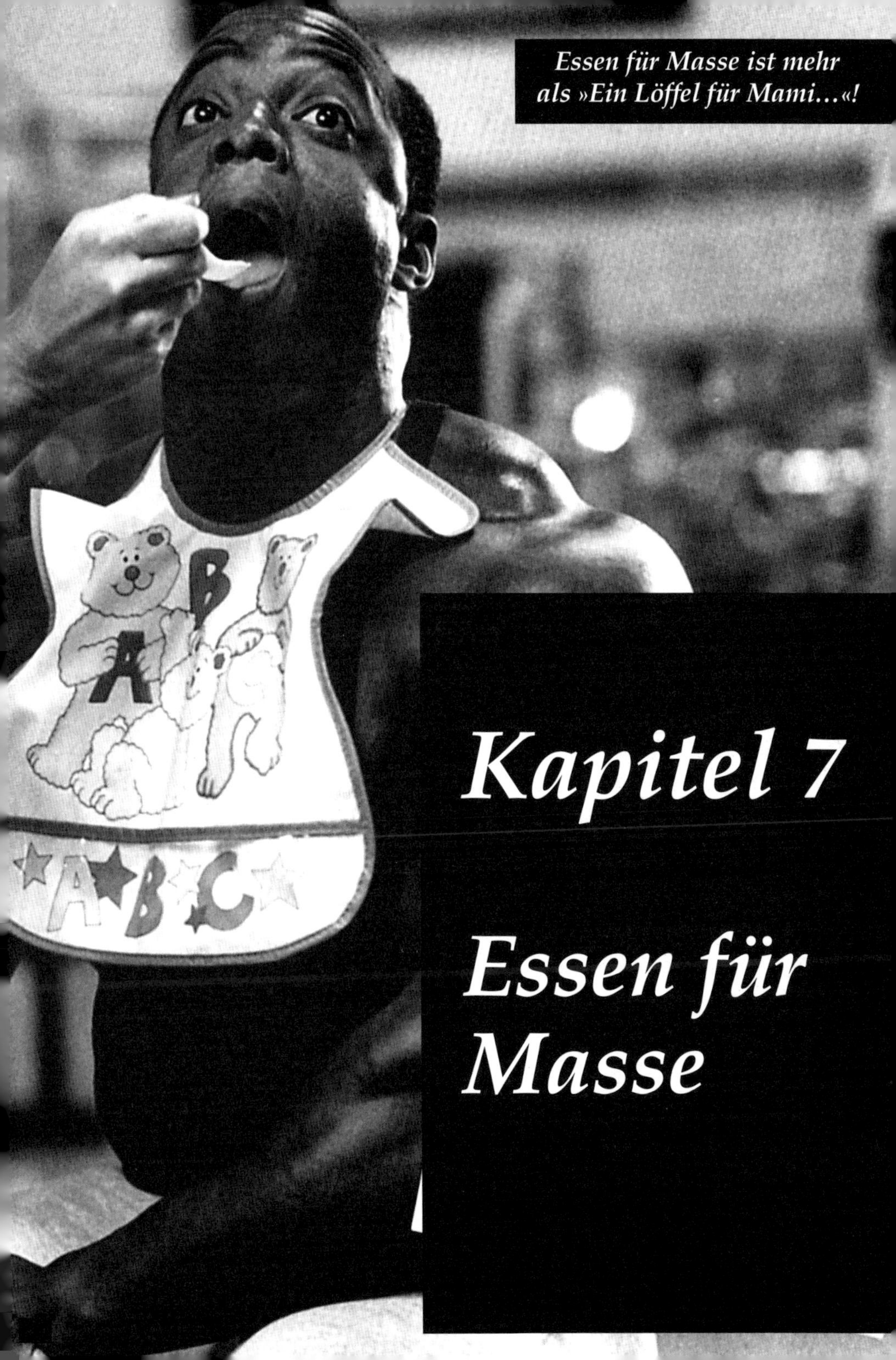

Essen für Masse ist mehr als »Ein Löffel für Mami…«!

Kapitel 7

Essen für Masse

Vielen der jungen Bodybuilder fällt es schwer, an Gewicht zuzunehmen. In den meisten Fällen läßt sich das Problem auf drei Faktoren zurückführen.

1. Durch den während der Pubertät entstehenden Hormonüberschuß sind die meisten Teenager hyperaktiv.
2. Viele Teenager haben einen sehr uneffektiven Stoffwechsel.
3. Einige Teenager haben mit beiden vorgenannten Punkten zu kämpfen: Sie sind hyperaktiv und verfügen über einen wenig effektiven Stoffwechsel.

In allen drei Fällen müssen die Grundlagen einer Gewichtszunahme verstanden werden. Darüber hinaus bedarf es sorgfältiger Planung und einer korrekten Durchführung eines Ernährungsprogramms. Dieses Kapitel erläutert einige Grundlagen der Ernährung für den Masseaufbau.

Die medizinische Vorgeschichte Ihrer Familie

Gibt es in der Geschichte Ihrer Familie Fälle von Herzerkran-

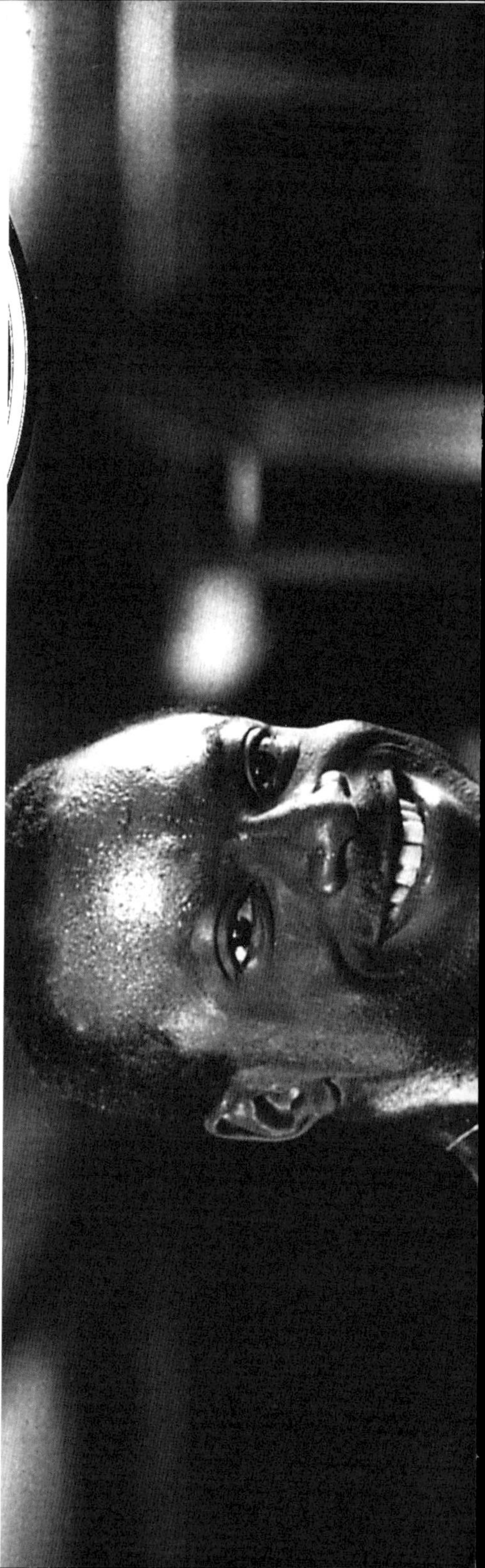

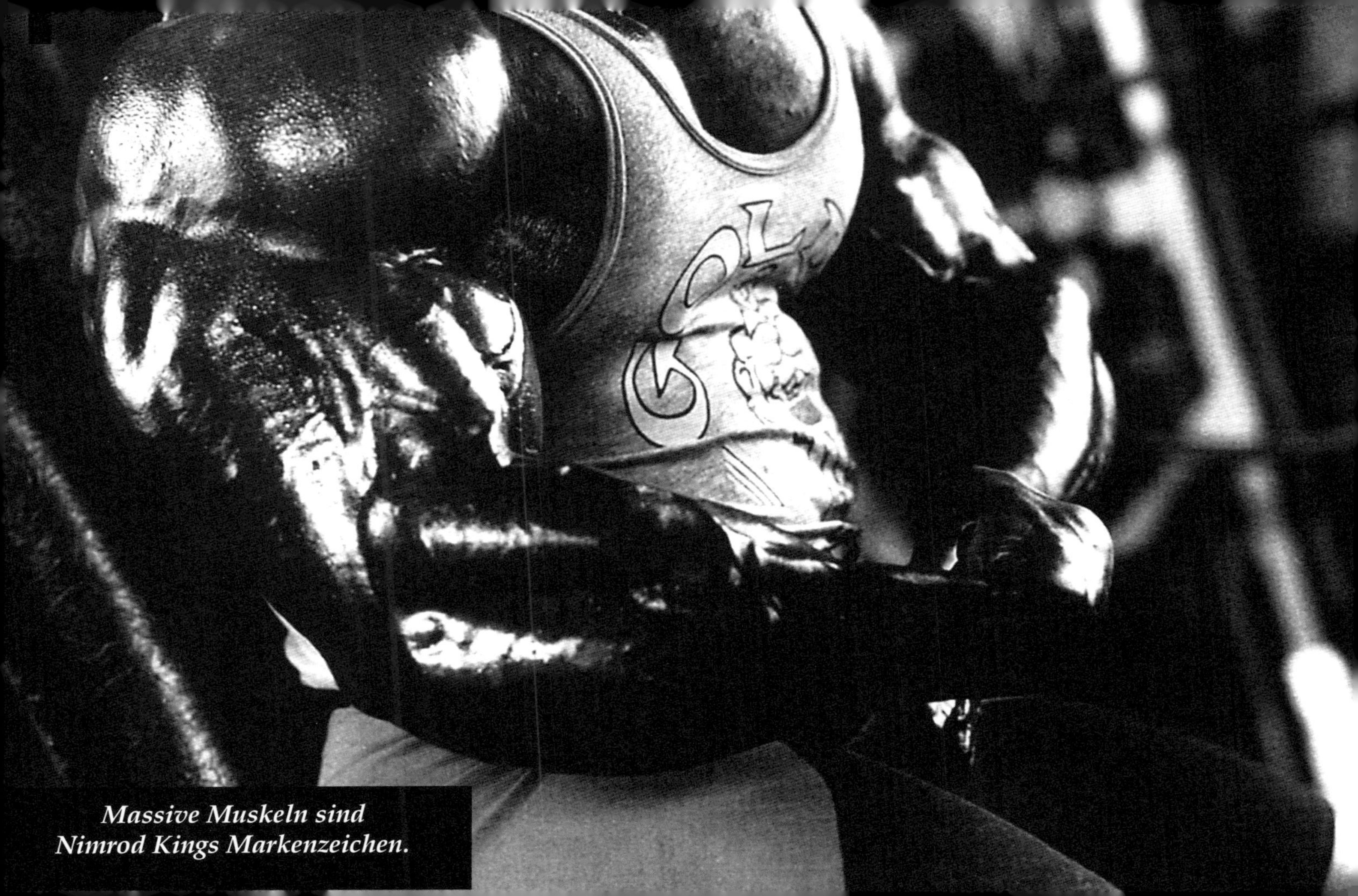

Massive Muskeln sind Nimrod Kings Markenzeichen.

kungen oder Bluthochdruck, so sollten Sie vor einer Masseaufbauphase Ihren Arzt aufsuchen. Lassen Sie Ihre Blutwerte untersuchen und den Blutdruck messen. Falls die Testergebnisse die bestehenden Normen überschreiten, sollten Sie den Arzt zu Rate ziehen, wie sich die geplante Gewichtszunahme am sichersten durchführen läßt.

Erhöhen Sie die Kalorienzufuhr. Eine Erhöhung der Kalorienzufuhr ist die Grundvoraussetzung zum Aufbau von Muskelmasse. Sowohl Muskeln als auch Fett enthalten Kalorien. Ein Pfund Muskeln verzeichnet 600 Kalorien und ein Pfund Fett 3500 Kalorien.

Der Unterschied in der Kalorienanzahl spiegelt die Zusammensetzung des Gewebes wieder. Muskeln bestehen überwiegend aus Wasser, Fett dagegen zum größten Teil aus Fettsäuren.

Ihre Aufbauernährung soll die maximale Zunahme an Muskelsubstanz und nur eine geringe Zunahme an Körperfett garantieren. Dazu muß Ihre täg-

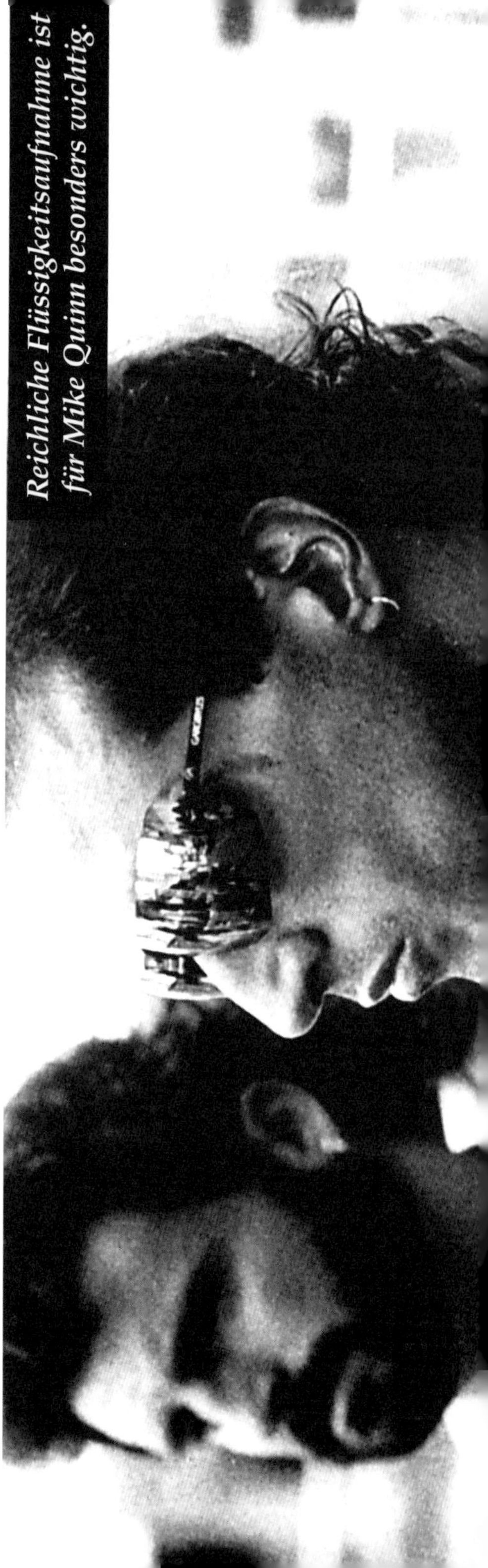

Reichliche Flüssigkeitsaufnahme ist für Mike Quinn besonders wichtig.

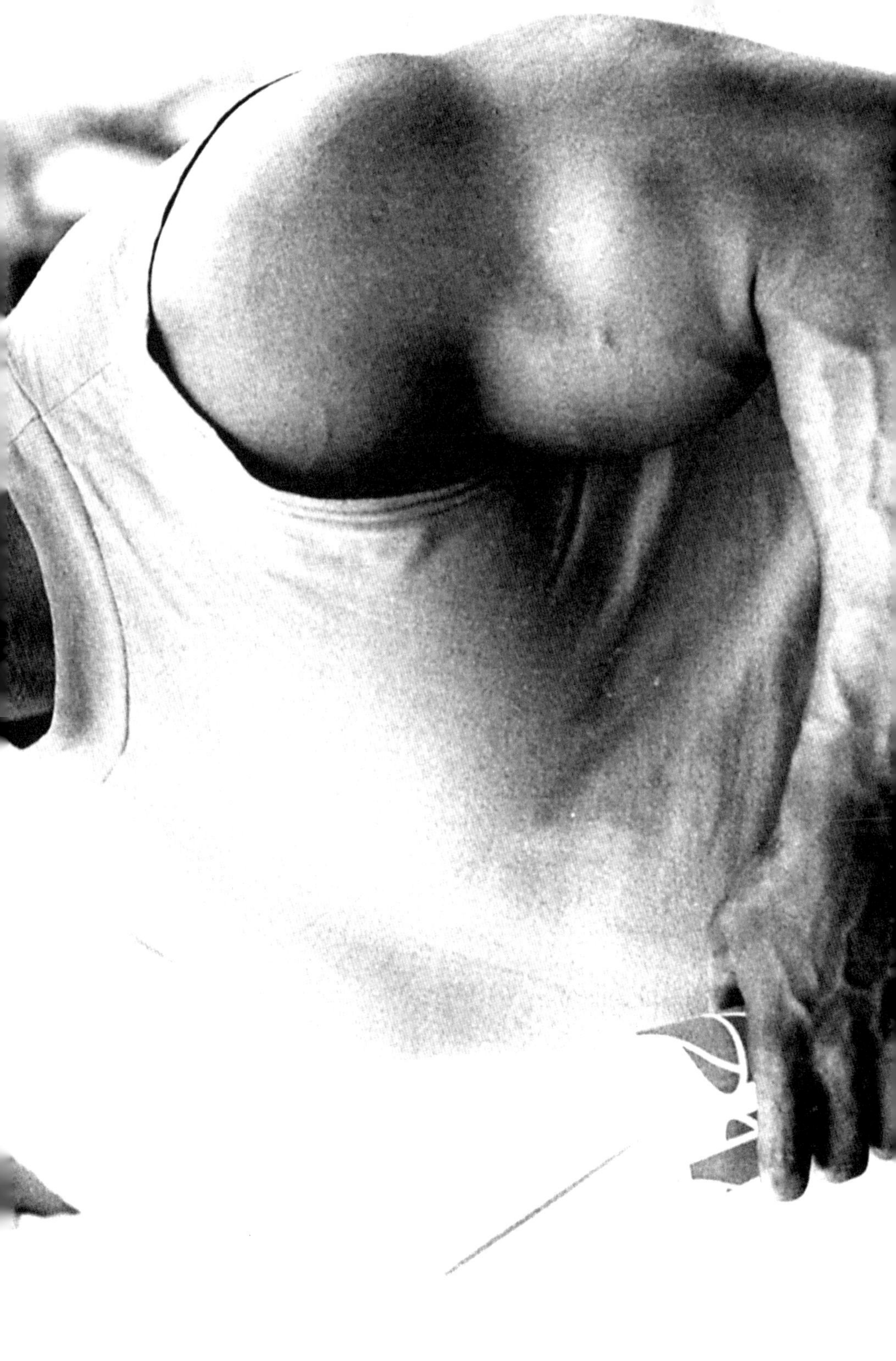

liche Kalorienzufuhr höher ausfallen als gewöhnlich. Sie darf aber nicht so hoch sein, daß sie zu einer sichtlichen Erhöhung des Körperfettanteils führt.

Als Richtlinie für die Ermittlung Ihrer Kalorienzufuhr können Sie Ihr momentanes Körpergewicht in Kilogramm mit dem Faktor 44 multiplizieren. Die auf diese Weise errechnete Zahl stellt in etwa die tägliche Kalorienanzahl dar, die ein junger Mann benötigt, um sein Körpergewicht konstant zu halten. Für den Masseaufbau müssen täglich mindesten 500 Kalorien mehr zugeführt werden.

Wenn Sie 100 Kilo wiegen, liegt der tägliche Kalorienbedarf zur Erhaltung Ihres Körpergewichts bei 4400 Kalorien. Addieren Sie 500 Kalorien dazu, und Sie erhalten eine tägliche Kalorienzufuhr von 4900 Kalorien.

Essen Sie ausgewogen

Obwohl die Versorgung mit ausreichend Kalorien an erster Stelle der Ernährung für den Masseaufbau steht, sollten Sie trotzdem Wert auf eine ausge-

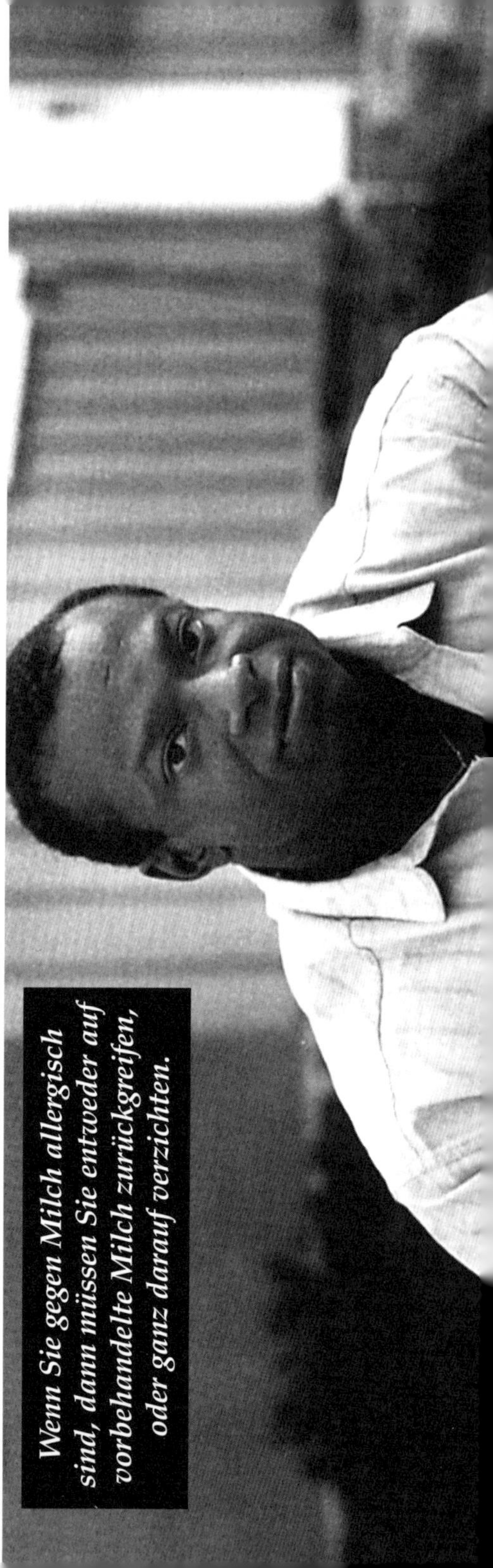

Wenn Sie gegen Milch allergisch sind, dann müssen Sie entweder auf vorbehandelte Milch zurückgreifen, oder ganz darauf verzichten.

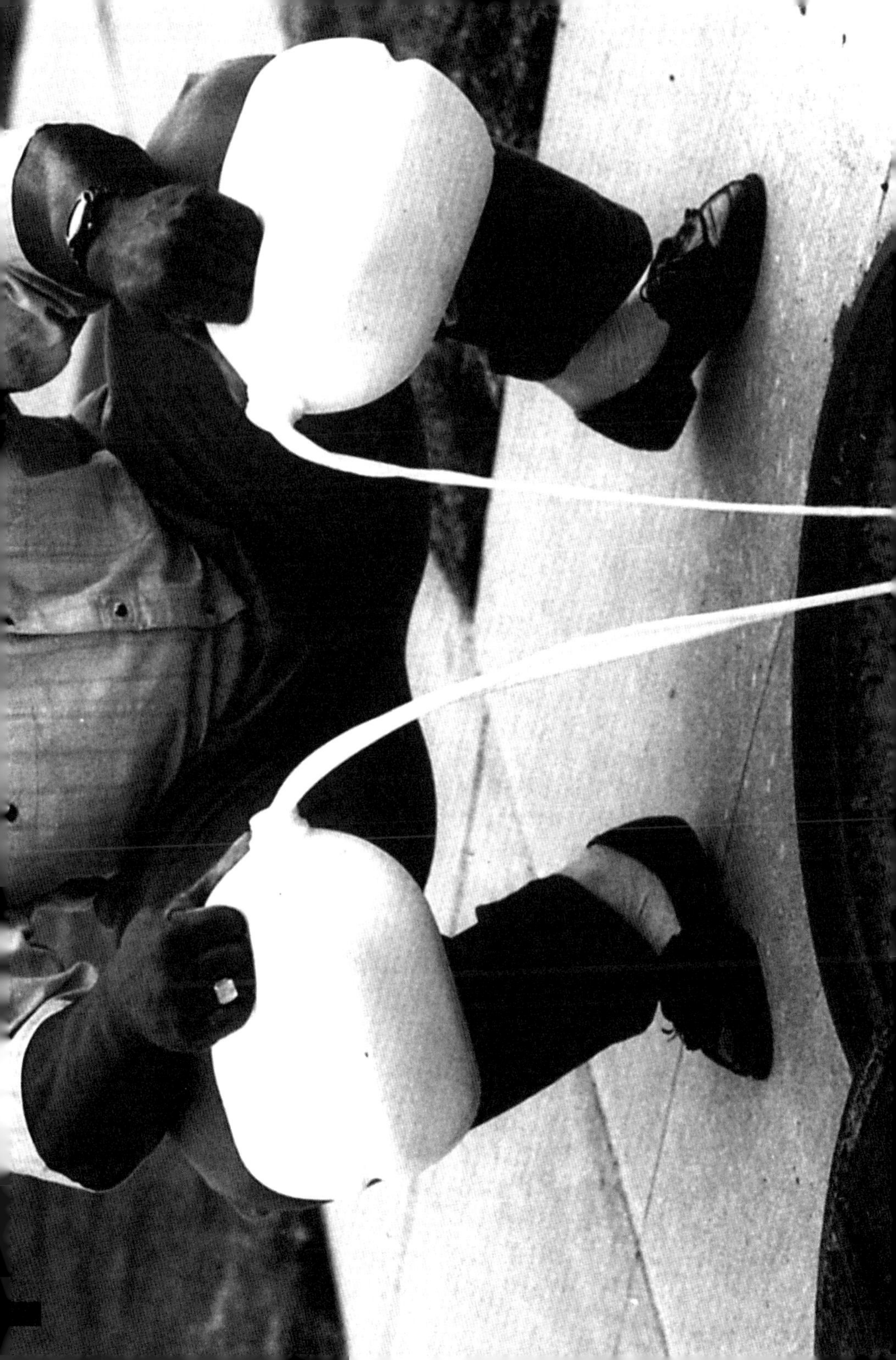

wogene Verteilung der Nährstoffe legen. Meiner Meinung nach besteht die optimal ausgewogene Ernährung für das Bodybuilding zu 59% aus Kohlenhydraten, 28% aus Fett und 13% aus Protein. Die Menüvorschläge in Teil zwei dieses Buches sind ausgewogen und basieren im Verhältnis 4:4:8:8 auf den vier Haupt-Nahrungsmittel-Gruppen. Das Verhältnis 4:4:8:8 zeigt Ihnen, wieviel Sie mindestens von jeder Nahrungsmittel-Gruppe essen sollten.

Ein typischer Ernährungsplan für einen Tag könnte zum Beispiel folgendermaßen aussehen:
4 Portionen aus der Gruppe Fleisch/Geflügel/Fisch/Hülsenfrüchte (getrocknete Bohnen, Erbsen, Linsen)/Eier (die »Fleisch-Gruppe«)
4 Portionen aus der Gruppe Milch/Joghurt/Käse (bezeichnet als die »Milch-Gruppe«)
8 Portionen aus der »Obst/Gemüse-Gruppe«
8 Portionen aus der »Brot/Frühstücksflocken-Gruppe«

Die kohlenhydratreichen Nahrungsmittel (Obst, Gemüse, Brot und Frühstücksflocken) liefern ausreichend Vitamine und Mineralstoffe. Desweiteren stellen die proteinreichen Nahrungsmittel (Fleisch und Milch) ausreichend Aminosäuren für den Muskelaufbau bereit. Eine solche Kombination eignet sich hervorragend zum Masseaufbau.

Der Einstieg: Ein nahrhaftes Frühstück

Ein nahrhaftes Frühstück gewährleistet, daß Vitamine, Mineralstoffe, Aminosäuren und andere Nährstoffe schon am frühen Morgen für die Bildung von Muskelgewebe zur Verfügung stehen. Untersuchungen haben ergeben, daß alle für den Muskelaufbau notwendigen Bausteine gleichzeitig zur Verfügung stehen müssen. Ihr Körper ist nicht in der Lage, die Nährstoffe aus dem Frühstück solange zurückzuhalten, bis die restlichen mit dem Mittagessen zugeführt werden. Das ist einer der wichtigsten Gründe, warum jede einzelne Mahlzeit ausgewogen sein sollte.

Essen Sie mehrere Mahlzeiten
Eine Erhöhung der Kalorienzufuhr ist am leichtesten zu realisieren, indem Sie Ihre drei »Standardmahlzeiten« mit kleinen Zwischenmahlzeiten, sog. Snacks, ergänzen.

Eine ausgeglichene Verteilung der Kalorien über den Tag hinweg führt außerdem zu einer besseren Energiebereitstellung, einer kontinuierlichen Versorgung mit Aminosäuren für den Muskelaufbau und unterstützt die Regeneration optimal.

Kalorienreiche Nahrungsmittel
Die folgenden Nahrungsmittel sind sehr kalorienreich. Essen Sie viel und oft davon.

- Vollmilch
- Käse
- Eiscreme
- Erdnussbutter
- ganze Eier
- Rindersteak

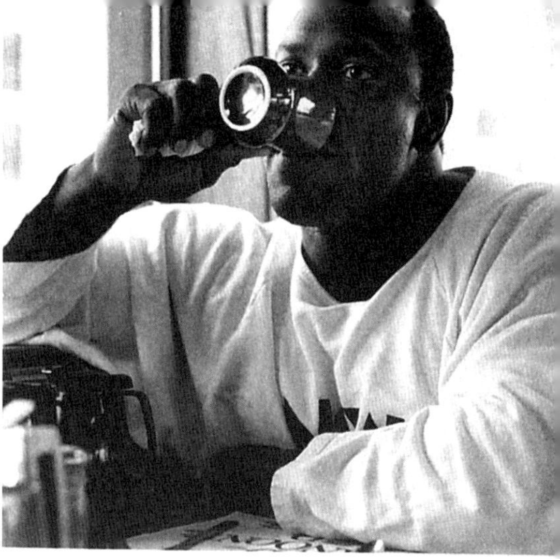

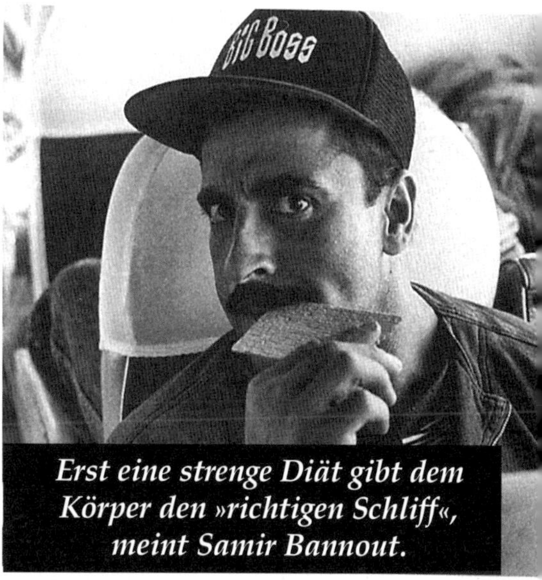

Erst eine strenge Diät gibt dem Körper den »richtigen Schliff«, meint Samir Bannout.

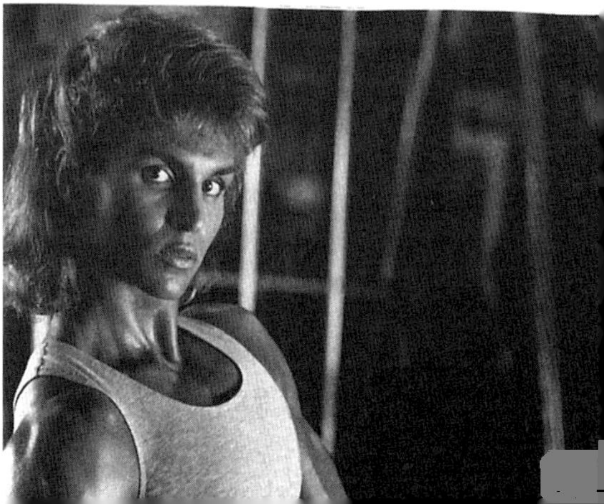

- Weizenkeimöl
- Schokolade

Essen Sie getrocknete Früchte und Nüsse

Getrocknete Früchte und Nüsse sind hervorragende Nahrungsmittel für den Masseaufbau. Cashews, Erdnüsse, Mandeln und Walnüsse sollten Sie ganz oben auf Ihre Liste der bevorzugten Lebensmittel setzen. Dasselbe gilt für getrocknete Früchte wie Aprikosen, Äpfel, Feigen, Rosinen, Pflaumen und Pfirsiche. Diese Nahrungsmittel bilden hervorragende Zwischenmahlzeiten.

Trinken Sie mehr Milch

Milch war für die Bodybuilder lange Zeit das Nahrungsmittel zum Masseaufbau schlechthin. Ein Liter Vollmilch enthält etwa 650 Kalorien. Für den Masseaufbau haben viele erfolgreiche Bodybuilder wochenlang mehrere Liter Vollmilch pro Tag getrunken. Und zwar zusätzlich zu den täglichen drei Hauptmahlzeiten. Am besten trinkt man jeweils ein Glas Milch auf einmal, und das mehrmals pro Tag.

Einige Menschen vertragen keine Milch, da ihr Körper nicht ausreichend Lactase produziert. Lactase ist ein Verdauungsenzym zur Verarbeitung von Milchzucker (Lactose). Haben Sie nach dem Verzehr von Milch ein Völlegefühl, Blähungen, Krämpfe oder Durchfall, dann ist Milch für Sie offensichtlich nicht geeignet.

Sie können aber versuchen, trotzdem andere Milchprodukte wie Käse, Joghurt und enzymbehandelte Milch zu verzehren. Bei Letzterer handelt es sich um speziell für Menschen mit Lactose-Intoleranz vorbehandelte Milch, bei der der enthaltene Milchzukker bereits enzymatisch aufgespalten wurde.

Es lohnt sich, mehrmals täglich einen Mixer für Milchshakes einzusetzen. Viele der zuvor genannten, kalorienreichen Nahrungsmittel eignen sich hervorragend für einen Milchshake.

Haben Sie Geduld

Die meisten Menschen bauen langsam und kontinuierlich Masse auf. Das ist so, weil die zusätzlichen Kalorien erst einmal in die Zellen eingebaut werden müssen, um dort neues Muskelgewebe zu bilden. Dieser Vorgang braucht seine Zeit.

Werden zu viele Kalorien in zu kurzer Zeit konsumiert, so besteht ein unproportional großer Teil der Gewichtszunahme aus Fett. Im allgemeinen können Sie bei einem Körpergewicht von 60–70 Kilo etwa ein halbes bis ein Pfund pro Woche zunehmen. Bei einem Körpergewicht von 70–90 Kilo ist eine wöchentliche Gewichtszunahme von ein bis zwei Pfund durchaus realistisch.

Bewahren Sie Geduld, trainieren Sie regelmäßig, ernähren Sie sich ausgewogen, und die gewünschte Gewichtszunahme wird sich in Form von größeren und stärkeren Muskeln einstellen.

*

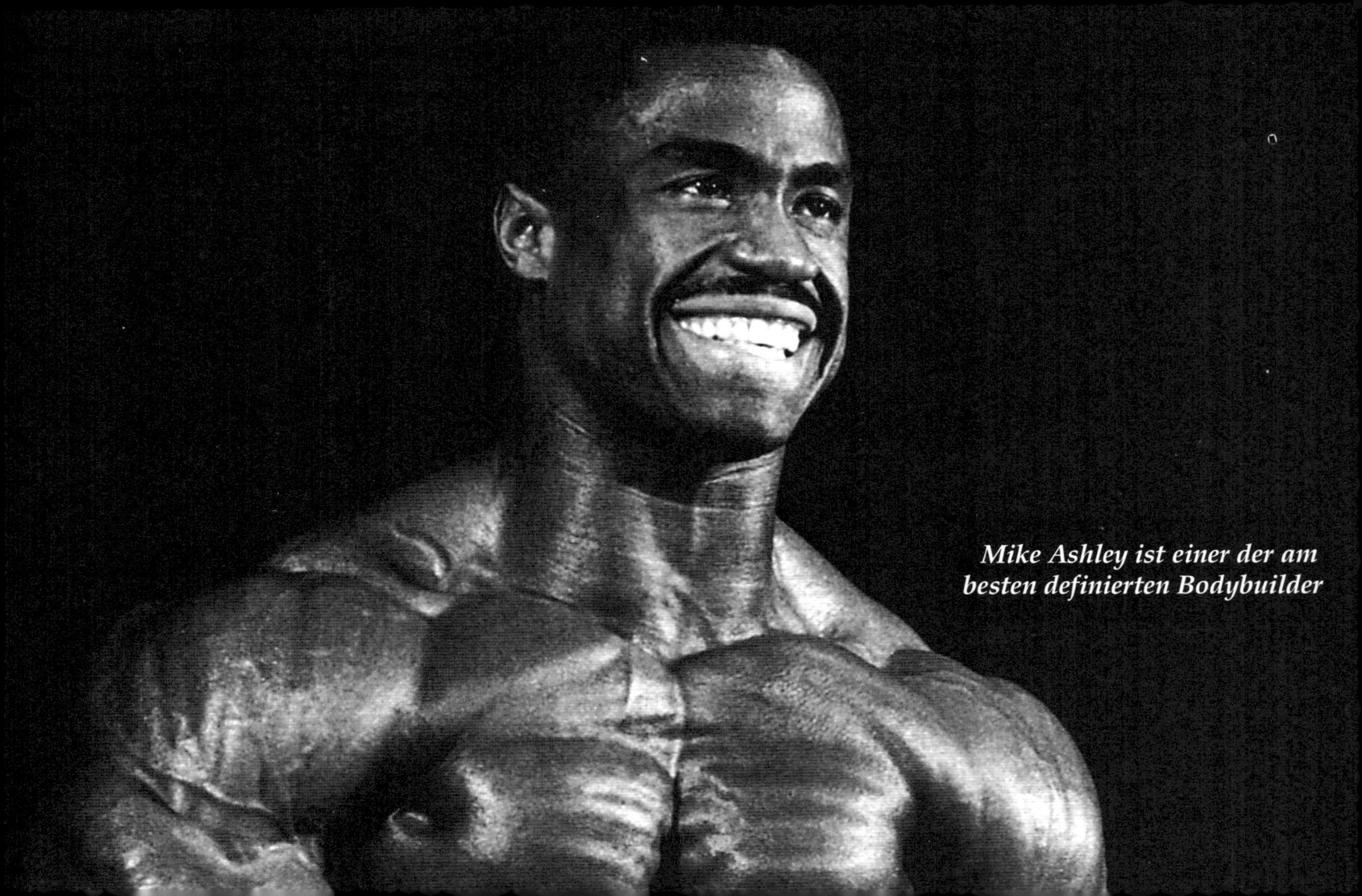

Mike Ashley ist einer der am besten definierten Bodybuilder

Teil 2

Training

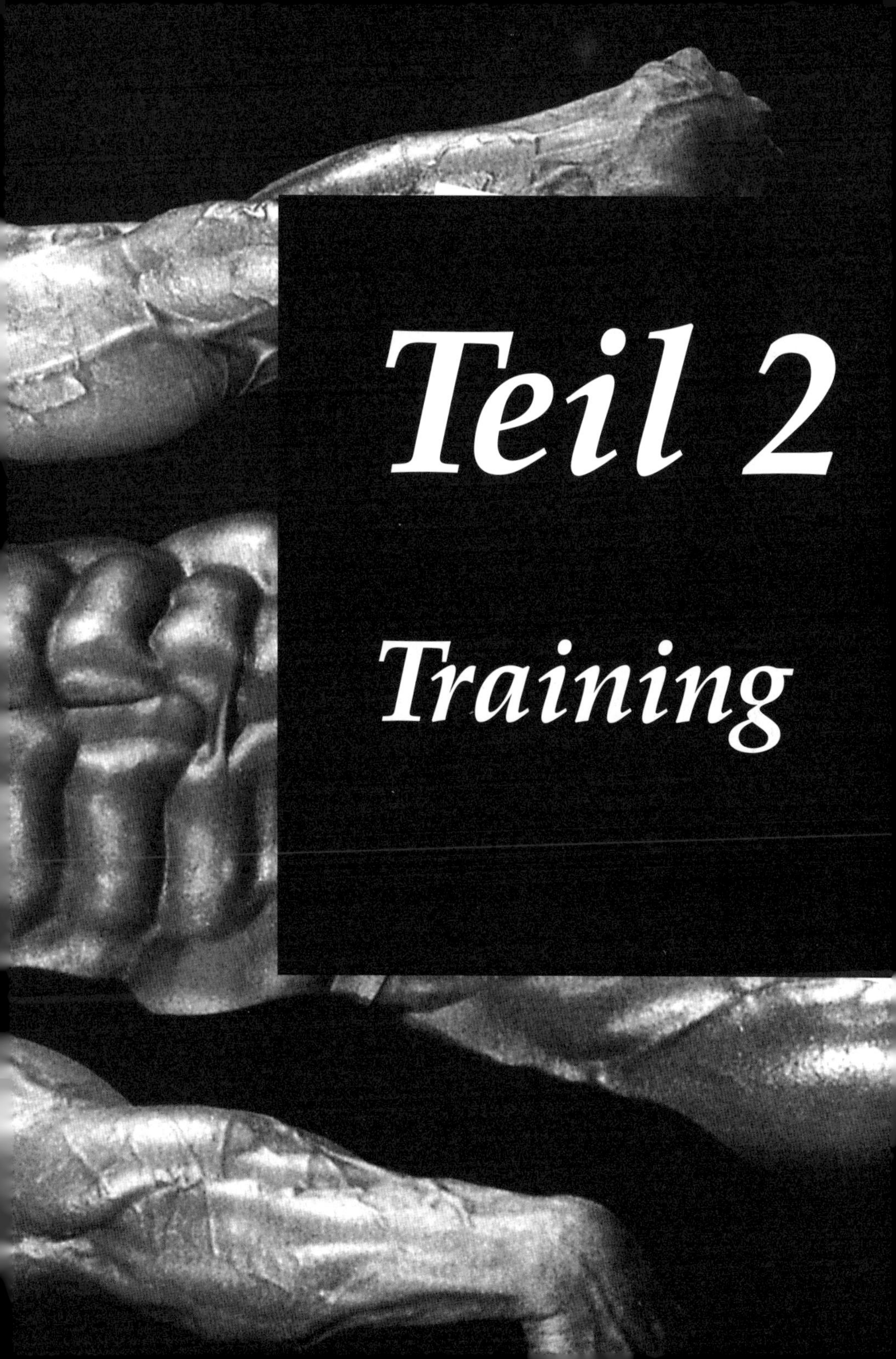

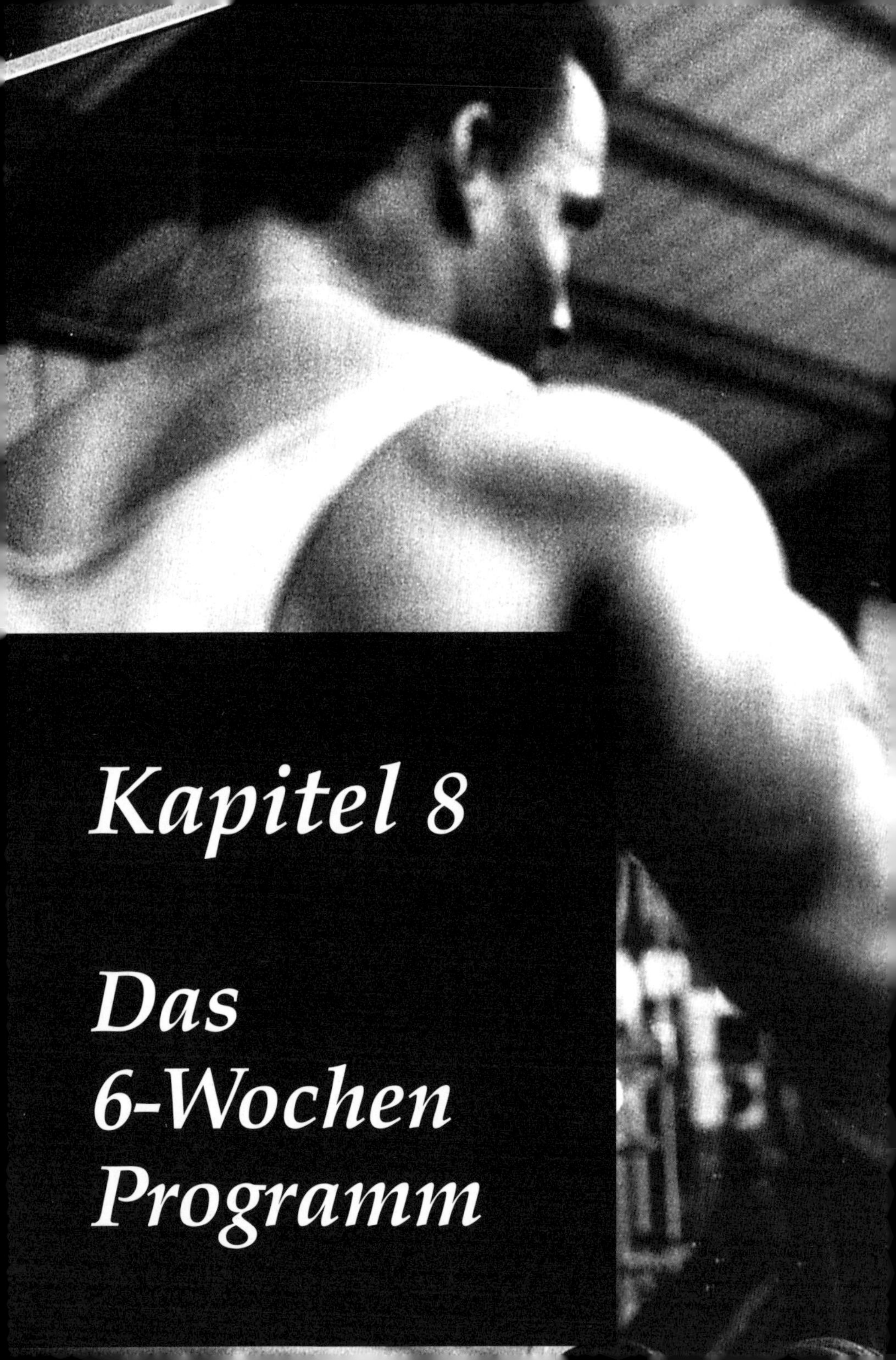

Kapitel 8

Das 6-Wochen Programm

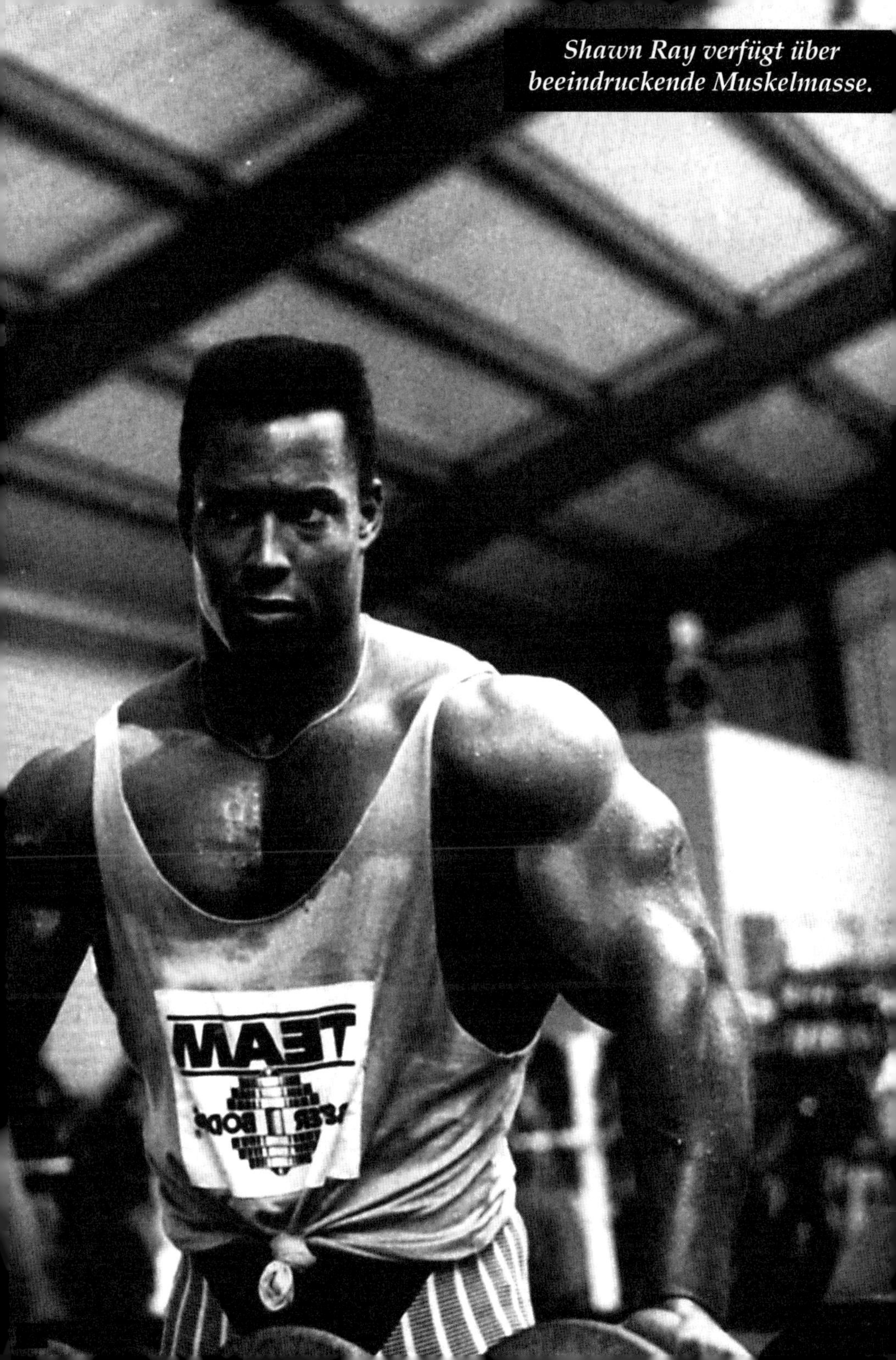

Shawn Ray verfügt über beeindruckende Muskelmasse.

Fast drei Jahre waren vergangen, seitdem ich den 23 Jahre alten Eddie Müller trainiert hatte. Jetzt war Eddie entschlossen, sein Körpergewicht auf über 85kg zu bringen. Vor uns lagen sechs Wochen Training. Ich führte also die Standardmessungen an Eddie durch. Bevor Sie mit Woche eins dieses Masseaufbau-Programms beginnen, sollten Sie Ihre Körpermaße im Auswertungsbogen am Ende dieses Kapitels eintragen.

Lassen Sie sich helfen

Es ist nicht einfach, die Körpermaße allein korrekt zu ermitteln. Lassen Sie sich von Ihrem Trainingspartner oder einem Familienmitglied dabei helfen. Für die Hautfaltenmessung zur Ermittlung Ihres Körperfettanteils benutzen Sie am besten einen handelsüblichen Fett-Caliper. Heutzutage arbeiten viele Fitness-Studios mit einem Fett-Caliper, und wenn Sie sich ein wenig umschauen, finden Sie bestimmt ein geeignetes. Geschultes Studio-Personal wird Ihnen eventuell bei der Hautfaltenmessung behilflich sein.

Ich empfehle Ihnen darüber hinaus, Ihre augenblickliche körperliche Verfassung mit einem ganzen Satz Fotos zu dokumentieren. Lassen Sie sich dazu von vorn, von beiden Seiten und von hinten - sowohl in entspannter Haltung, als auch in Posen mit angespannter Muskulatur - fotografieren. Fotos sind sehr nützlich für die Beurteilung Ihrer körperlichen Stärken und Schwächen.

Der Plan

Eddies super-langsames, hochintensives Trainingsprogramm bestand aus drei zweiwöchigen Segmenten, insgesamt also 6 Wochen. Jedes zweiwöchige Segment enthielt 6 Trainingseinheiten: Montag, Mittwoch, Freitag der ersten Woche und Montag, Mittwoch, Freitag der zweiten Woche. In jeder Trainingseinheit wurden 10 verschiedene Übungen trainiert. Einige der Übungen wurden in 2 Sätzen trainiert und zählten daher als 2 Übungen. Keine

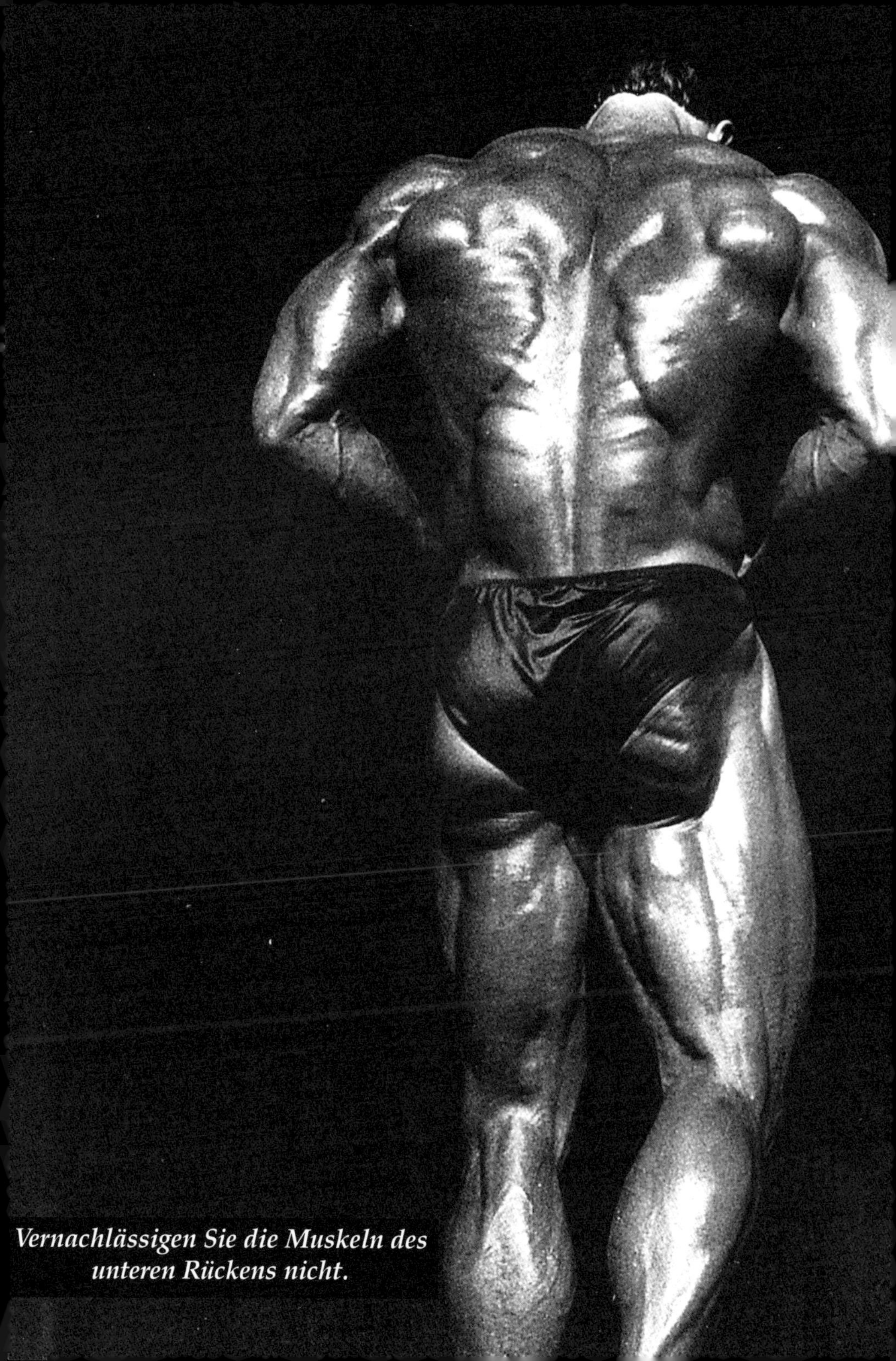

Vernachlässigen Sie die Muskeln des unteren Rückens nicht.

DR. ELLINGTON DARDEN'S Auswertungsbogen

Name ________________________ Alter ____________

	Vorher	Nachher	Differenz
Datum	______	______	
Körpergröße	______	______	
Körpergewicht	______	______	______
Körpermaße			
• Hals	______	______	______
• rechter Oberarm	______	______	______
• linker Oberarm	______	______	______
• rechter Unterarm	______	______	______
• linker Unterarm	______	______	______
• Brust	______	______	______
• Taille	______	______	______
• Hüfte	______	______	______
• rechter Oberschenkel	______	______	______
• linker Oberschenkel	______	______	______
• rechte Wade	______	______	______
• linke Wade	______	______	______
Hautfaltenmessung			
• rechte Brust	______	______	______
• rechter Bauchmuskel	______	______	______
• rechter Oberschenkel	______	______	______
Körperfettanteil	______	______	______
	______	______	______

Fotos: Von vorne, von der Seite, von hinten; jeweils 1x entspannt und 1x in Pose mit angespannter Muskulatur.

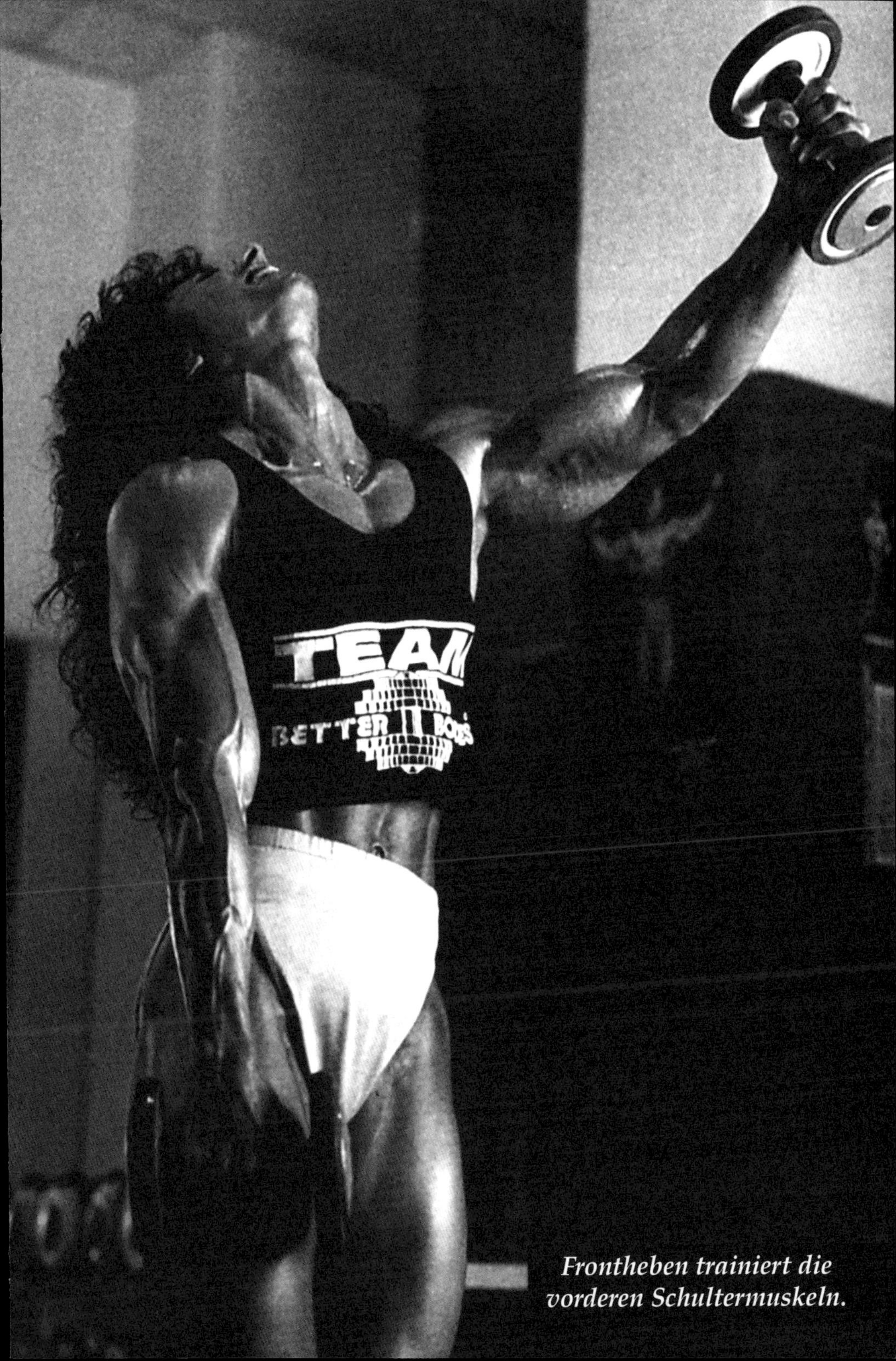

Frontheben trainiert die vorderen Schultermuskeln.

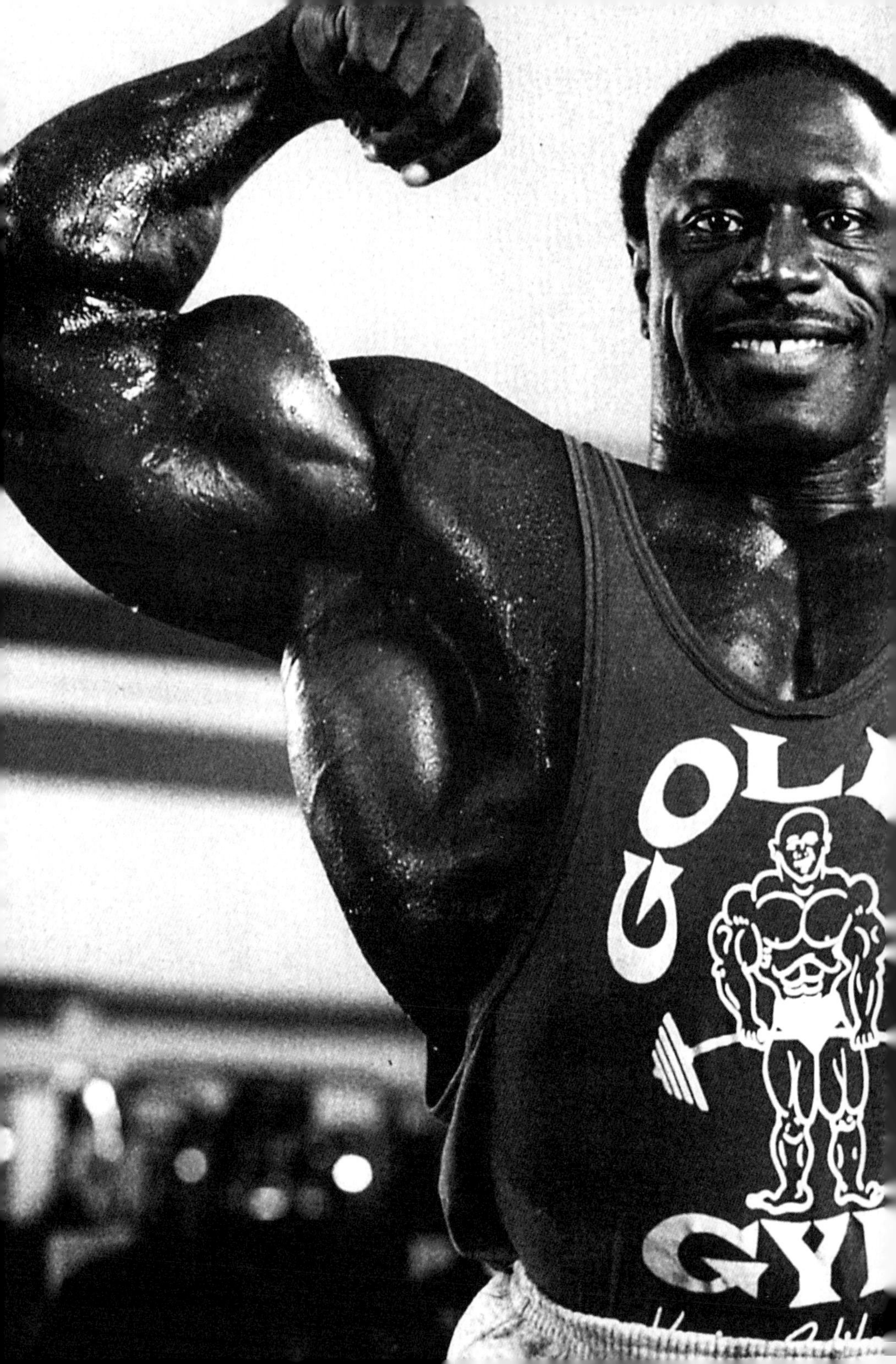

Trainingseinheit dauerte länger als 30 Minuten. In einem zweiwöchigen Segment blieben die Übungen und die Anzahl der Sätze unverändert. Doch jedes der drei Segmente wies Änderungen bei den Übungen auf.

Aus meiner früheren Zusammenarbeit mit Eddie wußte ich, daß er mindestens 4000 Kalorien pro Tag verzehren muß, um an Gewicht zuzulegen. Unser Plan sah für die Wochen 1 und 2 eine Kalorienzufuhr von 4400 pro Tag vor. In den Wochen 3 und 4 sollte diese auf 4600 gesteigert werden. Wenn er in Woche 4 noch kontinuierlich Fortschritte machen sollte, hatten wir für die Wochen 5 und 6 eine Steigerung auf 4800 Kalorien vorgesehen.

Die nächsten drei Kapitel beschreiben Eddies exakten Trainingsplan und enthalten Vorschläge für eine ausgewogene, kalorienreiche Ernährung zum Masseaufbau.

*

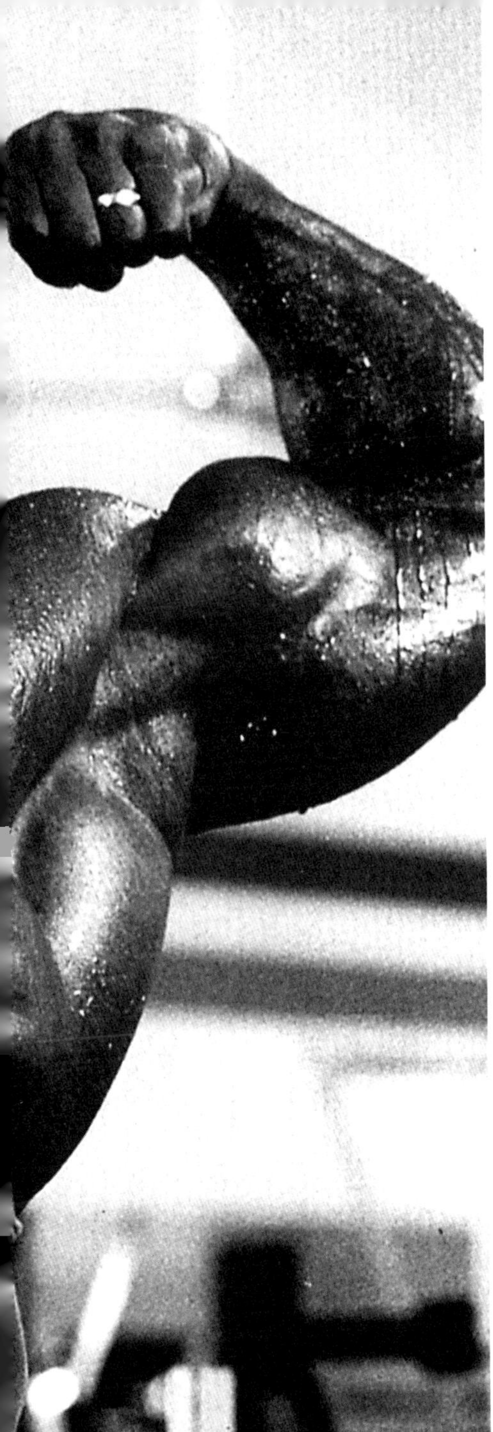

…er ausladende Latissimus von Lee Haney.

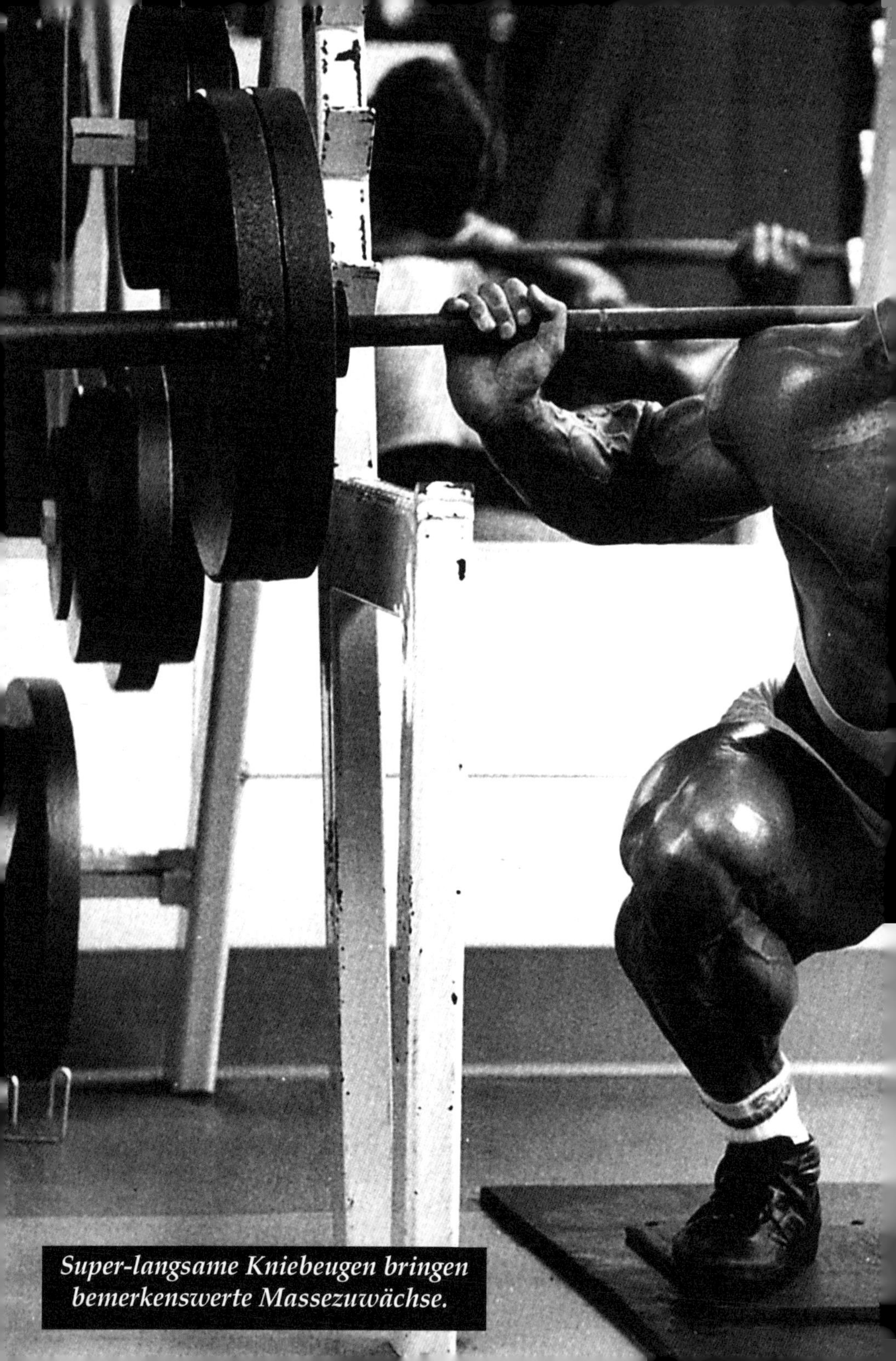

Super-langsame Kniebeugen bringen bemerkenswerte Massezuwächse.

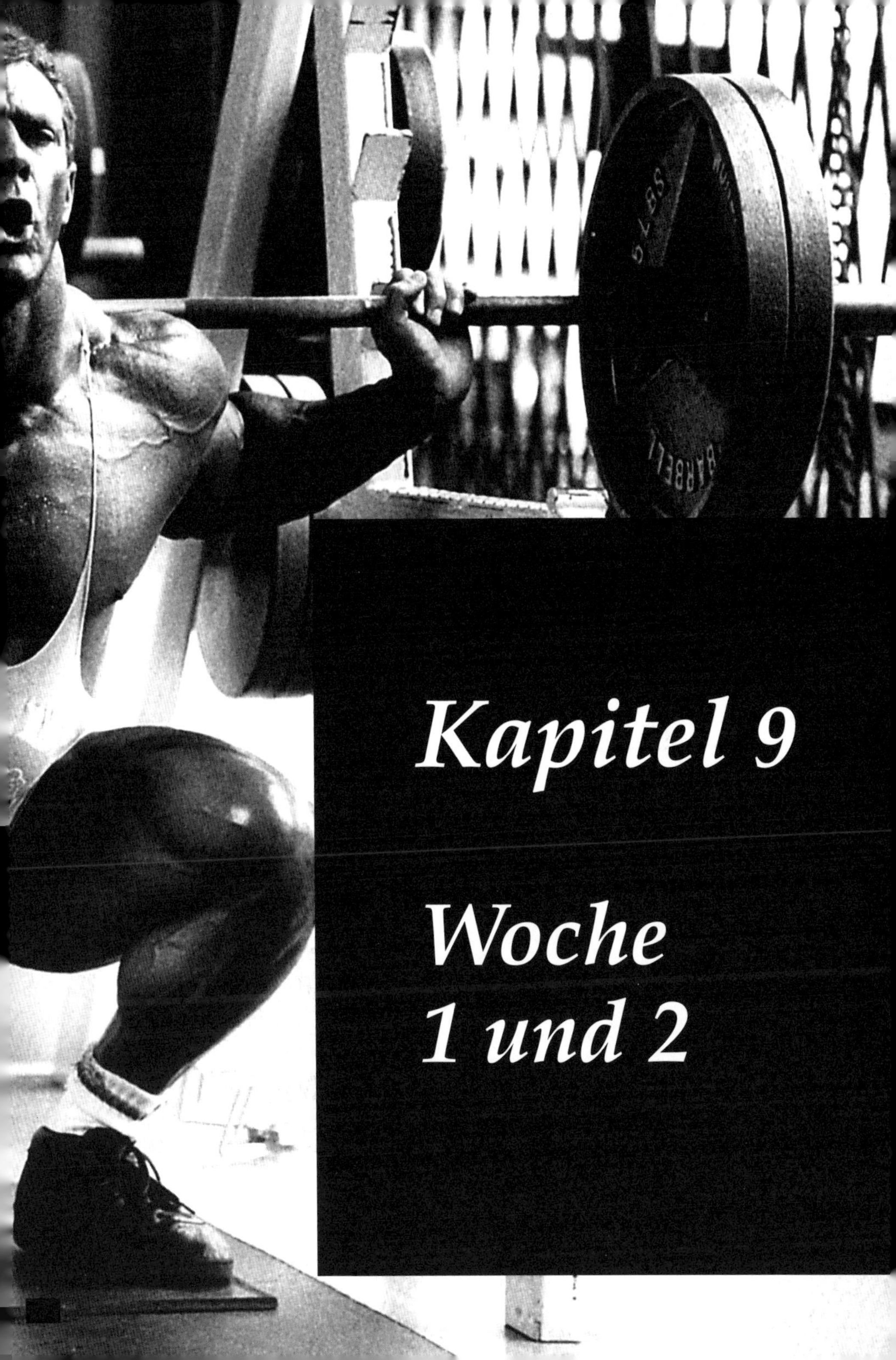

Kapitel 9

Woche 1 und 2

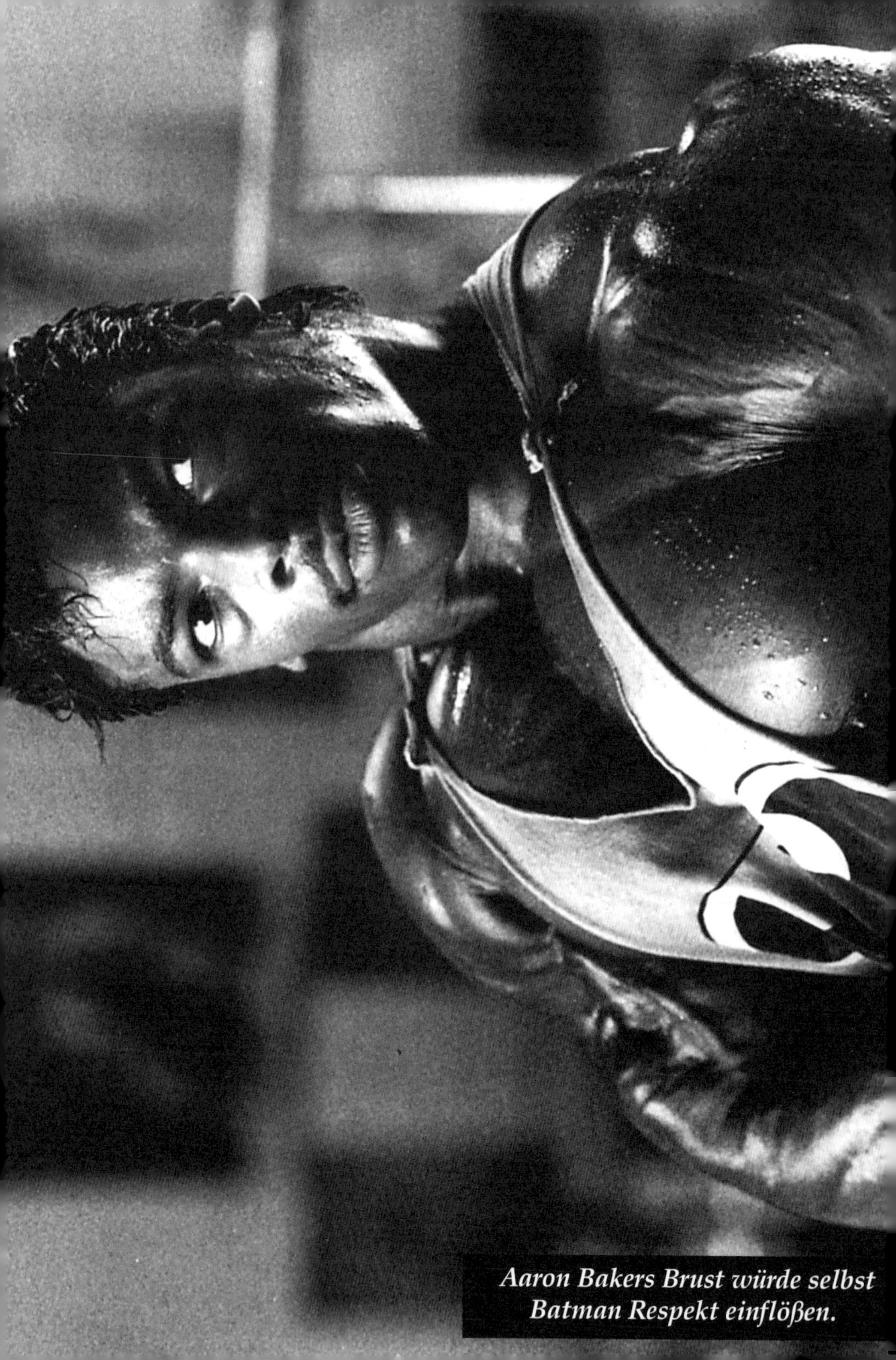

Aaron Bakers Brust würde selbst Batman Respekt einflößen.

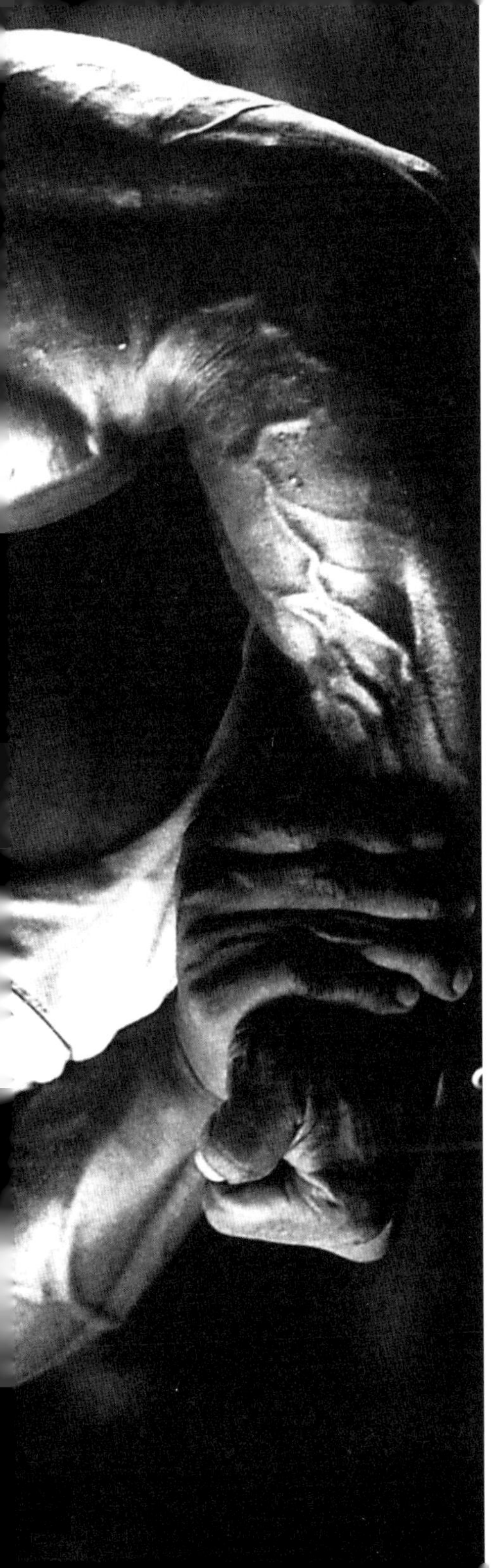

»Super-langsame Kniebeugen sind die härteste Übung, die ich je in meinem Leben trainiert habe«, stöhnte Eddie. Seine erste Trainingseinheit hatte er vor einer halben Stunde beendet. Danach hatte er sich erst einmal einen halben Liter Kakao gegönnt. »Und die super-langsamen Klimmzüge sind fast genauso brutal«, fügte er hinzu.

Ich wußte, daß er trotz der Anstrengung an den Erfolg des Programms glaubte. Damit war eine weitere Voraussetzung für den Erfolg des Programms erfüllt: Positives Denken und der Wille zum Erfolg.

»Du mußt an deine Atmung denken,« sagte ich zu Eddie, während dieser rücklings auf dem Boden lag und sich langsam erholte. »Die Übergänge von der Abwärts- zur Aufwärtsbewegung bei den Kniebeugen und Klimmzügen sind besonders wichtig. Du darfst dabei nicht die Luft anhalten. Bewege deinen Kopf nicht. Halte den Kopf still, entspanne dein Gesicht, öffne den Mund und atme.«

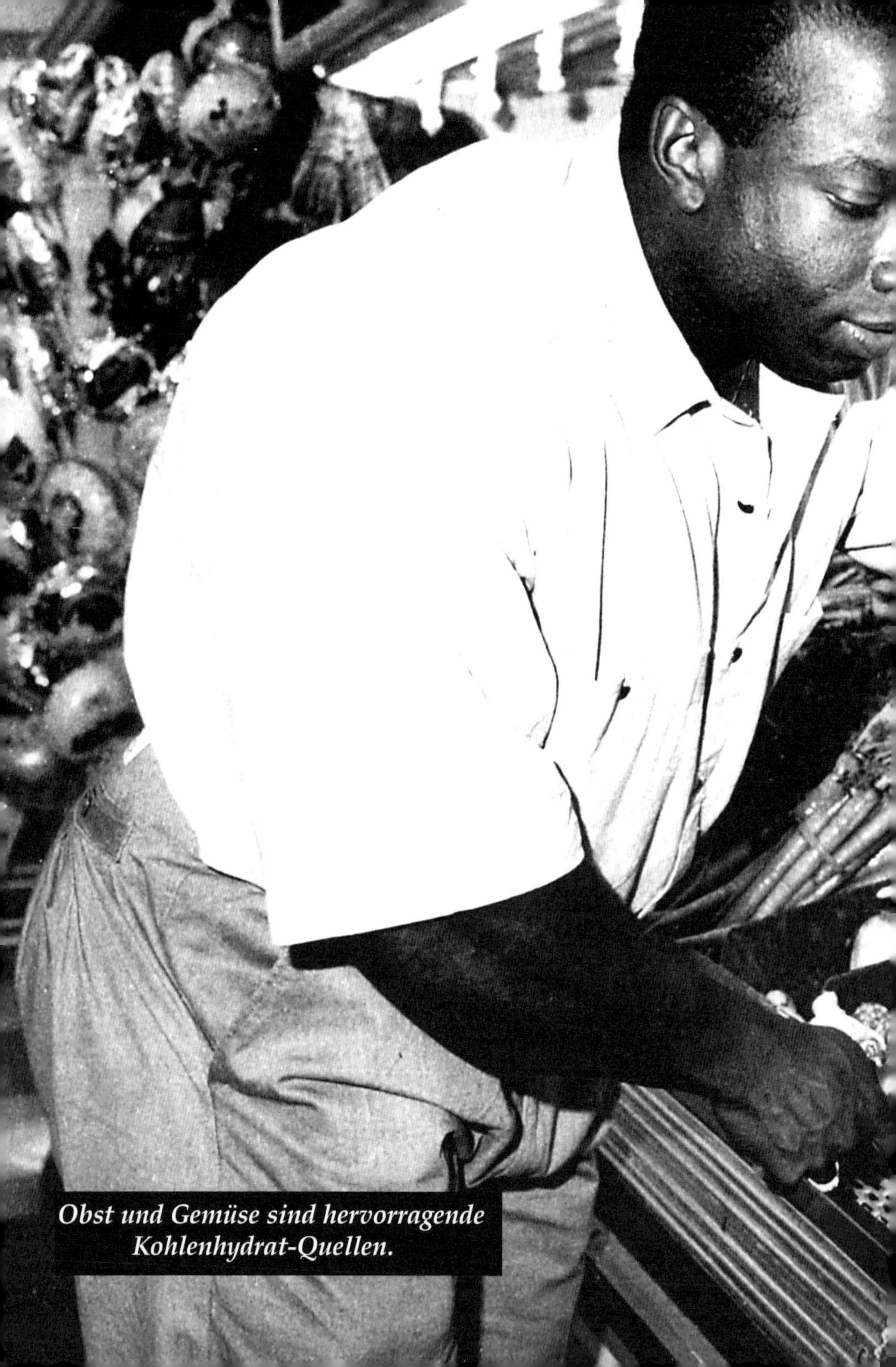

Obst und Gemüse sind hervorragende Kohlenhydrat-Quellen.

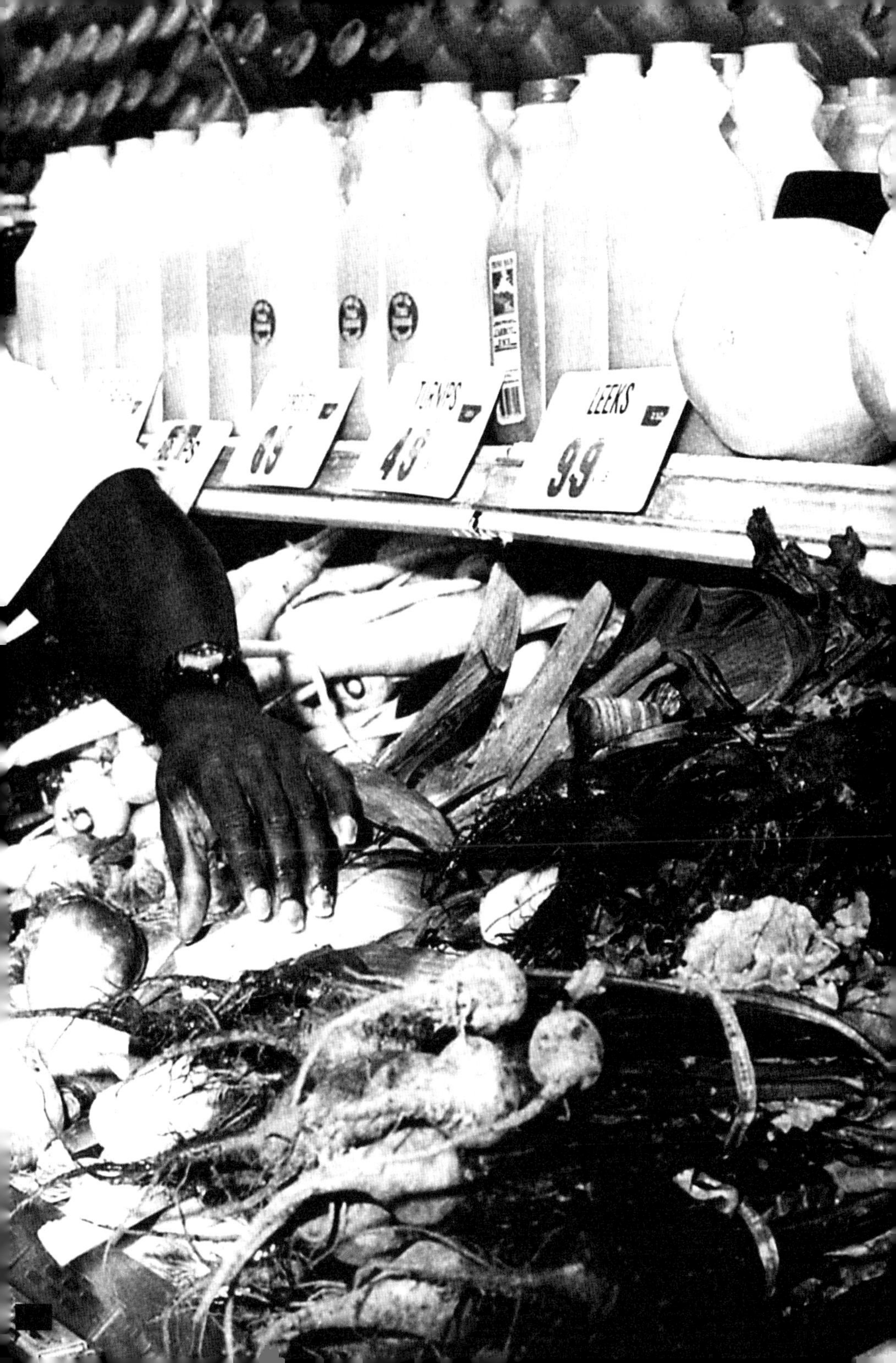
69
TURNIPS
49
LEEKS
99

»Es kommt mir vor, als bekäme ich nicht genug Luft in meine Lungen«, antwortete Eddie. »Beim zweiten Satz Kniebeugen brannte meine Lunge genauso stark wie meine Oberschenkel.« »Du hast doch den Film »Scott und Hutch« mit Tom Hanks gesehen, nicht wahr Eddie?«, fragte ich. »Na klar, das war ein toller Film.« »Erinnerst du dich noch daran, wie Hutch atmete?« Ich stichelte weiter und wartete nicht auf seine Antwort. »Der ließ seine Zunge heraushängen und atmete schnell. Das nennt man hecheln. Das ist es, was ich von dir verlange, Eddie, und zwar bei allen super-langsamen Übungen.«

Eddie schaute mich zweifelnd an, was mir zeigte, daß er verstanden hatte wovon ich sprach. »Du willst also, daß ich wie ein Hund hechele?« vergewisserte er sich.

»Probiere einfach, kurz und schnell zu atmen und konzentriere dich dabei vornehmlich auf die Ausatmung, statt darauf, soviel Luft wie möglich einzuatmen.«

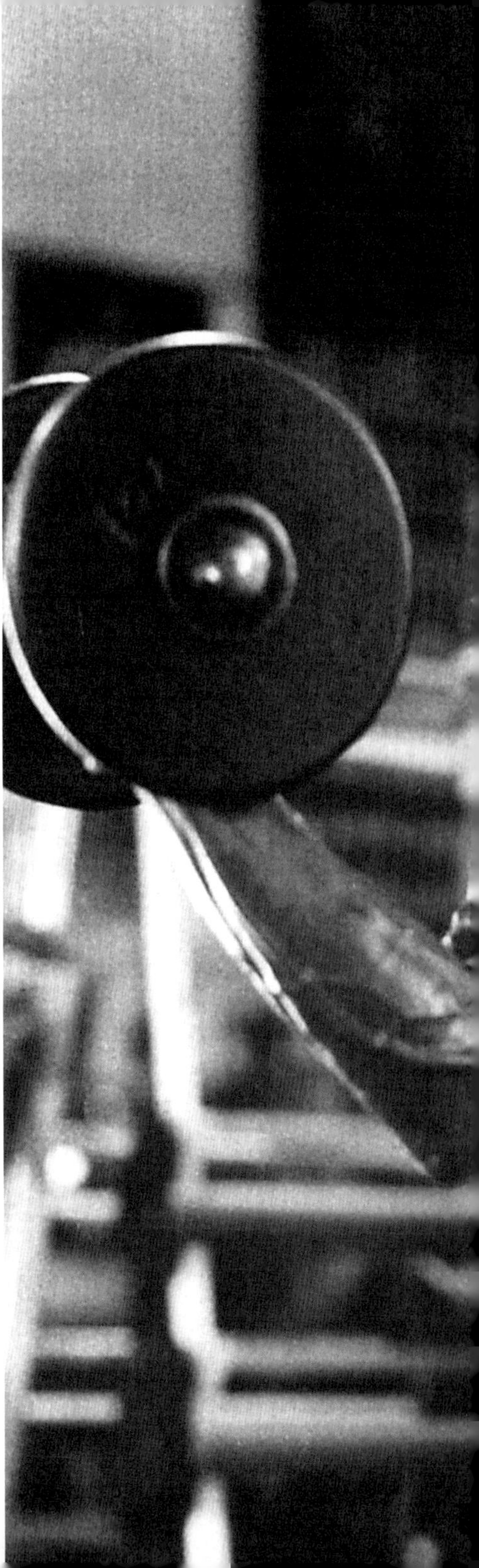

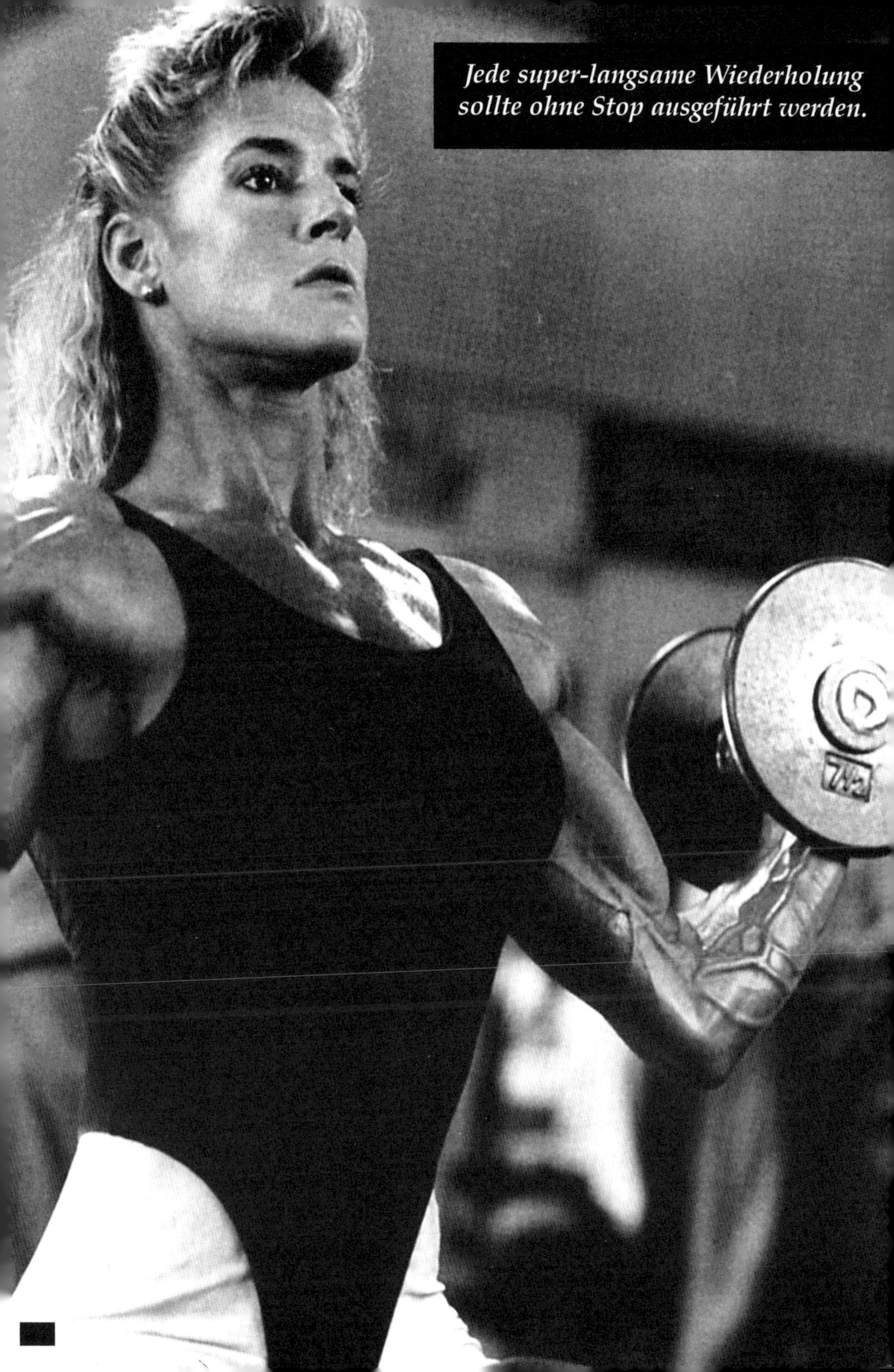

Jede super-langsame Wiederholung sollte ohne Stop ausgeführt werden.

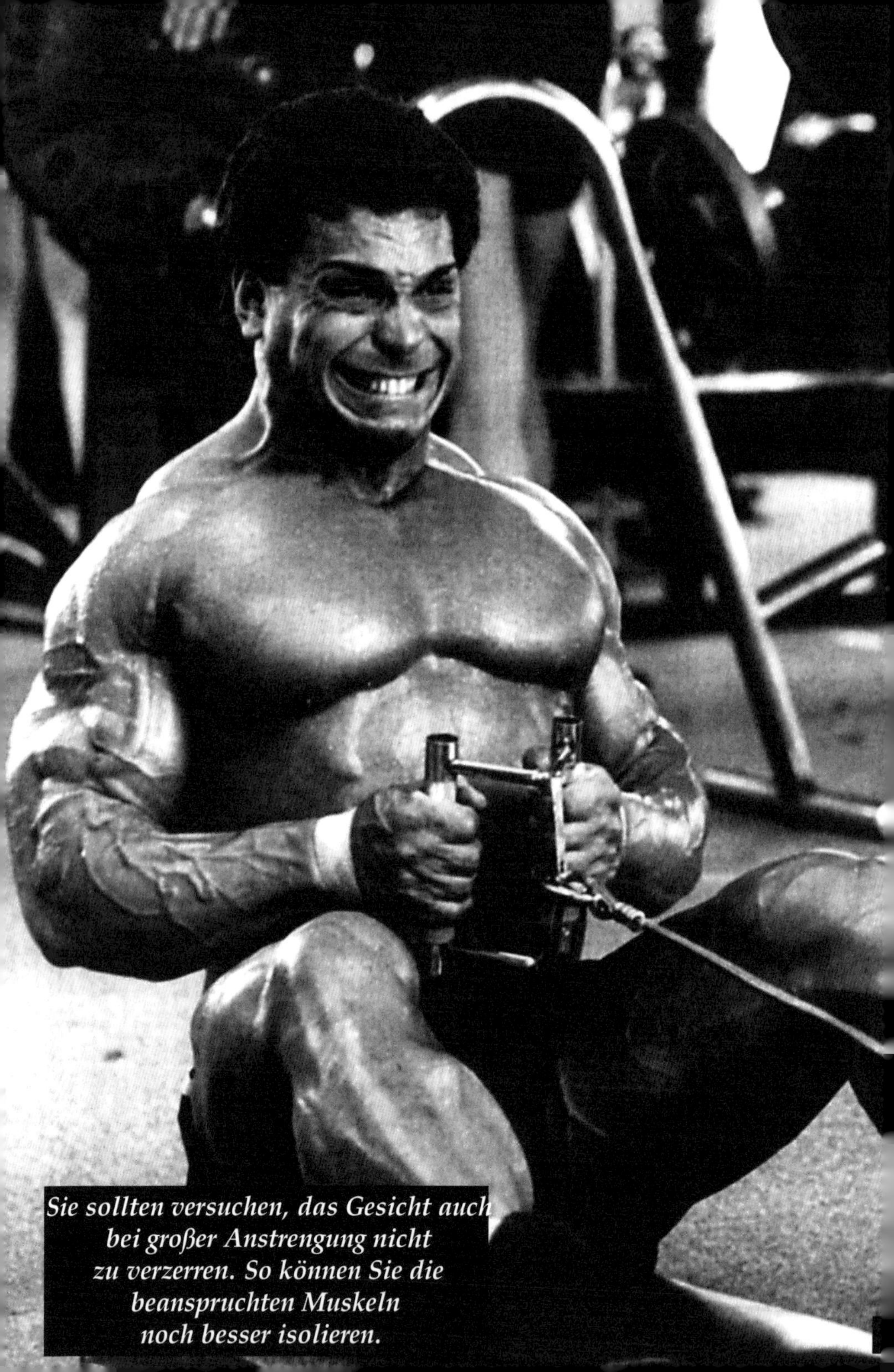

Sie sollten versuchen, das Gesicht auch bei großer Anstrengung nicht zu verzerren. So können Sie die beanspruchten Muskeln noch besser isolieren.

Eddie fühlte sich herausgefordert. Ich hatte ihm ein Beispiel genannt, daß er leicht nachvollziehen konnte. »Etwa so?«, antwortete er, während er einige kurze, schnelle Atemzüge vorführte. Bei diesem Anblick wäre selbst eine Horde Lamas neidisch geworden, und Hutch hätte einen neuen Freund gefunden. »Ja, das ist viel besser so«, sagte ich. »Das sieht sehr natürlich aus bei dir. Aber zwei Dinge solltest du ändern, Eddie: Behalte die Zunge im Mund und höre auf zu sabbern.«

Bei der nächsten Trainingseinheit zeigte Eddie, daß er die super-langsame Atemtechnik beherrschte. Mit Hilfe der verbesserten Atemtechnik und hochintensivem Training nahm er in den ersten zwei Wochen fast 4,5 Kilo zu. Kein schlechtes Ergebnis, oder? Lassen Sie uns seinen exakten Trainings- und Ernährungsplan untersuchen.

Ernährungsplan

Die Ernährung für den Masseaufbau ist nicht so kompliziert, wie es vielleicht auf den ersten Blick scheinen mag. Wenn Sie so groß und schwer sind wie Eddie, dann empfehle ich Ihnen, den Ernährungsplan für 4400 Kalorien pro Tag zu nutzen. Auf der nächsten Seite sind die vier Haupt-Nahrungsmittel-Gruppen und andere Nahrungsmittel aufgeführt. Die empfohlene Anzahl der Portionen pro Tag ist auf der rechten Seite vermerkt. In der Mitte markieren Kästchen die Anzahl der täglichen Portionen. (Welche Nahrungsmittel der jeweiligen Gruppe zugeordnet sind, erfahren Sie auch in Kapitel 7).

Kopieren Sie den Ernährungsplan vierzehnmal. So haben Sie für jeden Tag der ersten beiden Wochen einen Plan zur Hand. Kreuzen Sie täglich jede verzehrte Lebensmittel-Portion im Plan an. Wenn es Ihnen gelingt, alle Portionen für einen Tag zu markieren, dann haben Sie zwei wichtige Voraussetzungen erfüllt: Erstens werden Sie ziemlich sicher die für den Masse-Aufbau benö-

DR. ELLINGTON DARDEN'S Ernährungsplan

Woche 1 und 2 (4400 Kalorien pro Tag)

Datum:

Lebensmittel-Gruppen | **Portionen / Kalorien pro Tag**

Fleisch

[50g] [50g] [50g] [50g] [50g] [50g]

[50g]

Kalorienangabe ist ein Durchschnittswert, errechnet aus: Rind-, Kalbs-, Schweine- und Geflügelfleisch. 50g mageres Rindfleisch haben weniger Kalorien als 50g fettes Schweinefleisch. Doch bei einer Woche gemischter Fleischkost wird der Durchschnitt (7 x 560 kcal = 3920 kcal) erreicht. **7 / 560**

Milch

[175ml] [175ml] [175ml] [175ml] [175ml] [175ml]

[175ml]

Kalorienangabe ist ein Durchschnittswert, errechnet für Milch mit 1,5% Fettgehalt. Wenn Sie nur diese Milch trinken, wird er erreicht; doch selbst bei einer Woche gemischter Milchzufuhr (0,3%, 1,5%, 3,5% Fett) sollte der Durchschnitt (7 x 575 kcal = 4025 kcal) erreicht werden. **7 / 575**

Obst / Gemüse

[200g] [200g] [200g] [200g] [200g] [200g]

[200g] [200g] [200g] [200g] [200g] [200g]

[200g] [200g] [200g]

Kalorienangabe ist ein Durchschnittswert, errechnet aus: Broccoli, Grünkohl, Bohnen, Möhren, Apfel, Apfelsine, Banane und Erdbeeren. Bei einer Woche gemischter Obst-/Gemüsezufuhr wird der Durchschnitt (7 x 1230 kcal = 8610 kcal) erreicht. **15 / 1230**

Brot / Getreide

[30g] [30g] [30g] [30g] [30g] [30g]

[30g] [30g] [30g] [30g] [30g] [30g]

[30g] [30g] [30g]

Kalorienangabe ist ein Durchschnittswert, errechnet aus: Roggen-, Weizen- und Weißbrot, sowie Cornflakes und Früchtemüsli. Bei einer Woche gemischter Obst- /Gemüsezufuhr wird der Durchschnitt (7 x 1215 kcal = 8505 kcal) erreicht. **15 / 1215**

Andere Lebensmittel

[ ] [ ] [ ] [ ] [ ] [ ]

[ ] [ ] [ ]

Die restlichen 820 kcal können Sie mit Lebensmitteln Ihrer Wahl abdecken. Errech-Sie den Kaloriengehalt anhand einer Nährwerttabelle; verzichten Sie aber weitgehend auf zucker- und fetthaltige Lebensmittel **9 / 820**

Bei der Berechnung dieses Ernährungsplans wurden folgende Zahlen zugrunde gelegt: 100g Fleisch entsprechen ca 160 kcal; 100ml Milch (1,5% Fett) entsprechen ca 47 kcal; 100g Brot oder Getreide entsprechen ca 270 kcal und 100g Obst entsprechen ca 41 kcal. Der Kalorienwertwert für 100g wurde ermittelt, indem z.B. der Kaloriengehalt von 100g Rindfleisch (Steak), 100g Rind (Braten), 100g Kalbfleisch, 100g Schweinefleisch (mittelfett), 100g Hackfleisch, 100g Putenbrust und 100g Hähnchenbrust zusammengerechnet wurde und dann durch die Anzahl der Nahrungsmittel (7) geteilt. Das ergibt einen zuverlässigen Mittelwert (160 kcal/100g) für gemischte Fleischkost.

DR. ELLINGTON DARDEN'S Trainingsplan

Name

Woche 1 und 2: Training mit super-langsamen Wiederholungen

Übung	Datum / Körpergewicht	15.6	17.6	19.6	22.6	24.6	26.6
1. Kniebeuge	92						
2. Kurzhantel-Überzüge	109						
3. Kniebeuge							
4. Kurzhantel-Überzüge							
5. Beinstrecken	96		X		X		X
oder							
5. Beincurls	99	X		X		X	
6. Seitheben	105?						
x 7. Dips	125						
8. Klimmzüge							
9. Dips, negativ	125						
10. Klimmzüge, negativ							

Anmerkung: Die mit geschweiften Klammern verbundenen Übungen werden als Supersatz ohne Pause ausgeführt.

tigten 4400 Kalorien verzehrt haben. Zweitens haben Sie die zugeführten Kalorien in einem ausgewogenen Verhältnis an Kohlenhydraten (50–60 Prozent), Fett (25–30 Prozent) und Eiweiß (12–15 Prozent) aufgenommen.

In Kapitel 10 und 11 sind die Ernährungspläne auf 4600 bzw. 4800 Kalorien pro Tag erweitert. Gehen Sie vor wie in diesem Kapitel beschrieben.

Trainingsplan Woche 1 und 2

Die Reihenfolge der Übungen ist auf dem Trainingsplan vermerkt. In Kapitel 6 sind die Übungen ausführlich beschrieben worden. An dieser Stelle will ich die Durchführung der Übungen noch einmal kurz erläutern.

1. Kniebeugen

Es gibt keinen Zweifel daran, daß super-langsame Kniebeugen Ihr Blut in Wallung bringen. Atmen Sie richtig und erzwingen Sie jede mögliche Wiederholung! Führen Sie die Überzüge direkt danach aus.

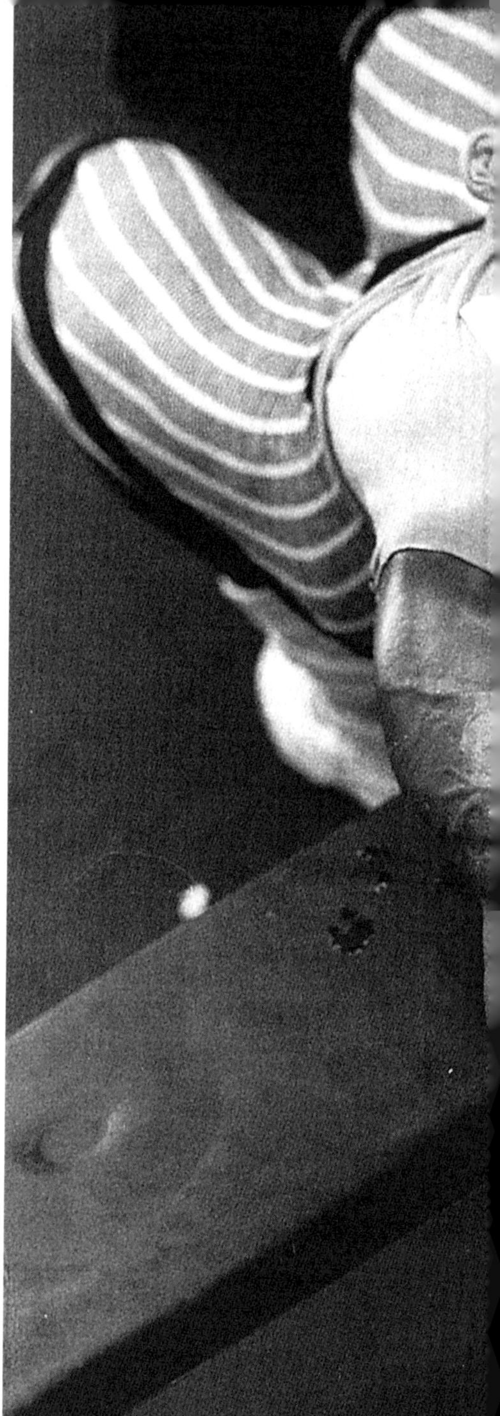

Überzüge, quer auf einer Bank liegend, belasten Brustkorb und Latissimus besonders intensiv.

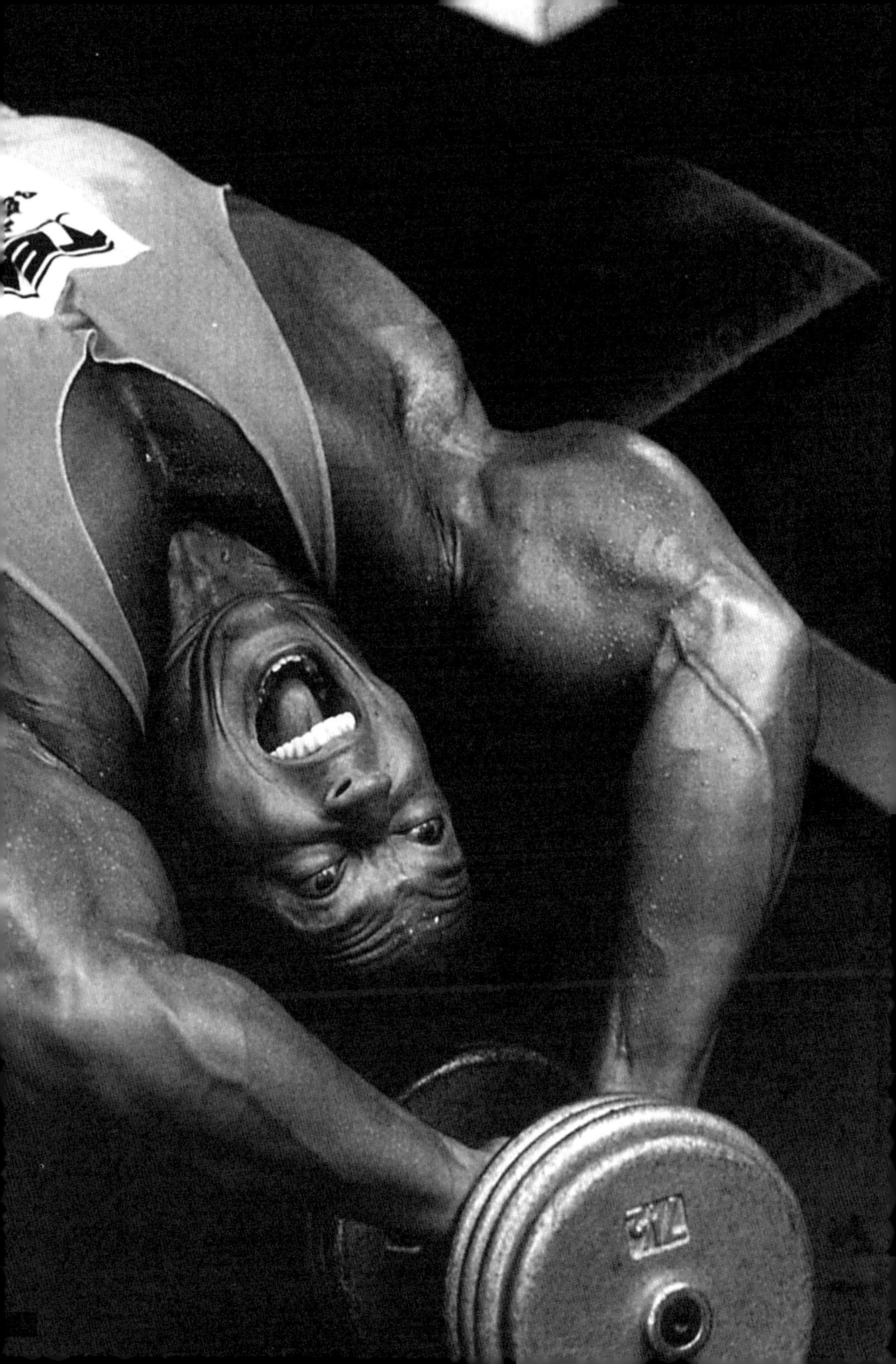

2. Kurzhantel-Überzüge

Versuchen Sie, bei jeder Wiederholung eine maximale Dehnung Ihres Brustkorbs und des Latissimus Dorsi zu erzielen. Pausieren Sie danach für mindestens eine Minute, bevor Sie mit dem zweiten Satz Kniebeugen beginnen.

3. Kniebeugen

Benutzen Sie dasselbe Gewicht wie für Ihren ersten Satz. Versuchen Sie, in beiden Sätzen gleich viele Wiederholungen auszuführen. Legen Sie die Hantel nach Ihrer letzten Wiederholung im Kniebeugenständer ab, legen Sie sich quer über eine Bank und beginnen Sie sofort mit den Überzügen.

4. Kurzhantel-Überzüge

Sie werden sicher bei den Überzügen atmen wie ein Güterzug. Und das ist gut so. Das soll aber keine Entschuldigung dafür sein, die Intensität oder gar die Anzahl der Wiederholungen zu reduzieren. Trinken Sie im Anschluß an den zweiten Satz einen großen Schluck Wasser, ge-

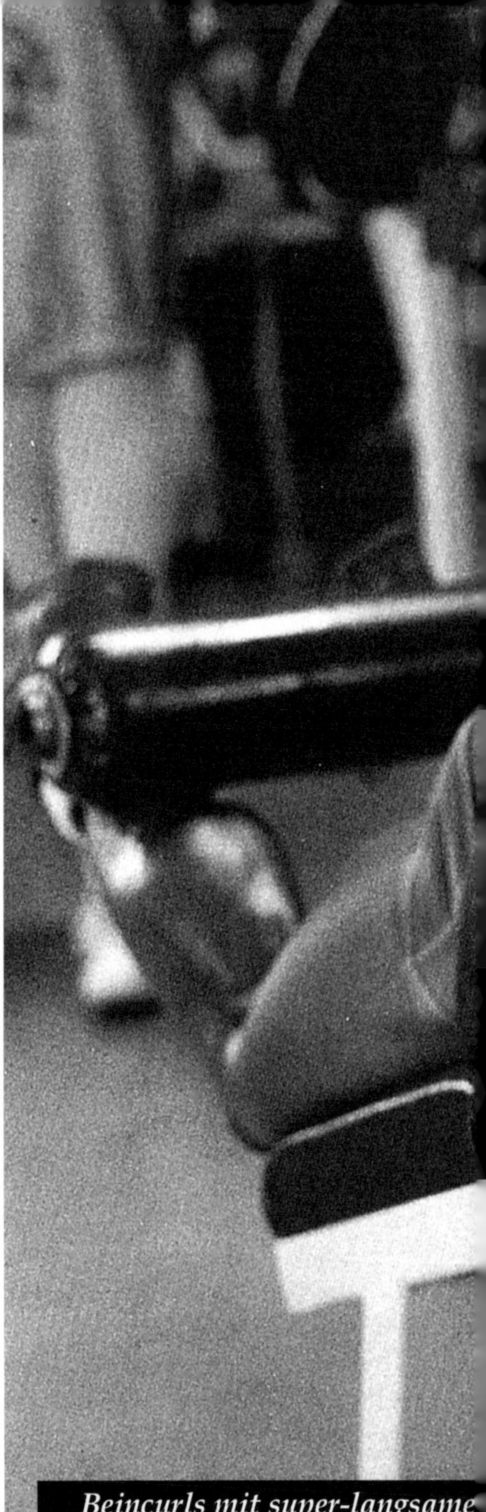

Beincurls mit super-langsame
Wiederholungen sind ein Erlebı

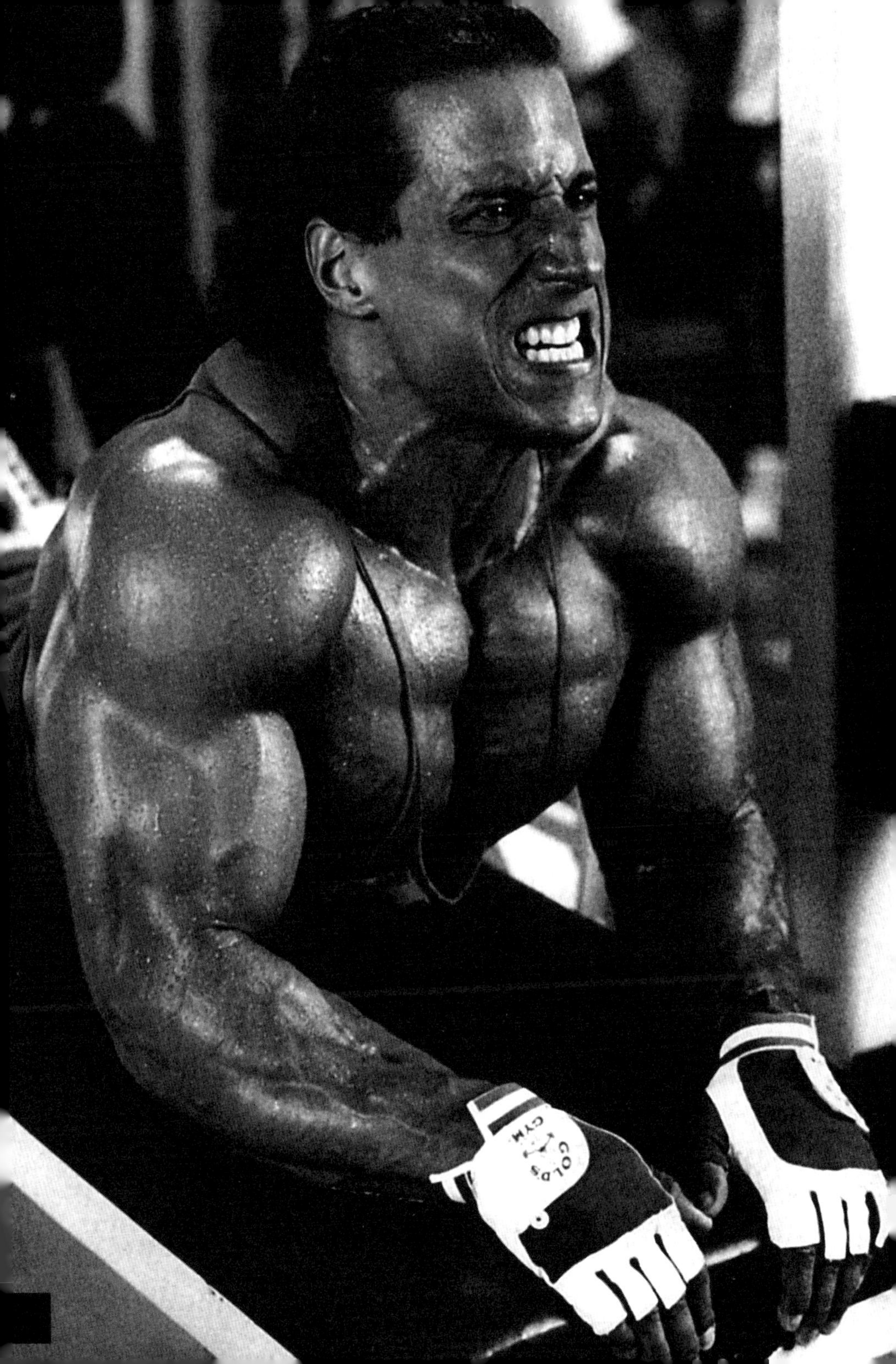
GOLD'S GYM

hen Sie für etwa zwei Minuten umher und versuchen Sie, sich so gut wie möglich zu erholen.

5. Beinstrecken oder Beincurls

Beinstrecken und Beincurls werden im Wechsel ausgeführt, aber nicht zusammen in einer Trainingseinheit. Trainieren Sie Beinstrecken am Montag und Beincurls am Mittwoch. Das sorgt für Abwechslung.

6. Seitheben

Achten Sie darauf, daß die Arme während dieser großartigen Schulterübung die ganze Zeit über vollständig gestreckt bleiben.

7. Dips

Super-langsame Dips sind wirklich eine Herausforderung.
Versuchen Sie trotzdem, jede Wiederholung ohne Schwung auszuführen.

8. Klimmzüge

Wenn Dips schon eine große Herausforderung darstellen, dann werden Ihnen super-langsame Klimmzüge zunächst als unlösbare Aufgabe erscheinen. Vergessen Sie dabei nicht: Die Aufwärtsbewegung dauert 10 Sekunden, die Abwärtsbewegung 5 Sekunden.

9. Dips, negativ

Steigen Sie schnell in die Ausgangsposition und lassen Sie sich langsam und kontrolliert herabsinken. Sie sollten bei dieser Übung acht saubere Wiederholungen schaffen.

10. Klimmzüge, negativ

Nach acht negativen Klimmzügen werden Sie einen großartigen Pump im gesamten Oberkörper spüren.

Trainieren Sie mit einem Trainingspartner

Auf den ersten Blick mögen zehn super-langsame Übungen mit je einem Satz nicht besonders anstrengend erscheinen. Wenn Sie die Übungen aber korrekt ausführen, werden Sie schnell vom Gegenteil überzeugt sein. Der zweite Satz Kniebeugen wird Ihnen das Gefühl geben, als hätten Sie gerade Ihr Auto zwei Kilometer geschoben - und zwar bergauf.

Spätestens jetzt sollten Sie einsehen, daß ein Trainingspartner (oder Trainer) in der Anfangsphase des super-langsamen Trainings eine willkommene Hilfe sein kann. Mit seiner Unterstützung können Sie sich voll auf die korrekte Ausführung einer Übung konzentrieren und gleichzeitig hochintensiv trainieren. Versuchen Sie unbedingt, einen Freund oder einen Bekannten dafür zu gewinnen; vielleicht können Sie sogar gemeinsam trainieren. Die Ergebnisse des Trainings zu zweit werden Sie voll zufriedenstellen, das garantiere ich Ihnen.

*

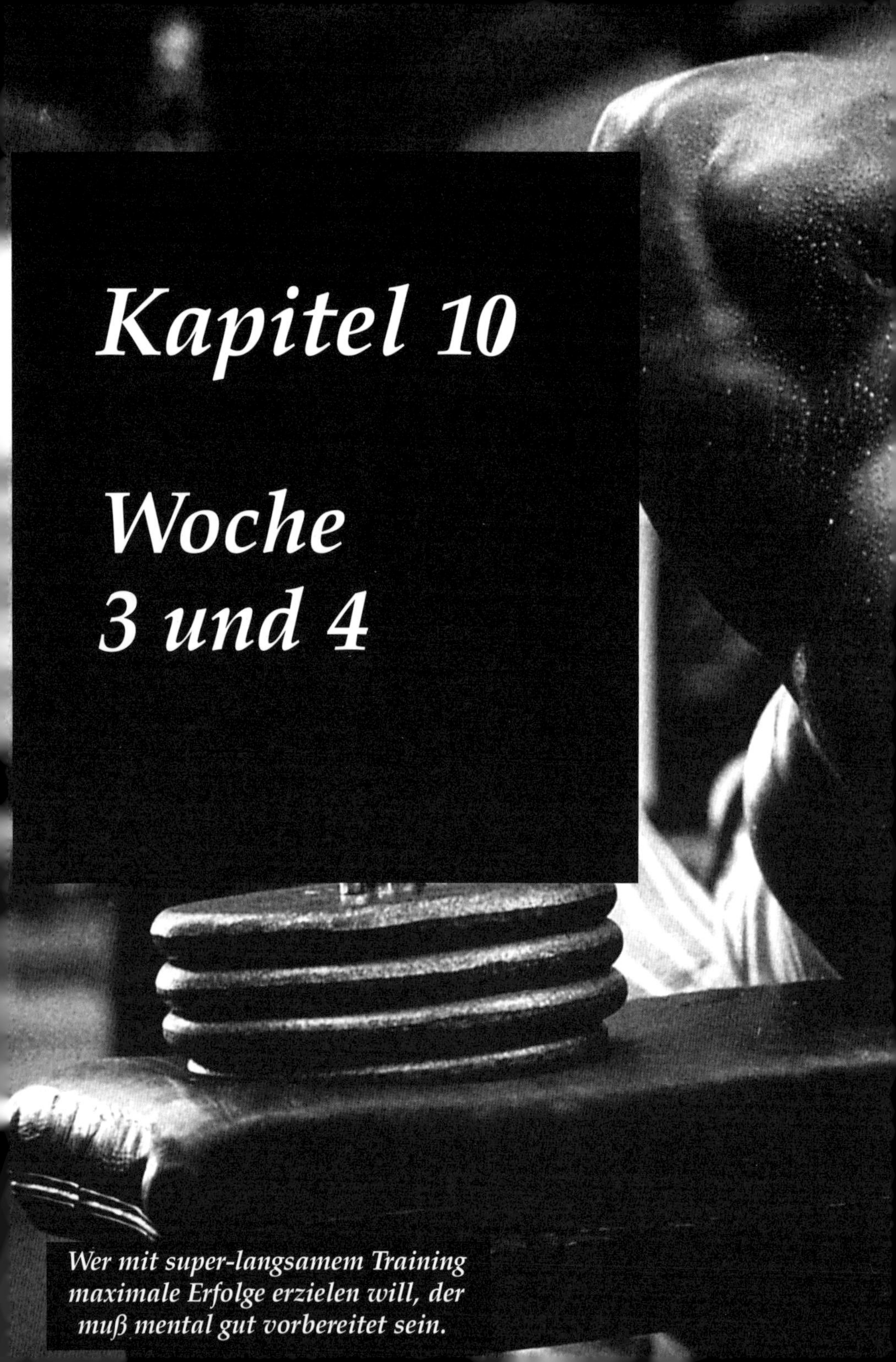

Kapitel 10

Woche 3 und 4

Wer mit super-langsamem Training maximale Erfolge erzielen will, der muß mental gut vorbereitet sein.

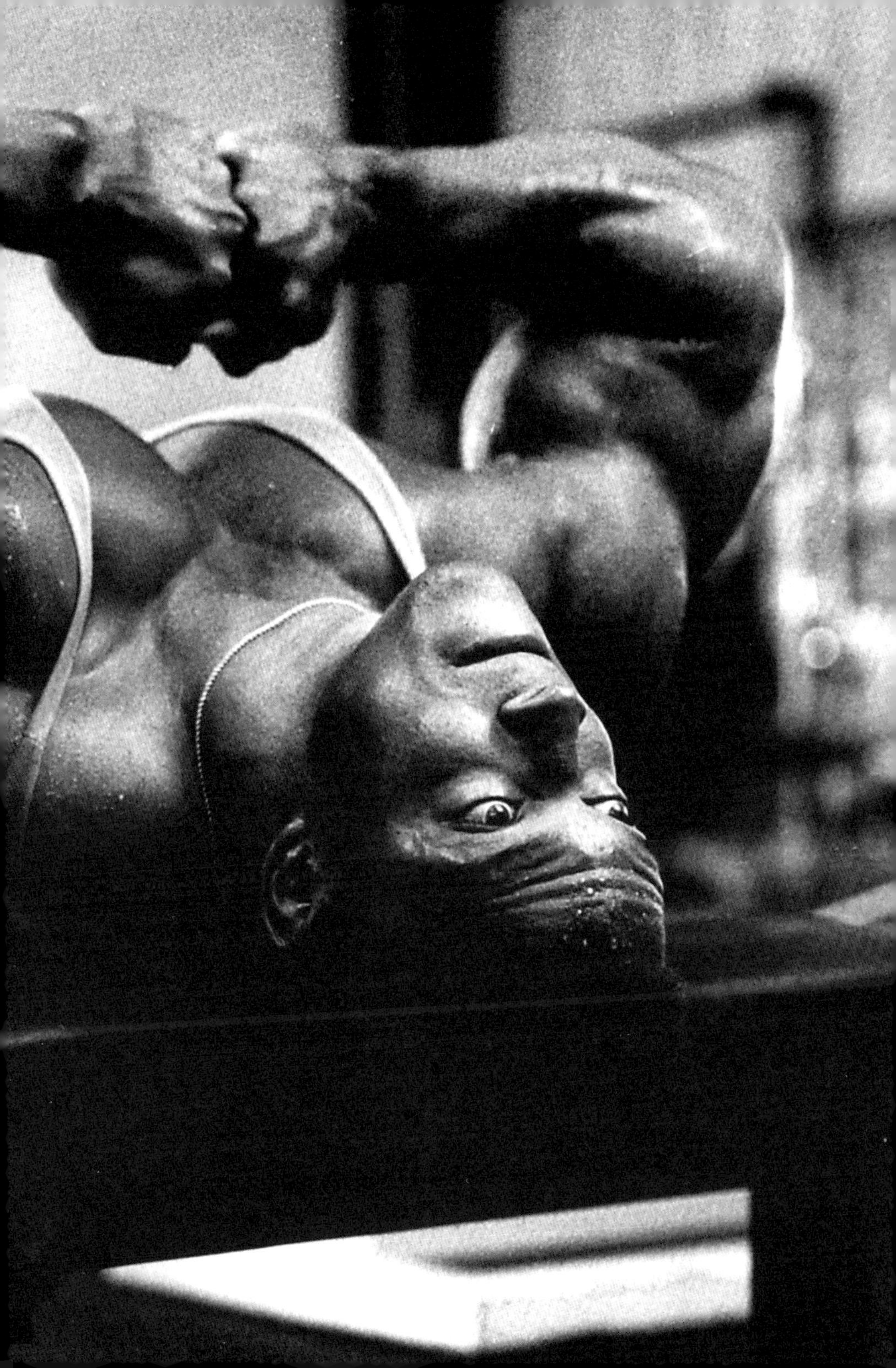

Eddies Unterkörper sprach viel besser auf das Training an als sein Oberkörper. Der Grund dafür war der ungeheure Wachstumsschub, der durch die super-langsamen Kniebeugen ausgelöst wurde. Aus diesem Grund entschieden wir uns, Kniebeugen und auch die Überzüge während der Wochen 3 und 4 nicht mehr zu Beginn, sondern erst am Ende der Trainingseinheit auszuführen.

Die Anzahl der Sätze wurde von zwei auf einen reduziert. Zusätzlich nahmen wir einige neue Übungen in das Programm auf. Die Gesamtzahl der Sätze pro Trainingseinheit blieb allerdings unverändert bei 10.

In den Wochen 3 und 4 wurde Eddies Kalorienzufuhr um 200 Kalorien auf 4600 Kalorien pro Tag erhöht. Der genaue Trainings- und Ernährungsplan sah folgendermaßen aus:

Trainingsplan Woche 3 und 4

1. Klimmzüge, negativ

Am Anfang einer Trainingseinheit haben Sie mehr Kraft und Energie für negative Klimmzüge

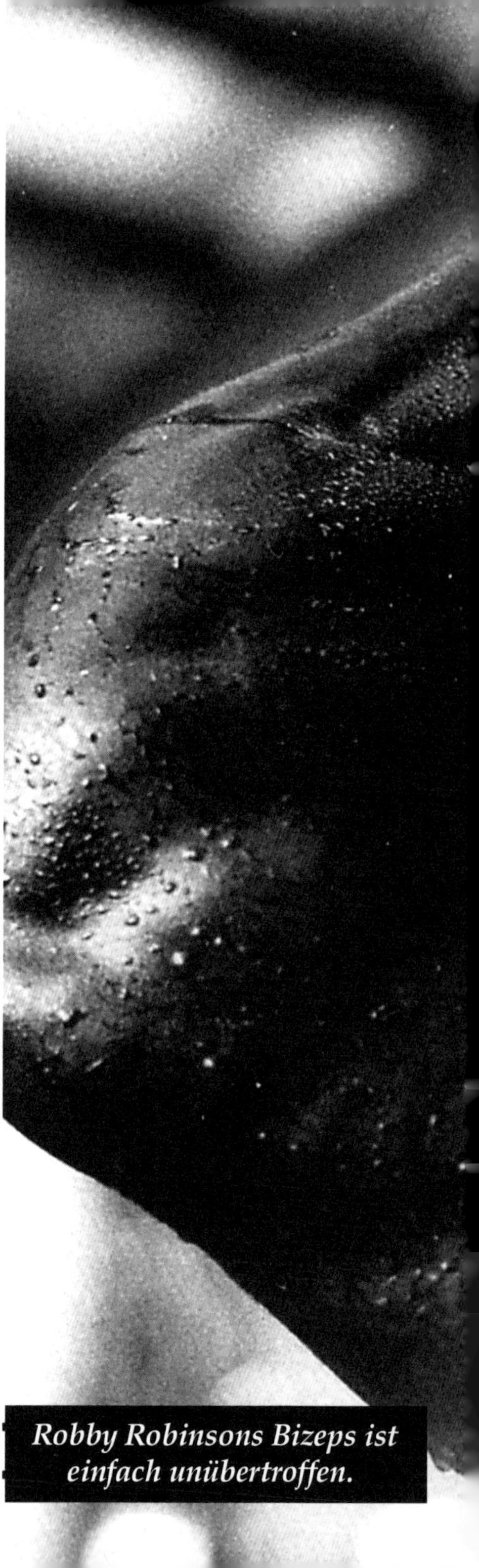

Robby Robinsons Bizeps ist einfach unübertroffen.

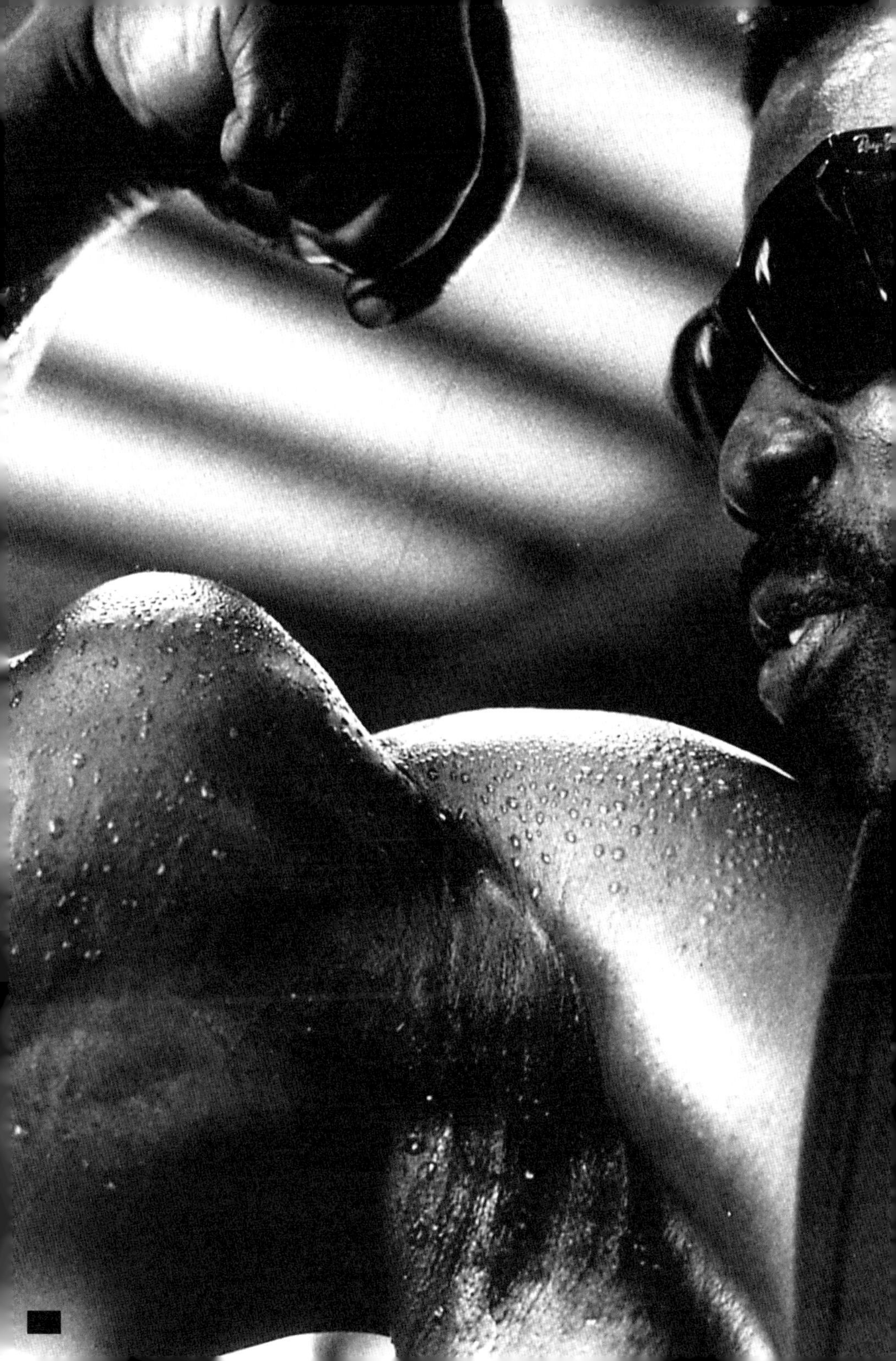

DR. ELLINGTON DARDEN'S Ernährungsplan

Woche 3 und 4 (4600 Kalorien pro Tag)

Datum:

Lebensmittel-Gruppen | **Portionen / Kalorien pro Tag**

Lebensmittel-Gruppen							Portionen / Kalorien pro Tag
Fleisch	50g	50g	50g	50g	50g	50g	
	50g	50g	Kalorienangabe ist ein Durchschnittswert, errechnet aus Rind-, Kalbs-, Schweine- und Geflügelfleisch. Bei einer Woche gemischter Fleischkost wird der Durchschnitt (7 x 640 kcal = 4480 kcal) erreicht.				**8 / 640**
Milch	175ml	175ml	175ml	175ml	175ml	175ml	
	175ml	175ml	Kalorienangabe ist ein Durchschnittswert, errechnet für Milch mit 1,5% Fettgehalt. Selbst nach einer Woche gemischter Milchzufuhr (0,3%, 1,5%, 3,5% Fett) sollte der Durchschnitt (7 x 660 kcal = 4620 kcal) erreicht werden.				**8 / 660**
Obst / Gemüse	200g	200g	200g	200g	200g	200g	
	200g	200g	200g	200g	200g	200g	
	200g	200g	200g	Kalorienangabe ist ein Durchschnittswert, errechnet aus Broccoli, Grünkohl, Bohnen, Möhren, Apfel, Apfelsine, Banane und Erdbeeren. Bei einer Woche gemischter Obst- /Gemüsezufuhr wird der Durchschnitt (7 x 1230 kcal = 8610 kcal) erreicht.			**15 / 1230**
Getreide	30g	30g	30g	30g	30g	30g	
	30g	30g	30g	30g	30g	30g	
	30g	30g	30g	Kalorienangabe ist ein Durchschnittswert, errechnet aus Roggen-, Weizen- und Weißbrot, sowie Cornflakes und Früchtemüsli. Bei einer Woche gemischter Obst- /Gemüsezufuhr wird der Durchschnitt (7 x 1215 kcal = 8505 kcal) erreicht.			**15 / 1215**
Andere Lebensmittel							
					Die restlichen 855 kcal können Sie mit Lebensmitteln Ihrer Wahl abdecken. Errechnen Sie den Kaloriengehalt mit einer Nährwerttabelle.		**10 / 855**

Zur Berechnung der Kalorien-Durchschnittswerte sehen Sie an dieser Stelle im Ernährungsplan von Kap. 9 nach.

DR. ELLINGTON DARDEN'S Trainingsplan

Name

Woche 3 und 4: Training mit super-langsamen Wiederholungen

Übung						
Datum						
Körpergewicht						
1. Klimmzüge, negativ						
2. Dips, negativ						
3. Seitheben	X		X		X	
oder						
3. Rudern, vorgebeugt 109		X		X		X
4. Fliegende Bewegungen 115						
5. Wadenheben, stehend 101						
6. Beinstrecken	X		X		X	
oder						
6. Beincurls		X		X		X
7. Langhantelcurls 120						
8. Kurzhantel-Trizepsdrücken 124						
9. { Kniebeugen						
10. { Kurzhantel-Überzüge						

Anmerkung: Die mit geschweiften Klammern verbundenen Übungen werden als Supersatz ohne Pause ausgeführt.

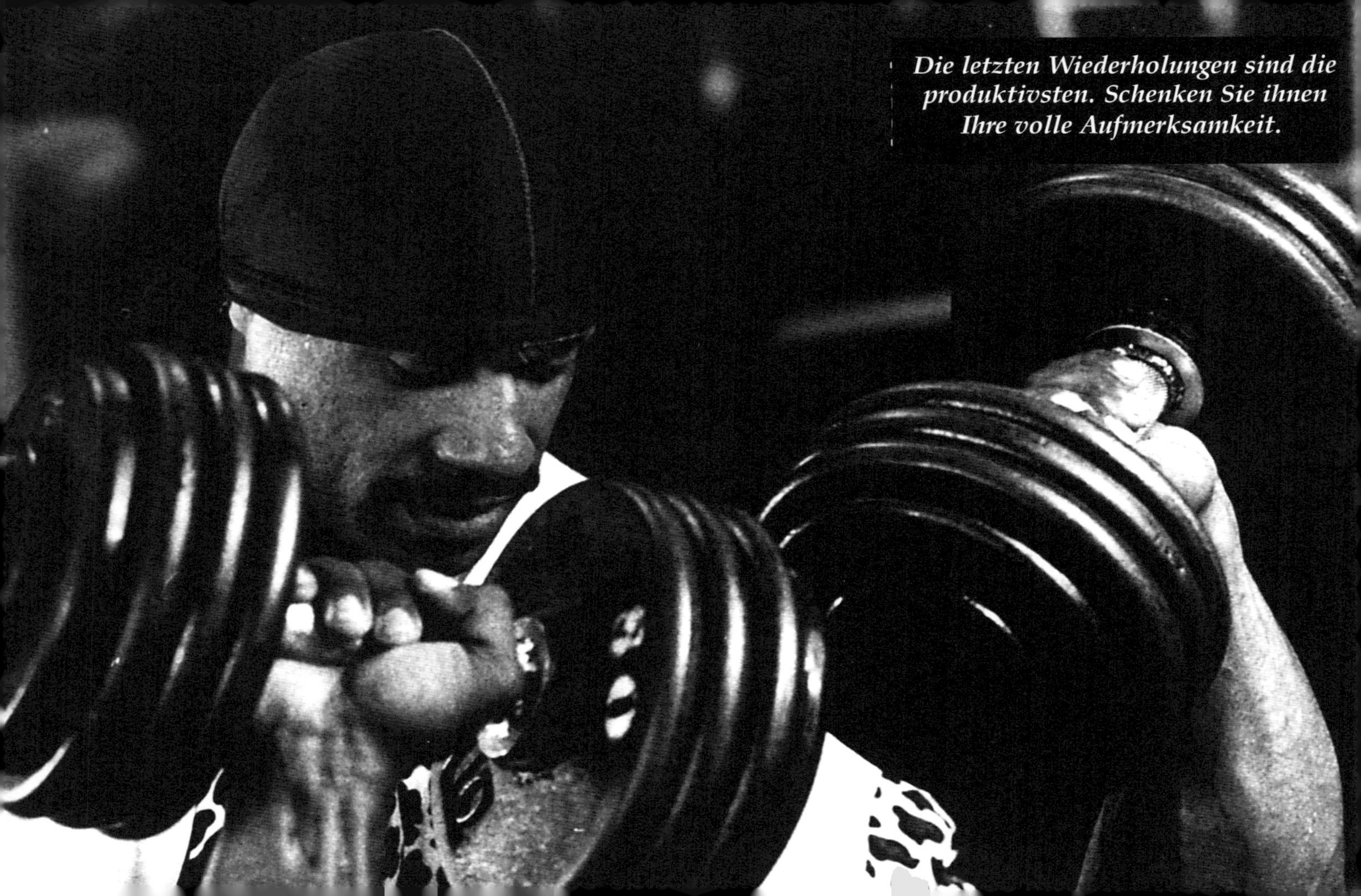

Die letzten Wiederholungen sind die produktivsten. Schenken Sie ihnen Ihre volle Aufmerksamkeit.

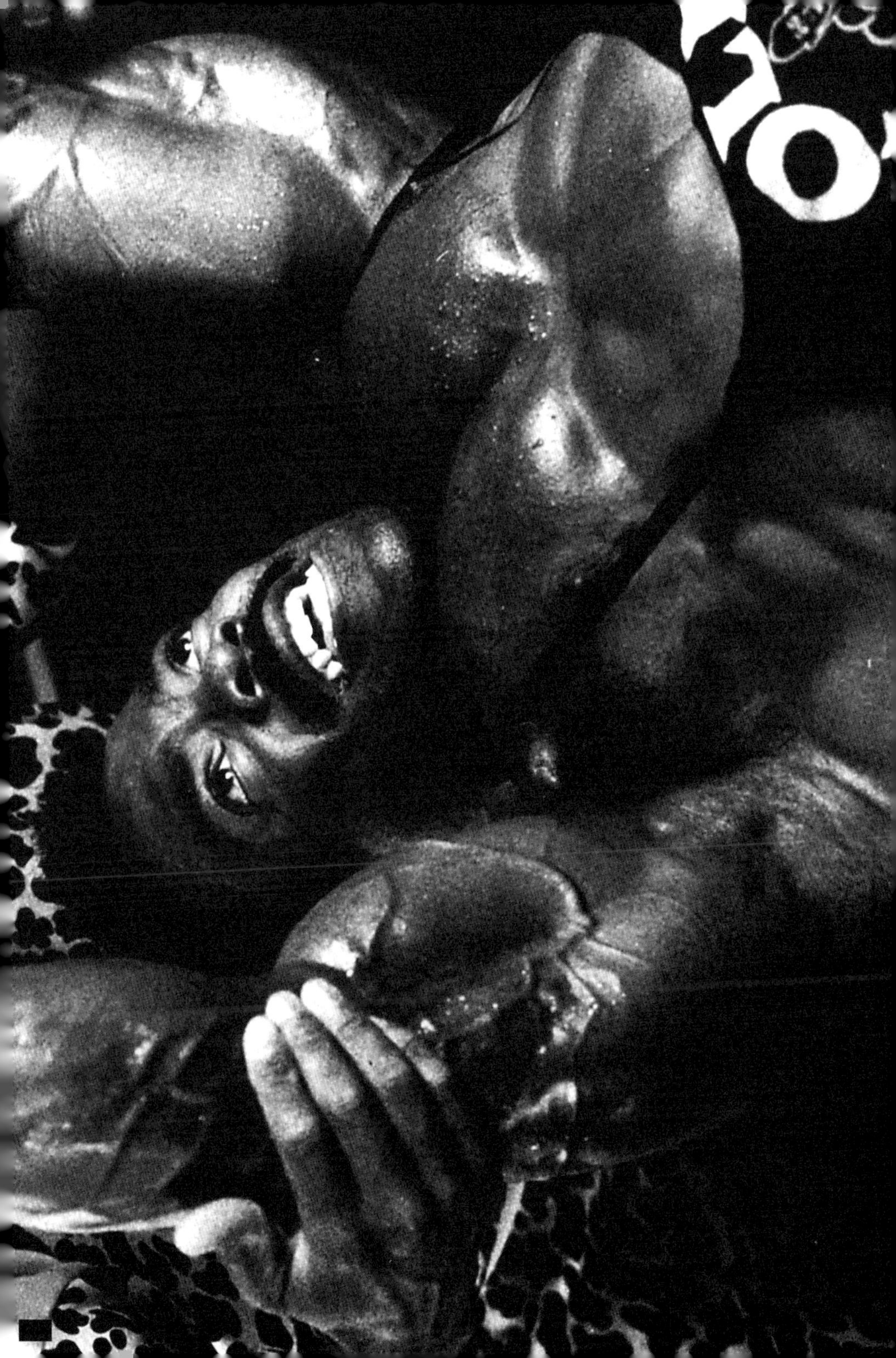

und können entsprechend intensiver trainieren. Vielleicht können Sie sogar ein Zusatzgewicht verwenden, indem Sie einen sog. Dip-Gürtel umlegen, der eine Hantelscheibe hält.

2. Dips, negativ
Die meisten Bodybuilder sind bei negativen Dips etwa 10 Prozent stärker als in negativen Klimmzügen. Versuchen Sie also, bei den Dips mehr Gewicht aufzulegen als im vorangegangenen Satz.

3. Seitheben oder Rudern, vorgebeugt
Wechseln Sie ab: Trainieren Sie Rudern vorgebeugt in der einen Trainingseinheit und Seitheben in der anderen. Das sorgt für Abwechslung.

4. Fliegende Bewegungen
Konzentrieren Sie sich darauf, beide Hanteln gleichzeitig anzuheben und abzusenken.

5. Wadenheben, stehend
Führen Sie jede Wiederholung über den vollen Bewegungs-

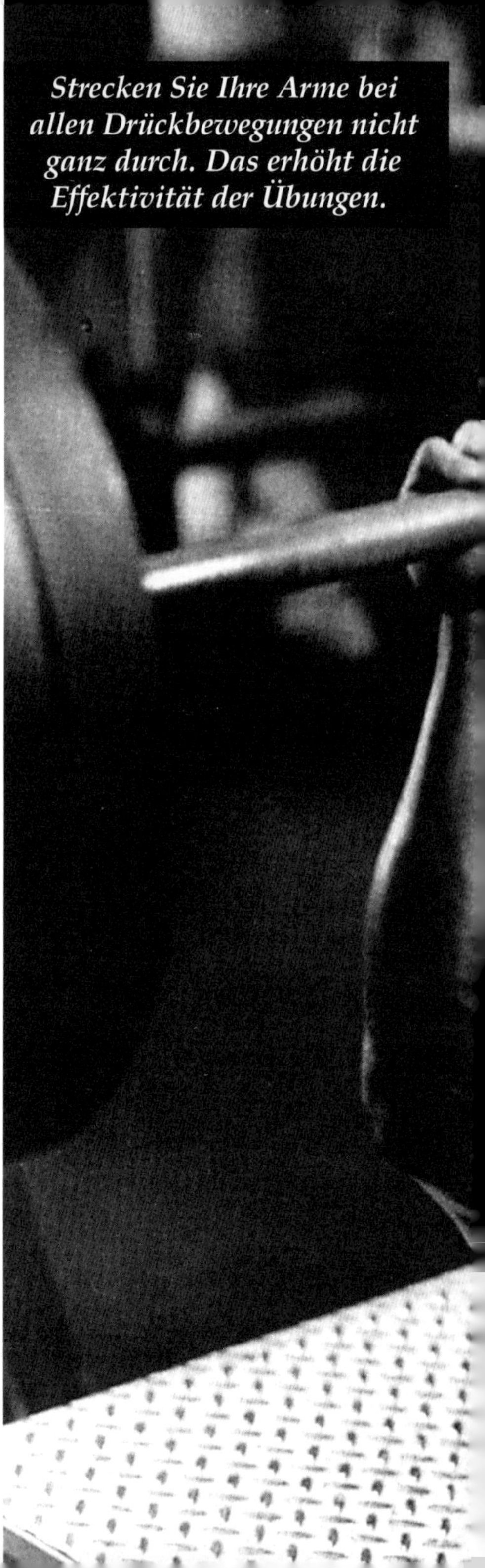

Strecken Sie Ihre Arme bei allen Drückbewegungen nicht ganz durch. Das erhöht die Effektivität der Übungen.

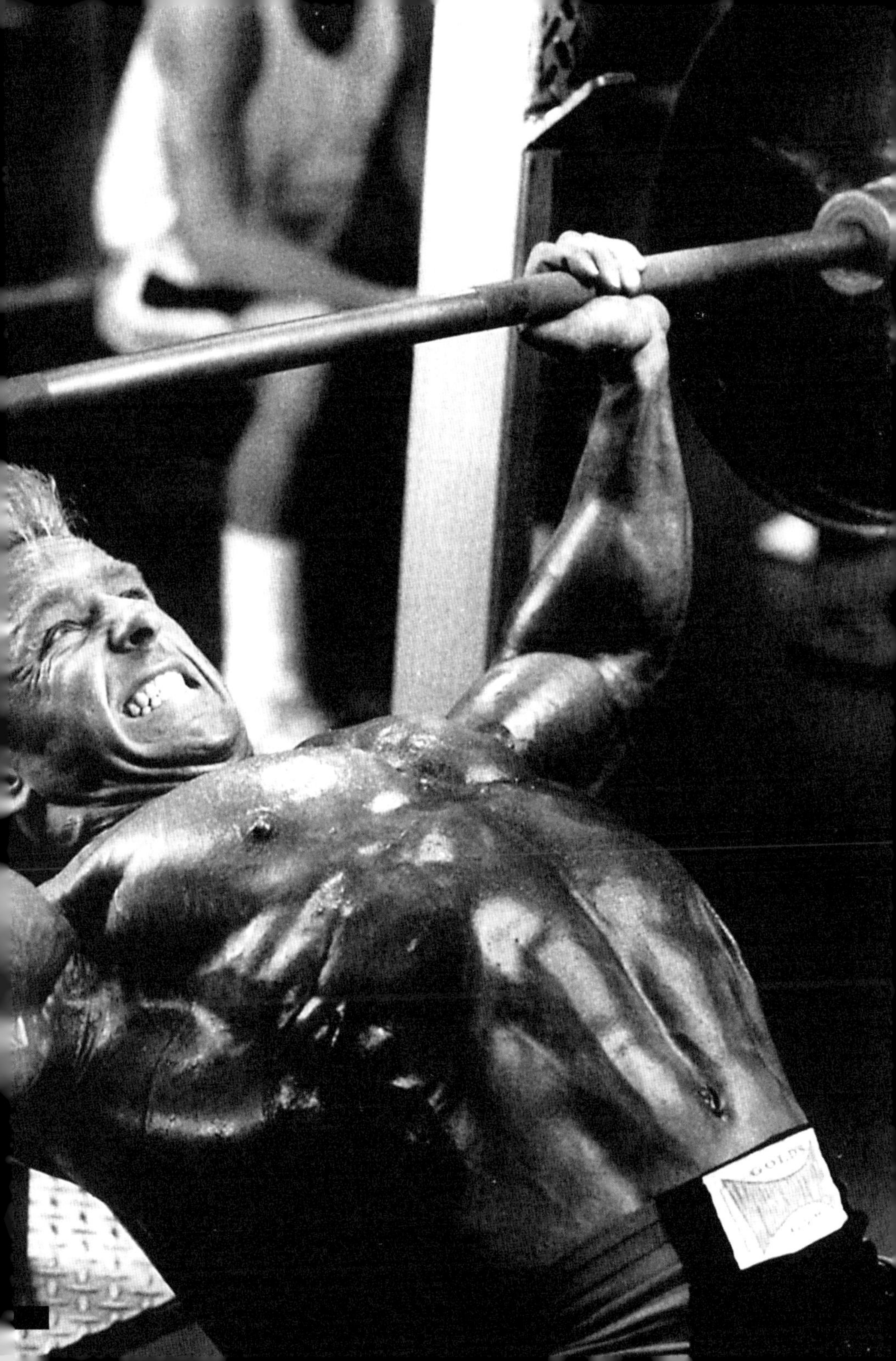
GOLDS

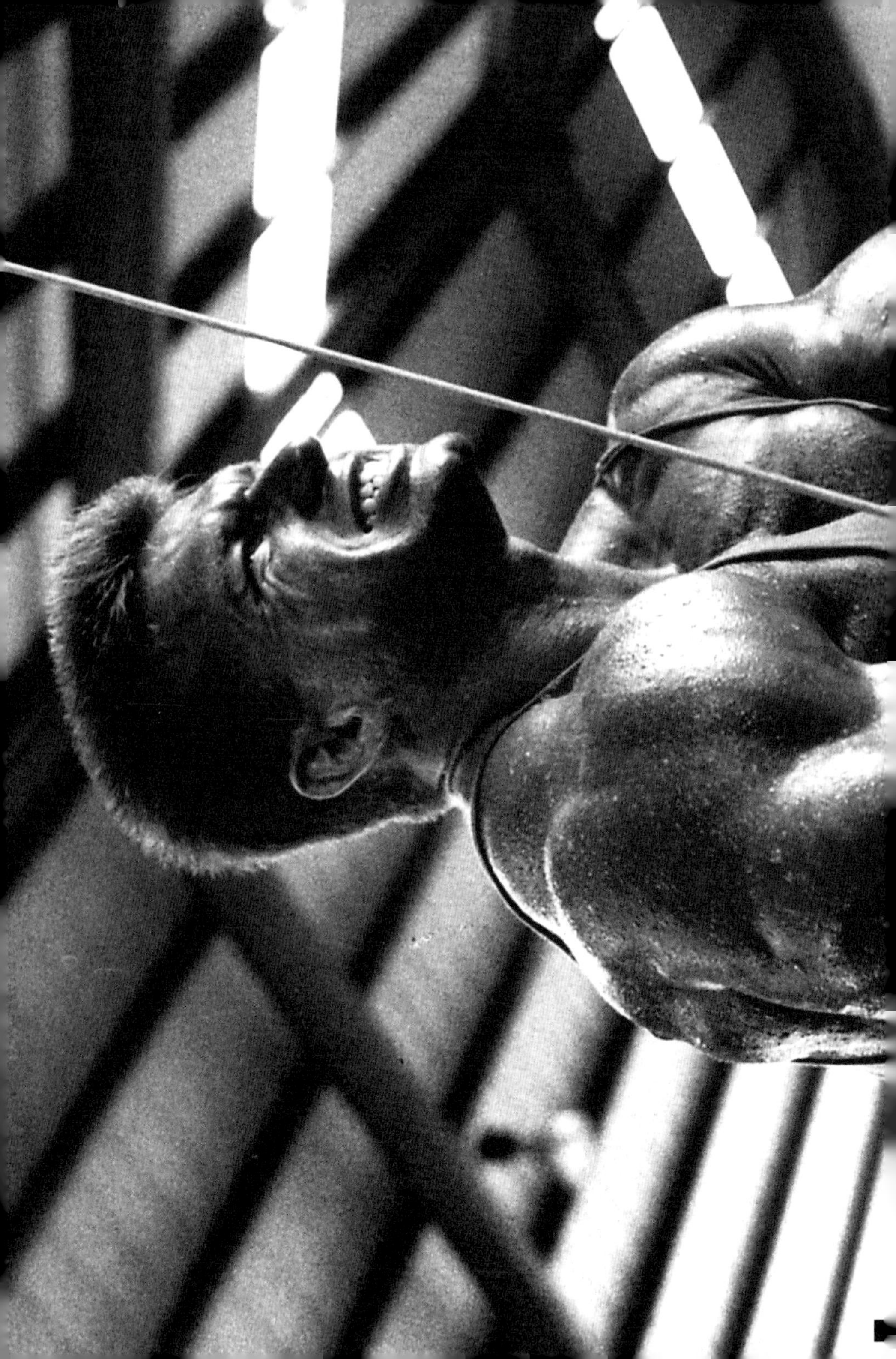

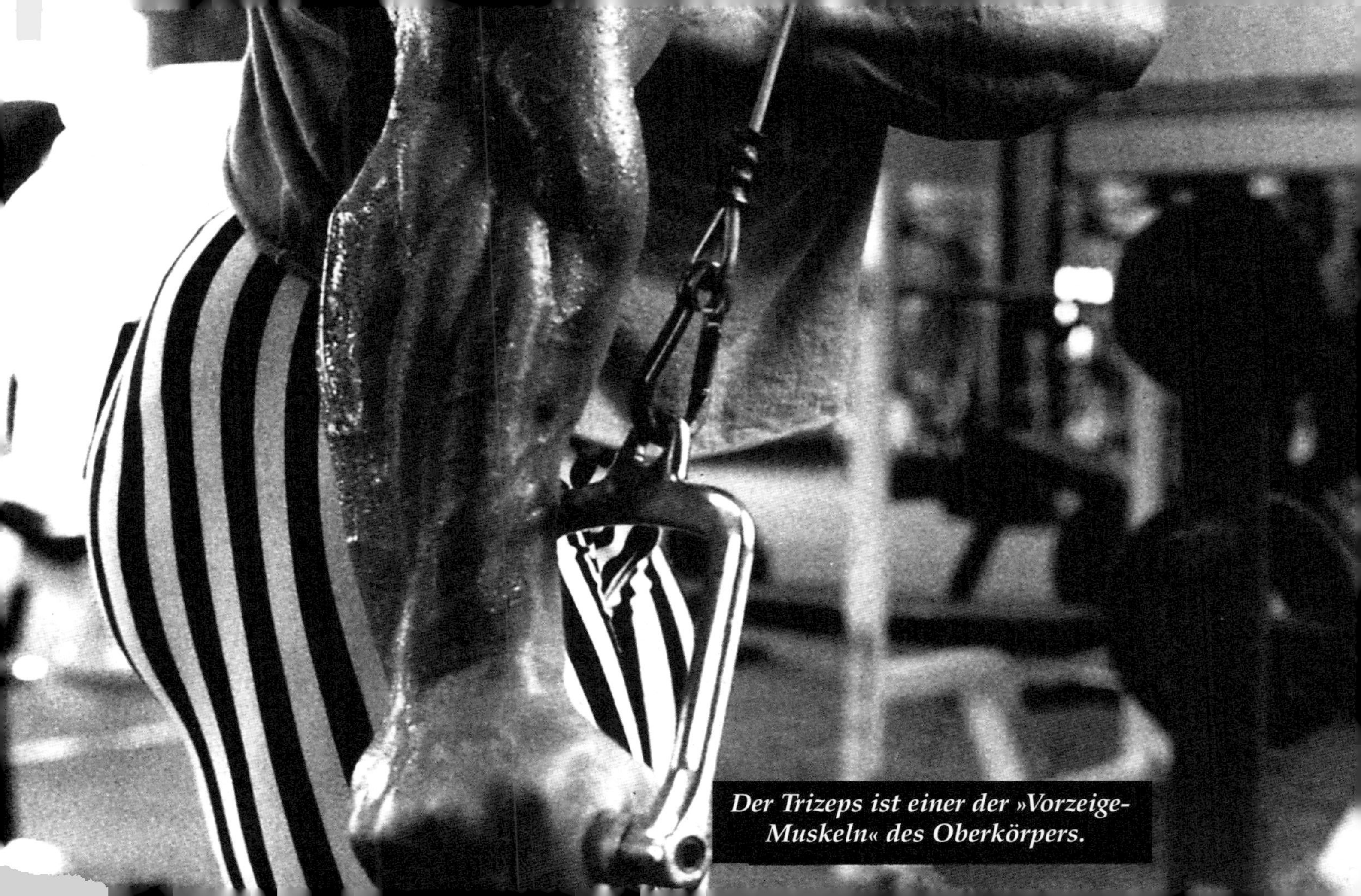

Der Trizeps ist einer der »Vorzeige-Muskeln« des Oberkörpers.

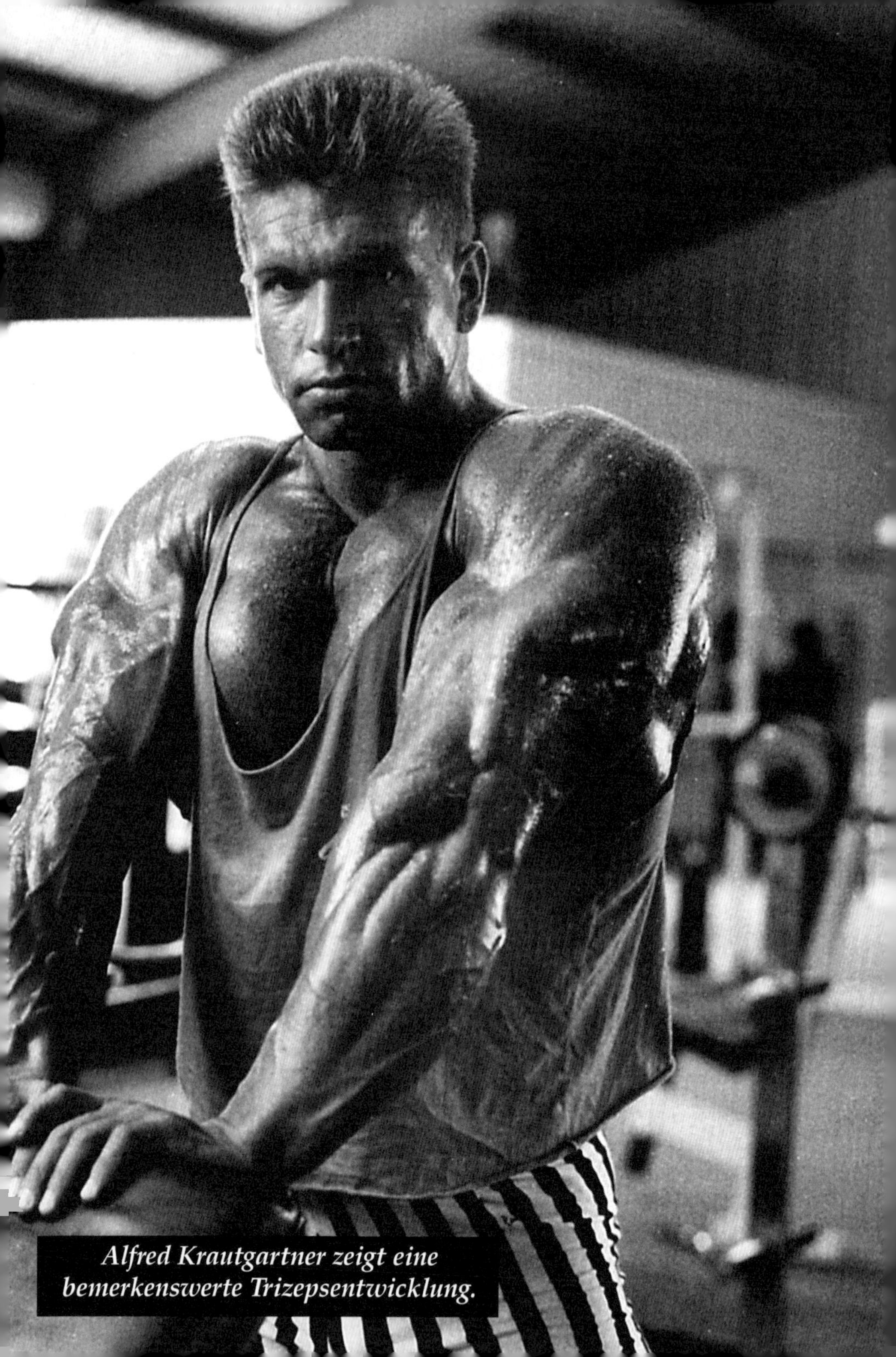

Alfred Krautgartner zeigt eine bemerkenswerte Trizepsentwicklung.

spielraum aus und halten Sie die Knie während der gesamten Bewegung durchgedrückt.

6. Beinstrecken oder Beincurls

Trainieren Sie beide Übungen abwechselnd: Beincurls in der einen Trainingseinheit und Beinstrecken in der anderen.

7. Langhantelcurls

Bewegen Sie Ihre Ellbogen nicht, dann werden Sie diese Übung intensiv in Ihren Bizepsen spüren.

8. Kurzhantel-Trizepsdrücken

Die Position des Ellbogens ist sehr wichtig für das Trizeps-Training. Halten Sie Ihren Oberarm senkrecht und die Ellbogen nah am Kopf.

9. Kniebeugen

Auch wenn Sie Kniebeugen nun zum Ende der Trainingseinheit ausführen, sollten Sie versuchen, ebensoviel Gewicht wie in der vergangenen Woche zu verwenden.

10. Kurzhantel-Überzüge

Trainieren Sie Überzüge direkt im Anschluß an die Kniebeugen. Konzentrieren Sie sich dabei auf Ihre Atmung.

Ausreichend Kohlenhydrate nach dem Training

Eddie verzehrte unmittelbar nach dem Training Kohlenhydrate und Protein; so konnte er seinen Masseaufbau beschleunigen. Dazu bereitete er einen Shake aus zwei Bananen und einem halben Liter Kakao im Mixer zu, den er immer in einem Zug leerte. Es scheint, daß die erschöpften Muskeln in den ersten 30 Minuten nach dem Training besonders empfänglich für Kohlenhydrate

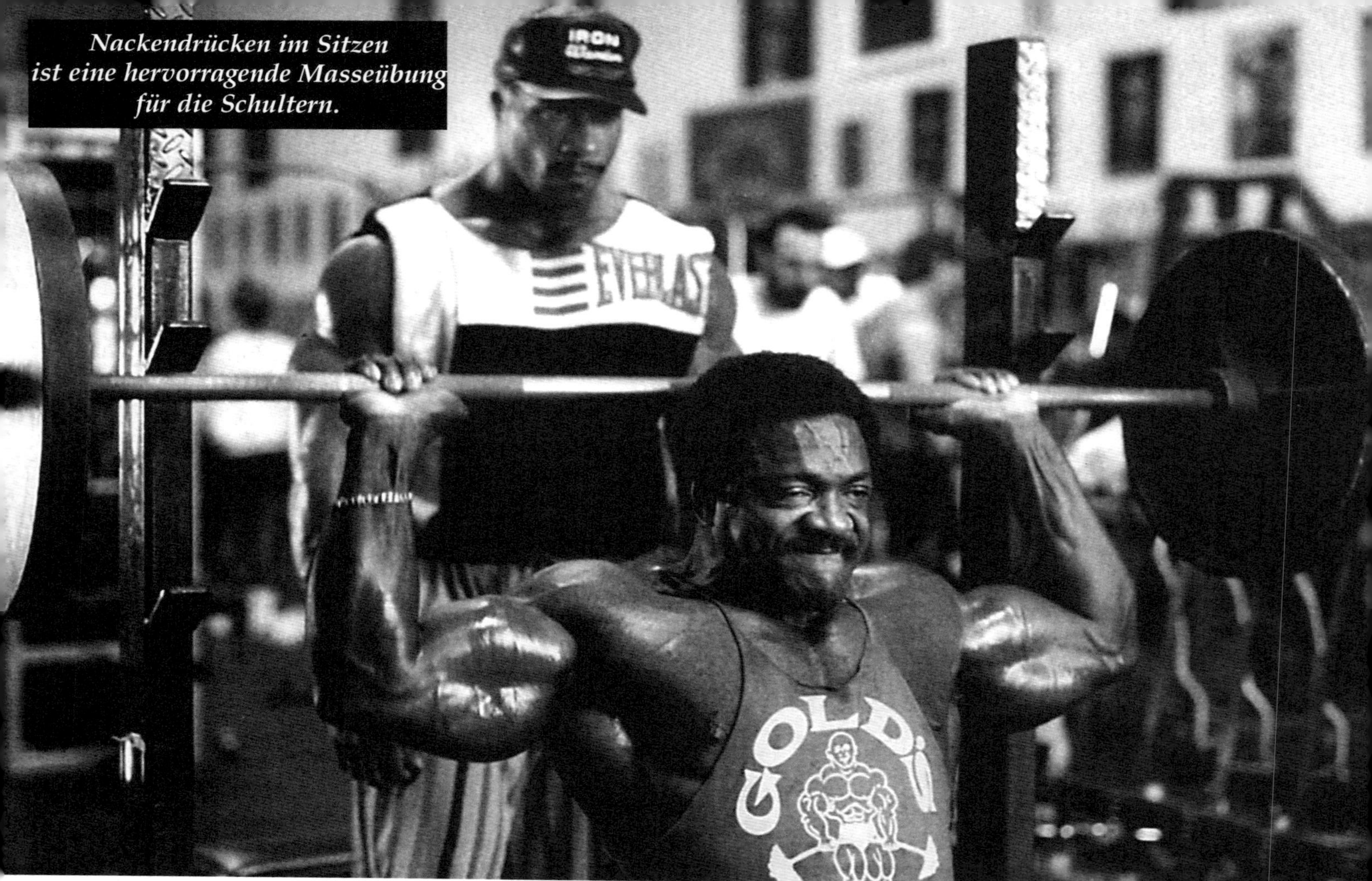

Nackendrücken im Sitzen
ist eine hervorragende Masseübung
für die Schultern.

sind. In den darauf folgenden 10 Stunden sinkt die Aufnahmerate für Nährstoffe kontinuierlich weiter ab. Die Mahlzeit nach einem intensiven Training sollte daher sofort im Anschluß daran erfolgen und stets reich an Kohlenhydraten sein.

*

Kapitel 11

Woche 5 und 6

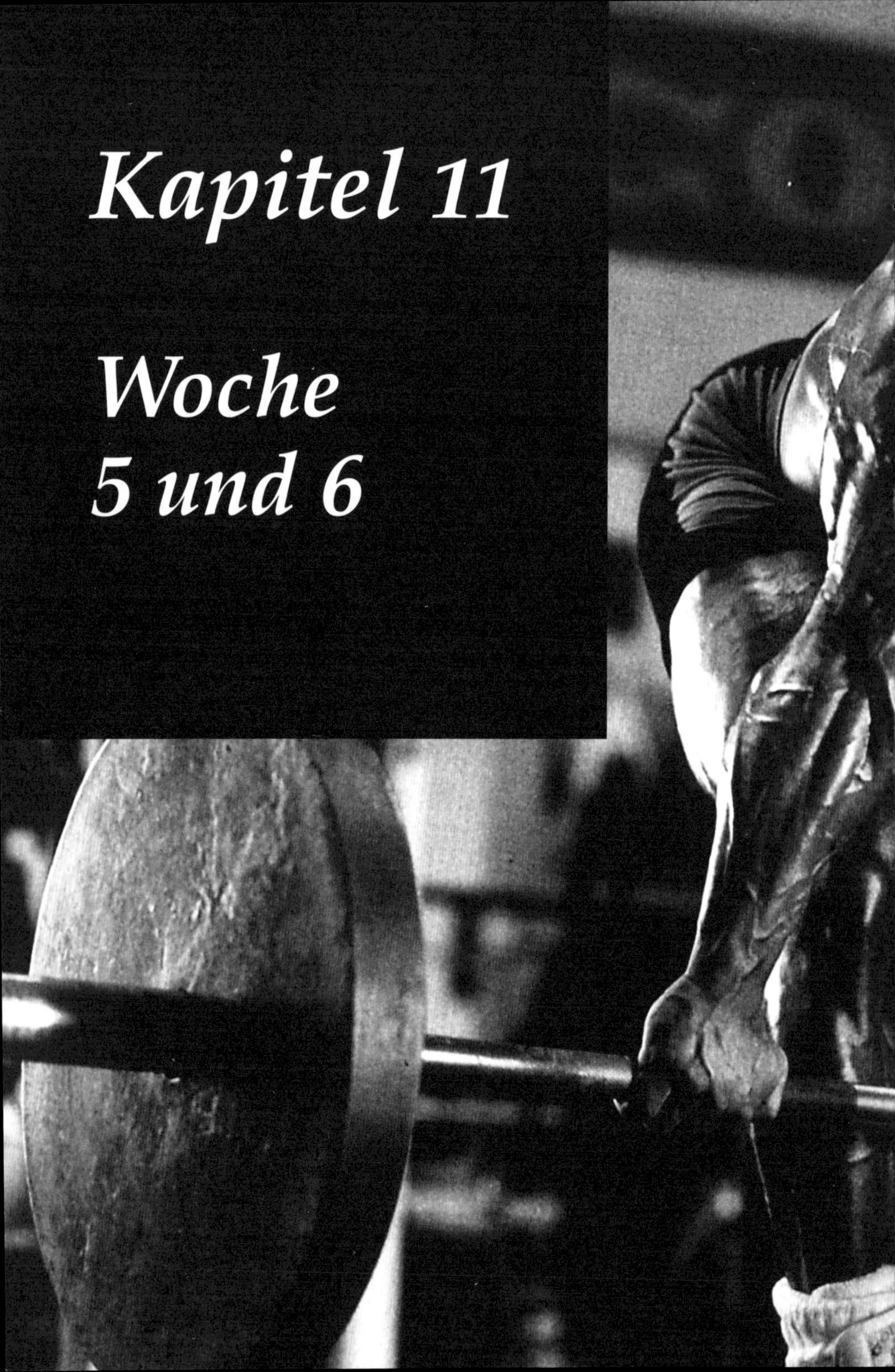

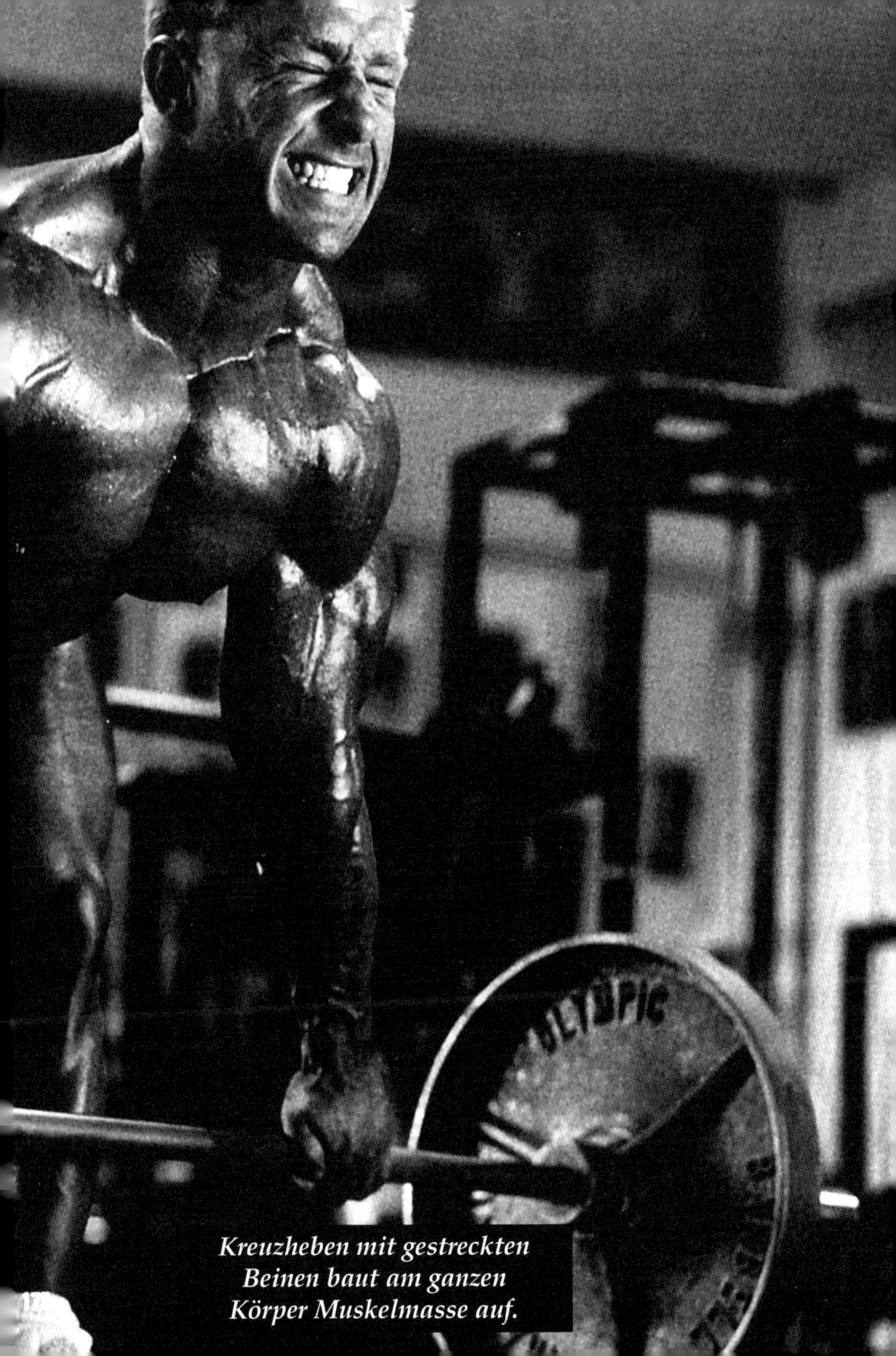

Kreuzheben mit gestreckten Beinen baut am ganzen Körper Muskelmasse auf.

Am Montag nachmittag der 5. Woche kam Eddie ins Studio. Er sah beeindruckender aus als je zuvor. Zum Glück war es Mitte Juli in Dallas und ziemlich warm; T-Shirts und kurze Hosen kann man in dieser Jahreszeit problemlos zu jeder Gelegenheit tragen. Hätte Eddies Massetraining im Januar oder Februar stattgefunden, dann hätte allein das Einkleiden mit warmen Wintersachen ein Vermögen gekostet.

»Okay Eddie, zieh' die Schuhe aus und steig' auf die Waage«, sagte ich. »Es scheint so, als hättest du am Wochenende einige Pfund zugenommen.« »Ich glaube, das stimmt,« schmunzelte Eddie, während er seine Tennisschuhe öffnete. »Ich habe bei Caliente wirklich eine Menge gegessen. Gestern abend war ein All-You-Can-Eat Tag. Man konnte so viele Fajitas essen, wie man wollte und mußte nur eine Portion bezahlen!«

Diejenigen, die mexikanische Fajitas nicht kennen, haben wirklich etwas verpaßt. Fajitas sind gegrillte Fleischstreifen aus

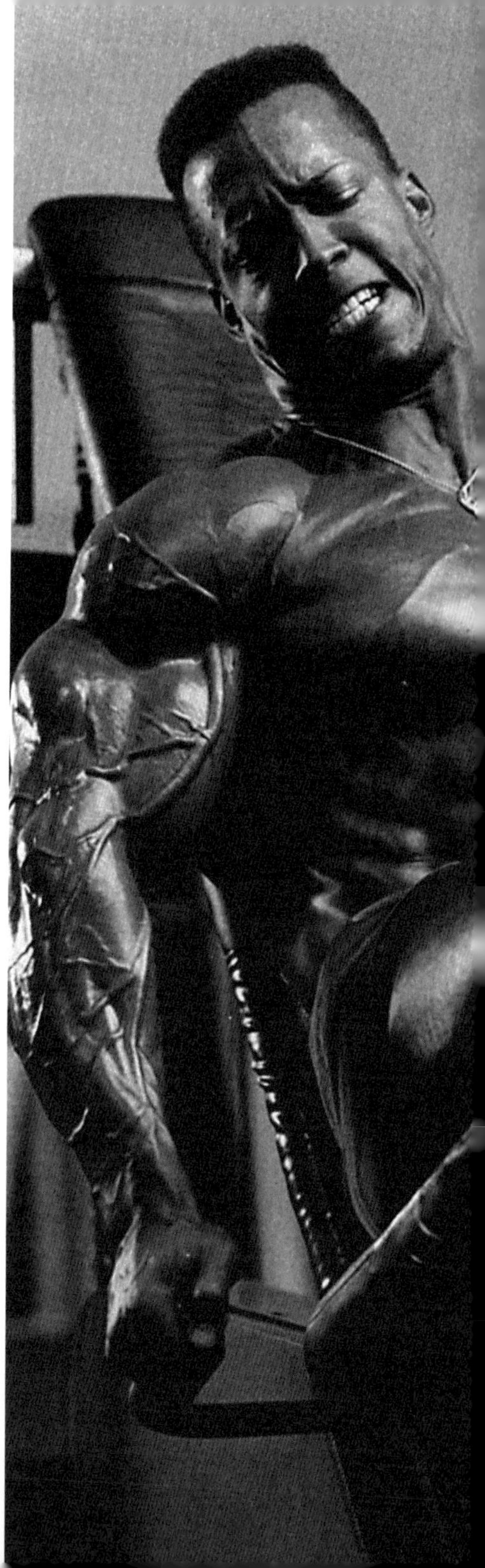

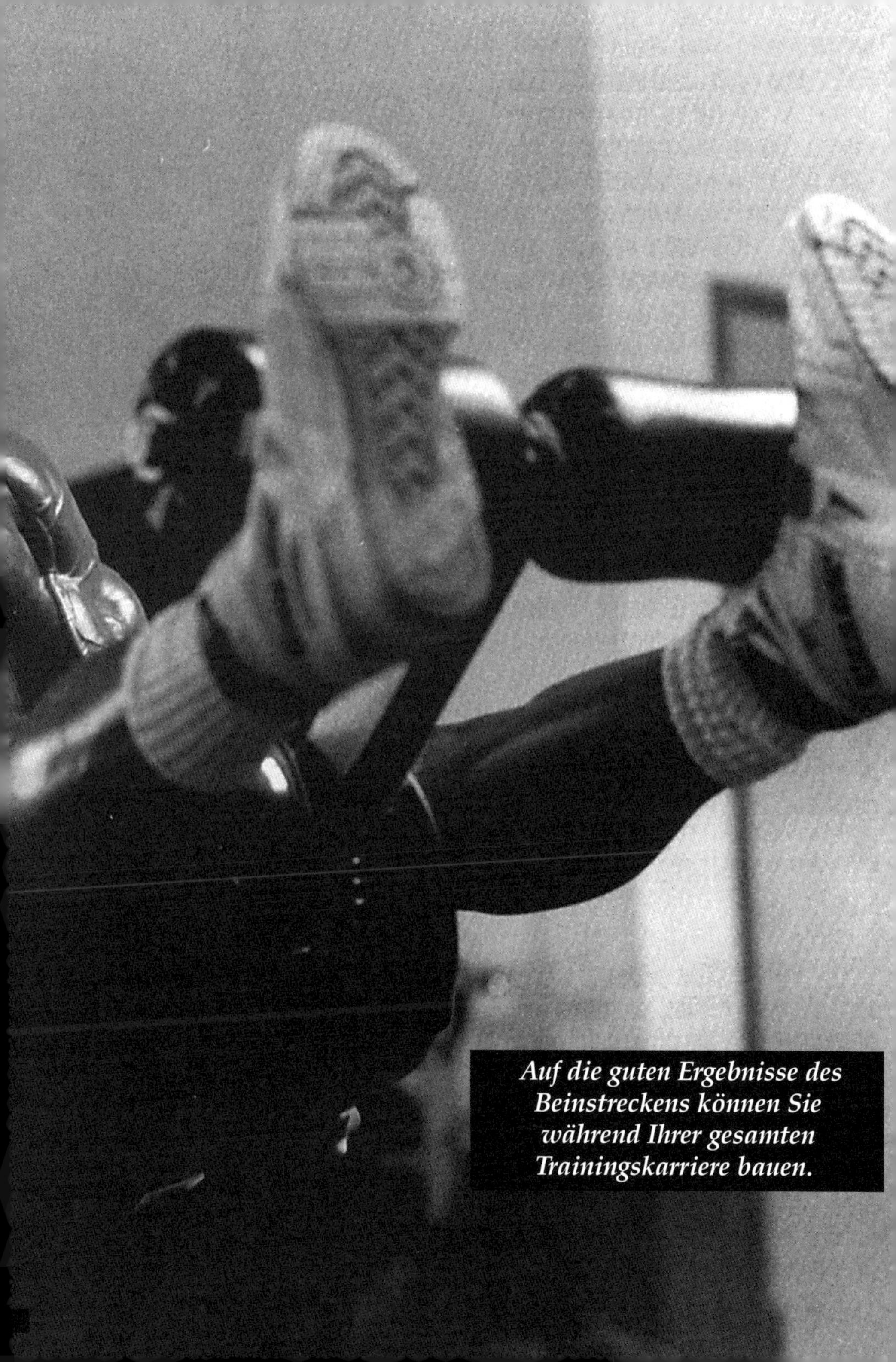

Auf die guten Ergebnisse des Beinstreckens können Sie während Ihrer gesamten Trainingskarriere bauen.

Rindersteak. Sie werden in einer Pfanne glühendheiß mit gehackten Zwiebeln, Paprika, Tomaten und Sauerrahm serviert. Die gesamten Zutaten werden in eine Tortilla, ein dünnes Maisfladenbrot, eingewickelt und verzehrt. Unbedingt zu empfehlen!

In der Zwischenzeit war Eddie auf die Waage gestiegen und hatte sein Gewicht überprüft. »Volle fünfundachtzig Kilo. So schwer war ich noch nie. Und alles Muskeln«, sagte er voller Begeisterung. »Das werden wir gleich feststellen, mein Junge«, bremste ich ihn und griff in meine Schreibtischsschublade, um den Fett-Caliper hervorzuholen. »Laß' mich doch 'mal die Hautfalte an deiner Taille messen.«

Das konnte Eddie nicht erschüttern. Mit dem Gesicht eines Mannes, der stolz auf eine großartige Leistung ist, hob er sein T-Shirt an und präsentierte mir seine gut ausgebildeten Bauchmuskeln: »Okay, dann laß' uns mal nachmessen!« sagte er grinsend.

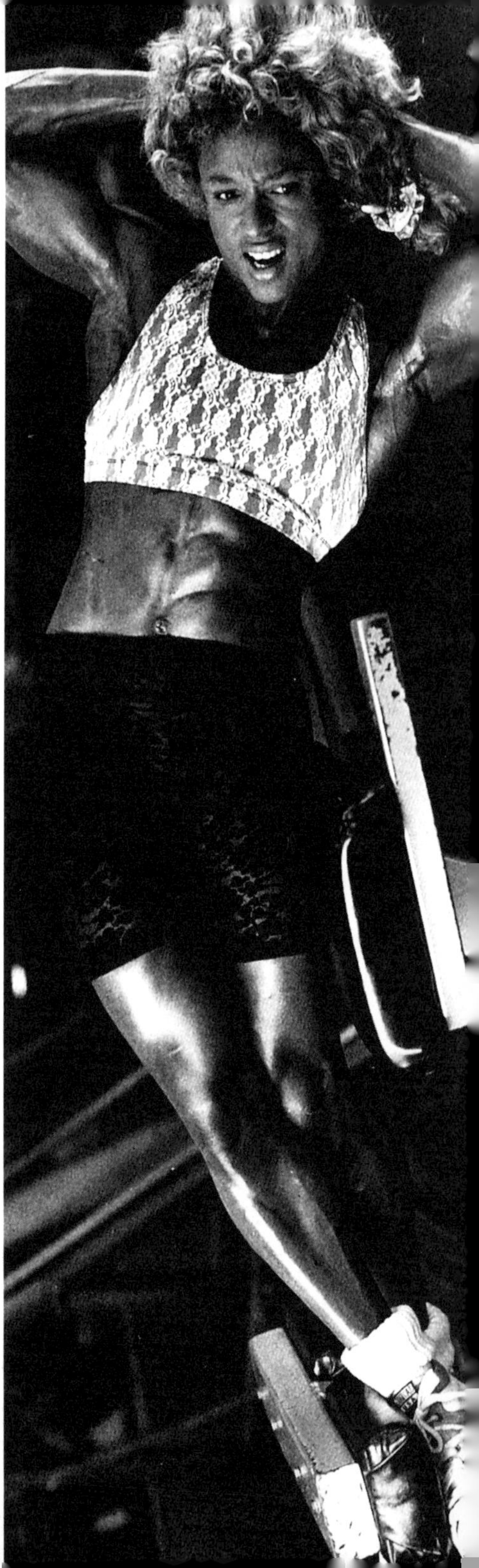

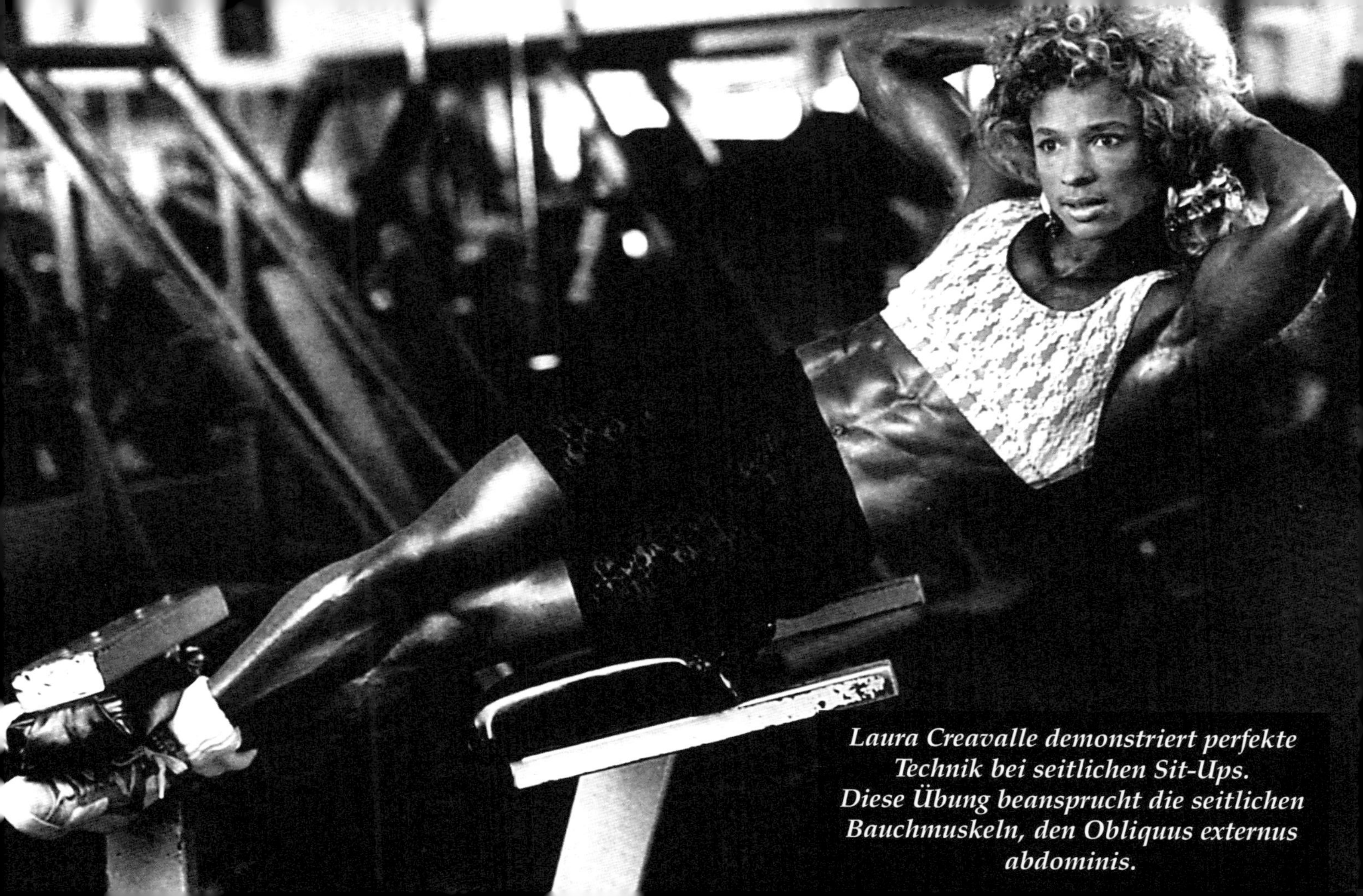

Laura Creavalle demonstriert perfekte Technik bei seitlichen Sit-Ups. Diese Übung beansprucht die seitlichen Bauchmuskeln, den Obliquus externus abdominis.

DR. ELLINGTON DARDEN'S Ernährungsplan

Woche 5 und 6 (4800 Kalorien pro Tag) **Datum:**

Lebensmittel-Gruppen **Portionen / Kalorien pro Tag**

Fleisch

50g	50g	50g	50g	50g	50g	
50g	50g	Kalorienangabe ist ein Durchschnittswert, errechnet aus: Rind-, Kalbs-, Schweine- und Geflügelfleisch. Selbst bei einer Woche gemischter Fleischkost wird der Durchschnitt (7 x 640 kcal = 4480 kcal.) erreicht.				**8 / 640**

Milch

175ml	175ml	175ml	175ml	175ml	175ml	
175ml	175ml	Kalorienangabe ist ein Durchschittswert, errechnet für Milch mit 1,5% Fettgehalt. Selbst nach einer Woche gemischter Milchzufuhr (0,3%, 1,5%, 3,5% Fett) sollte der Durchschnitt (7 x 660 kcal = 4620 kcal.) erreicht werden.				**8 / 660**

Obst / Gemüse

200g	200g	200g	200g	200g	200g	
200g	200g	200g	200g	200g	200g	
200g	200g	200g	200g	200g	Kalorienangabe ist ein Durchschnittswert (siehe Kap. 10)	**17 / 1395**

Brot / Getreide

30g	30g	30g	30g	30g	30g	
30g	30g	30g	30g	30g	30g	
30g	30g	30g	30g	Kalorienangabe ist ein Durchschnittswert, errechnet aus Roggen-, Weizen- und Weißbrot, sowie Cornflakes und Früchtemüsli.		**16 / 1295**

Andere Lebensmittel

			Die restlichen 810 kcal können Sie mit Lebensmitteln Ihrer Wahl abdecken. Errech-Sie den Kaloriengehalt anhand einer Nährwerttabelle; verzichten Sie aber weitgehend auf zucker- und fetthaltige Lebensmittel			**9 / 810**

Zur Berechnung der Kalorien-Durchschnittswerte sehen Sie an dieser Stelle im Ernährungsplan von Kap. 9 nach.

DR. ELLINGTON DARDEN'S Trainingsplan

Name

Woche 5 und 6: Training mit super-langsamen Wiederholungen

Übung	Datum / Körpergewicht	13.7	15.7	17.7	20.7	22.7	24.7
1.	Beinpressen Kniebeugen 97						
2.	Kurzhantel-Überzüge 109						
3.	Wadenheben, stehend						
4.	Beinstrecken		X		X		X
	oder						
4.	Beincurls	X		X		X	
5.	Fliegende Bewegungen						
6.	Dips, negativ						
7.	Rudern, stehend 106						
8.	Langhantelcurls 129						
9.	Klimmzüge, negativ						
10.	Bauchpressen 129		X		X		X
	oder						
10.	Kreuzheben mit gestreckten Beinen 113	X		X		X	

Anmerkung: Die mit geschweiften Klammern verbundenen Übungen werden als Supersatz ohne Pause ausgeführt.

Ich griff eine Hautfalte rechts neben seinem Bauchnabel und fühlte gleich, daß er nicht nur Muskeln, sondern auch ein wenig Fett zugelegt hatte. Der Caliper zeigte die Dicke der Hautfalte an: 21 Millimeter.

»Nun Eddie, laß' einmal sehen,« sagte ich und blätterte durch seine Akte. »Als du vor vier Wochen mit dem Programm begonnen hast, betrug die Hautfalte an deiner Taille nur 14 Millimeter. Nun sind es 21 Millimeter. Dein Körpergewicht ist von 78 auf 85 Kilogramm gestiegen. Du hast also 7 Kilo zugenommen. Die Auswertung der Hautfaltenmessung zeigt mir aber, daß du auch etwa 2,5 Kilo Fett zugenommen hast.«

»Soll das heißen, daß die 7 Kilo Mehrgewicht in Wirklichkeit aus 2,5 Kilo Fett und 4,5 Kilo Muskeln bestehen?«, fragte Eddie.

»Das ist richtig, Eddie. Ich habe von vornherein damit gerechnet, daß du einige Pfund Fett zunehmen würdest. Um ehrlich zu sein, ich wollte sogar,

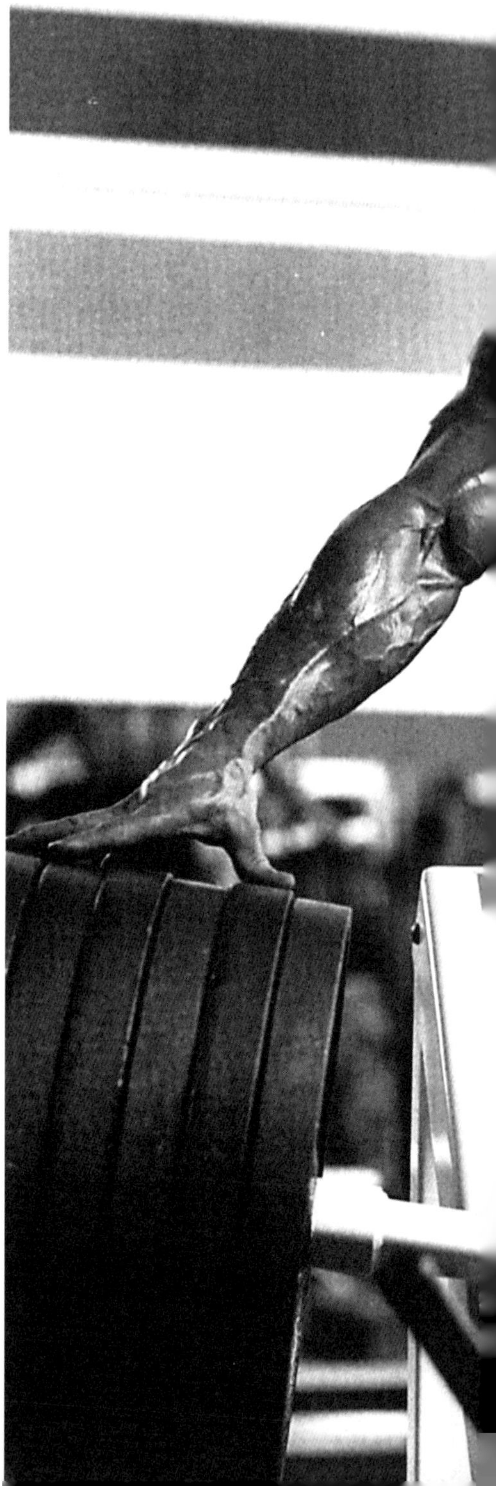

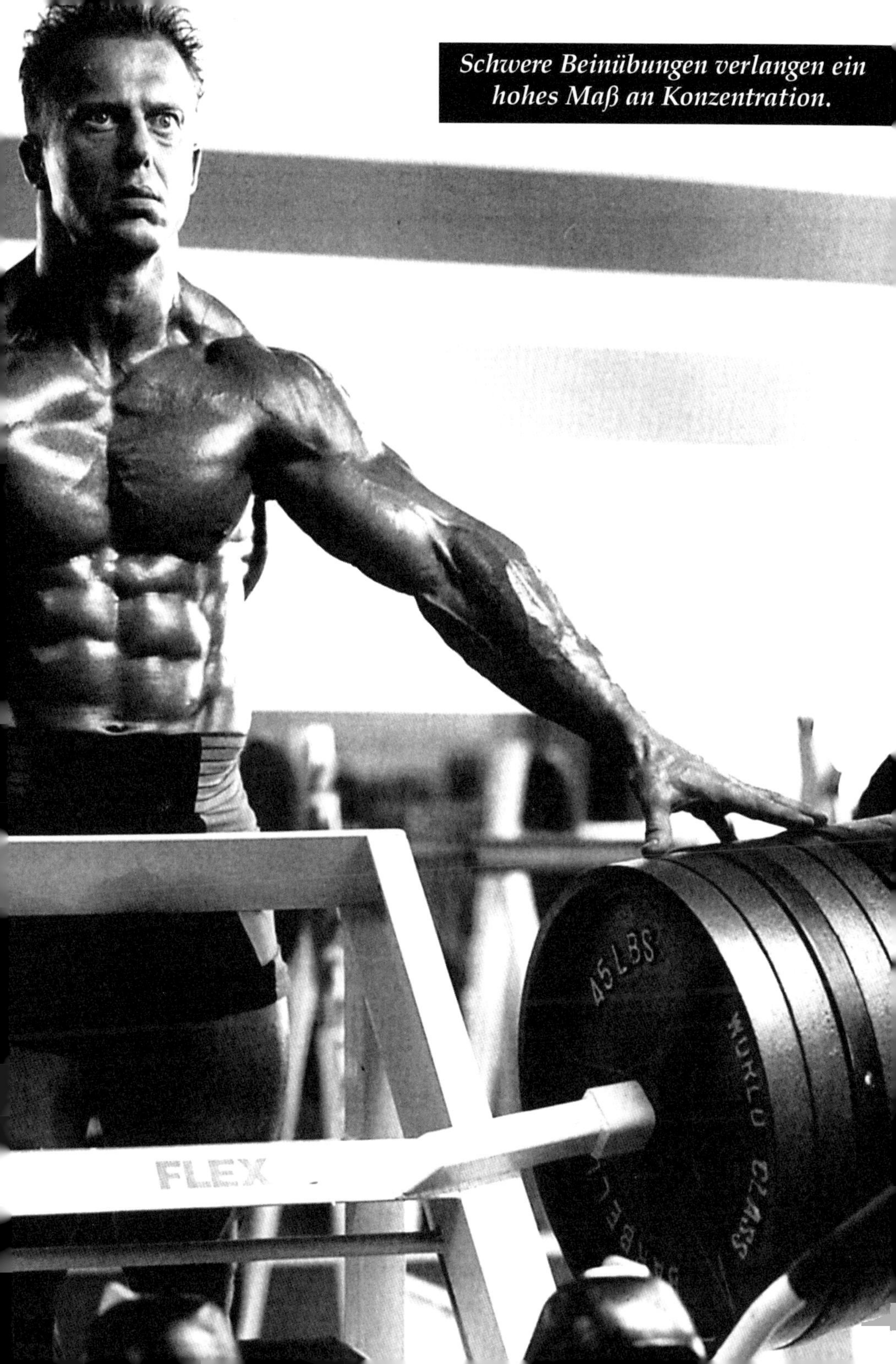

Schwere Beinübungen verlangen ein hohes Maß an Konzentration.

daß du auch etwas Fett zunimmst. Ich habe nicht erwartet, daß du schlanker wirst. Ich wollte aber bestimmt nicht, daß du 2,5 Kilo Fett in vier Wochen zulegst. Übrigens, wieviele Fajitas hast du gestern abend gegessen?« »Ich glaube zwölf«, antwortete Eddie und hielt einen Moment inne bevor er hinzufügte, »und zwölf am abend davor, und weitere zwölf in der Nacht davor.«

Ich traute meinen Ohren nicht! Hatte sich der bedächtige Eddie in eine Freßmaschine verwandelt? »Ich dachte immer, es gibt nur einen All-You-Can-Eat Tag pro Woche? »Das ist richtig«, bestätigte ein plötzlich nachdenklich gewordener Eddie. »Aber es schmeckte mir so gut!« »Dann hast du also die letzten drei Abende haufenweise Fajitas verschlungen?«, stellte ich kopfschüttelnd fest.

»Na ja, es gab eine laufende Sonderaktion wegen Santa Anas Geburtstag oder so. Irgend etwas war immer im Preis gesenkt. Da konnte ich einfach nicht widerstehen«, murmelte Eddie, während er vor mir auf und ab wanderte. »Wie werde ich das Fett an meinen Hüften denn am besten wieder los?«

»Du kannst gleich damit beginnen, indem du den Geburtstag von Santa Ana so feierst, wie es General Sam Housten während der texanischen Revolution einst tat«, antwortete ich. »Iß' weniger Fajitas, kämpfe entschlossen und denke immer an Alamo!«

In Alamo hatte damals eine kleine Schar texanischer Freiheitskämpfer einer ungeheuren Übermacht mexikanischer Soldaten tapfer widerstanden und so das schier Unmögliche Wirklichkeit werden lassen. Ich wollte Eddie damit sagen, daß er diese Riesen-Mahlzeiten unbedingt vermeiden mußte. Übertrieben große Mahlzeiten führen zu einer gesteigerten Fettspeicherung.

Wenn wir einmal davon ausgehen, daß eine normale Fajita mit Zutaten etwa 250 Kalorien liefert, so hat Eddie in den vergangenen drei Nächten jeweils mindestens 3000 Kalorien verzehrt. In Verbindung mit seiner vorgegebenen Kalorienanzahl für die 4. Woche erreichte er gute 5700 Kalorien pro Tag. Das waren 1100 Kalorien mehr als empfohlen. Kein Wunder, daß er in der vergangenen Woche einige Pfund Fett zugenommen hatte.

Allerdings hatte er kontinuierlich ein Kilo Muskeln pro Woche aufgebaut; daher war ich gegen eine drastische Einschränkung seiner täglichen Kalorienzufuhr. Ich war nach wie vor der Meinung, die empfohlenen 4800 Kalorien pro Tag seien optimal.

Trotzdem änderte ich sein Trainingsprogramm für die Wochen 5 und 6 ein wenig. An Stelle der Kniebeugen wählte ich Beinpressen; das Seitheben wurde durch Rudern stehend ersetzt. Zusätzlich wurden zwei Übungen für die Mittelpartie in das Programm aufgenommen.

Sie können aus Eddies Fehlern lernen. Zugegeben, hartes Training weckt bei manchen Athleten einen ungeheuren Appetit. Gegen einige größere Mahlzeiten ist auch nichts einzuwenden. Doch hüten Sie sich davor, soweit über das Ziel hinauszuschießen, wie es Eddie passiert ist.

Trainingsplan für die Wochen 5 und 6

1. Beinpressen

Beinpressen unterscheidet sich von der Kniebeuge in erster Linie durch einen deutlich geringeren Bewegungsspielraum im Hüftgelenk. Konzentrieren Sie sich trotzdem auf einen langsamen und gleichmäßigen Übergang von der Aufwärts- zur Abwärtsbewegung und umgekehrt. Legen Sie sich direkt im Anschluß an die letzte Wiederholung Beinpressen quer über eine Bank und beginnen Sie mit den Überzügen.

2. Kurzhantel-Überzüge

Führen Sie so viele super-langsame Wiederholungen aus wie möglich, und versuchen Sie am Ende noch eine zusätzliche Wiederholung. Gehen Sie danach eine Minute umher und bereiten Sie sich auf das Wadenheben vor.

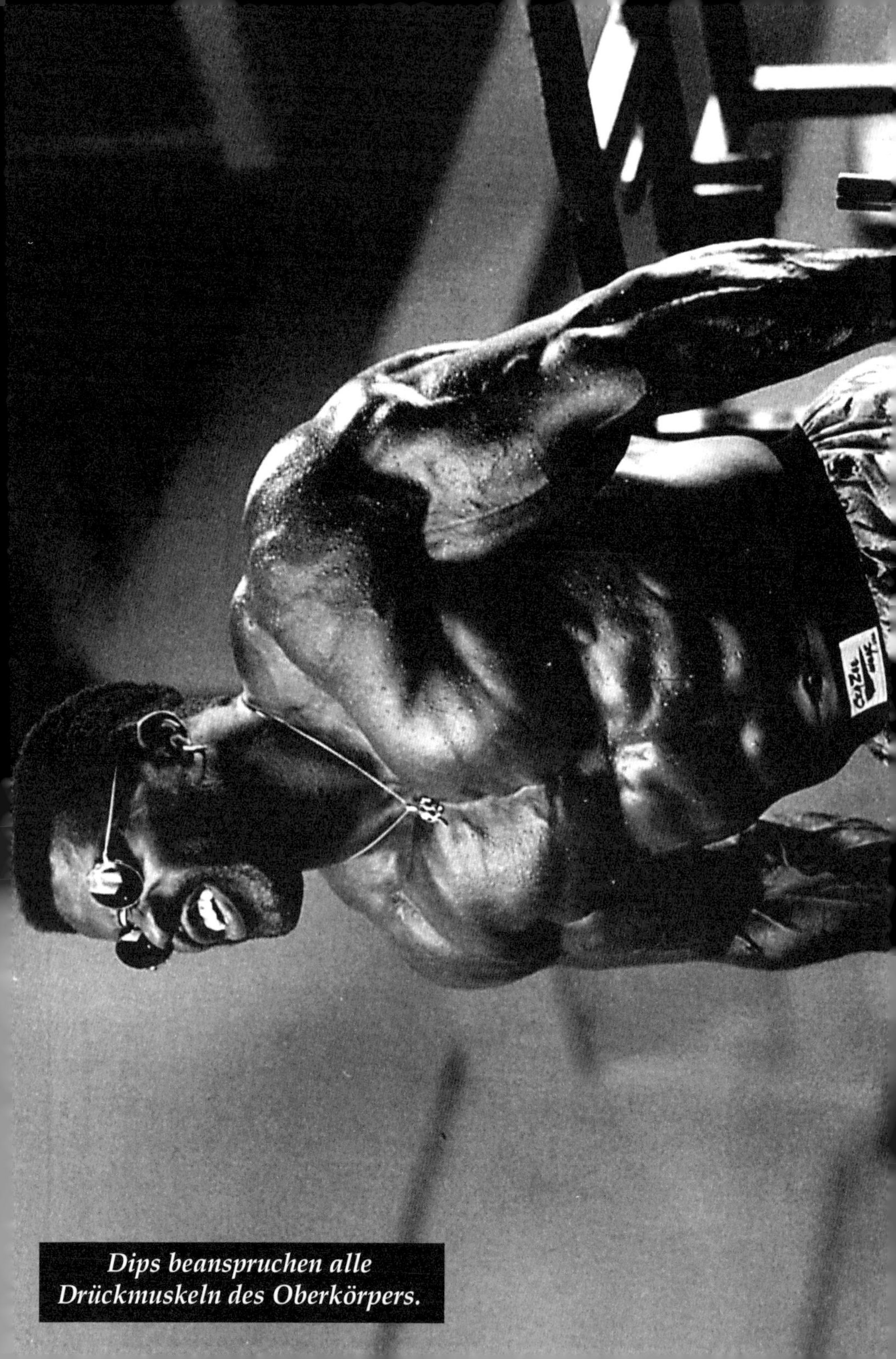

Dips beanspruchen alle Drückmuskeln des Oberkörpers.

3. Wadenheben, stehend
Aufgrund des kurzen Bewegungsspielraums können Sie bei dieser Übung schweres Gewicht verwenden. Unser Ziel ist es, so viel Gewicht wie möglich in korrekter Form zu bewältigen.

4. Beincurls oder Beinstrecken
Falls Sie Beincurls nach dem Wadenheben trainieren, werden Ihre Wadenmuskeln zusätzlich belastet. Trainieren Sie beim nächsten Training daher Beinstrecken anstelle von Beincurls.

5. Fliegende Bewegungen
Diese Übung ermüdet Ihre Brustmuskeln für die anschließenden negativen Dips. Wenn Sie keine weitere Wiederholung mehr schaffen, beginnen Sie direkt mit der nächsten Übung.

6. Dips, negativ
Die negativen Dips werden Ihre bereits vorermüdeten Brustmuskeln sehr stark fordern. Widerstehen Sie aber der Versuchung, dabei abzufälschen und lassen Sie sich bei jeder Wiederholung sehr langsam herabsinken. Versuchen Sie auch hier, noch eine zusätzliche Wiederholung zu erzwingen.

7. Rudern, stehend
Stehendes Rudern liegt zwischen zwei »Vorermüdungs-Zyklen«. Ihre Schultern werden brennen wie Feuer.

8. Langhantelcurls
Führen Sie so viele super-langsame Wiederholungen aus wie möglich. Gehen Sie anschließend direkt zur Klimmzugstange.

9. Klimmzüge, negativ
Durch die Langhantelcurls sind Ihre Bizepse bereits ermüdet. Sie

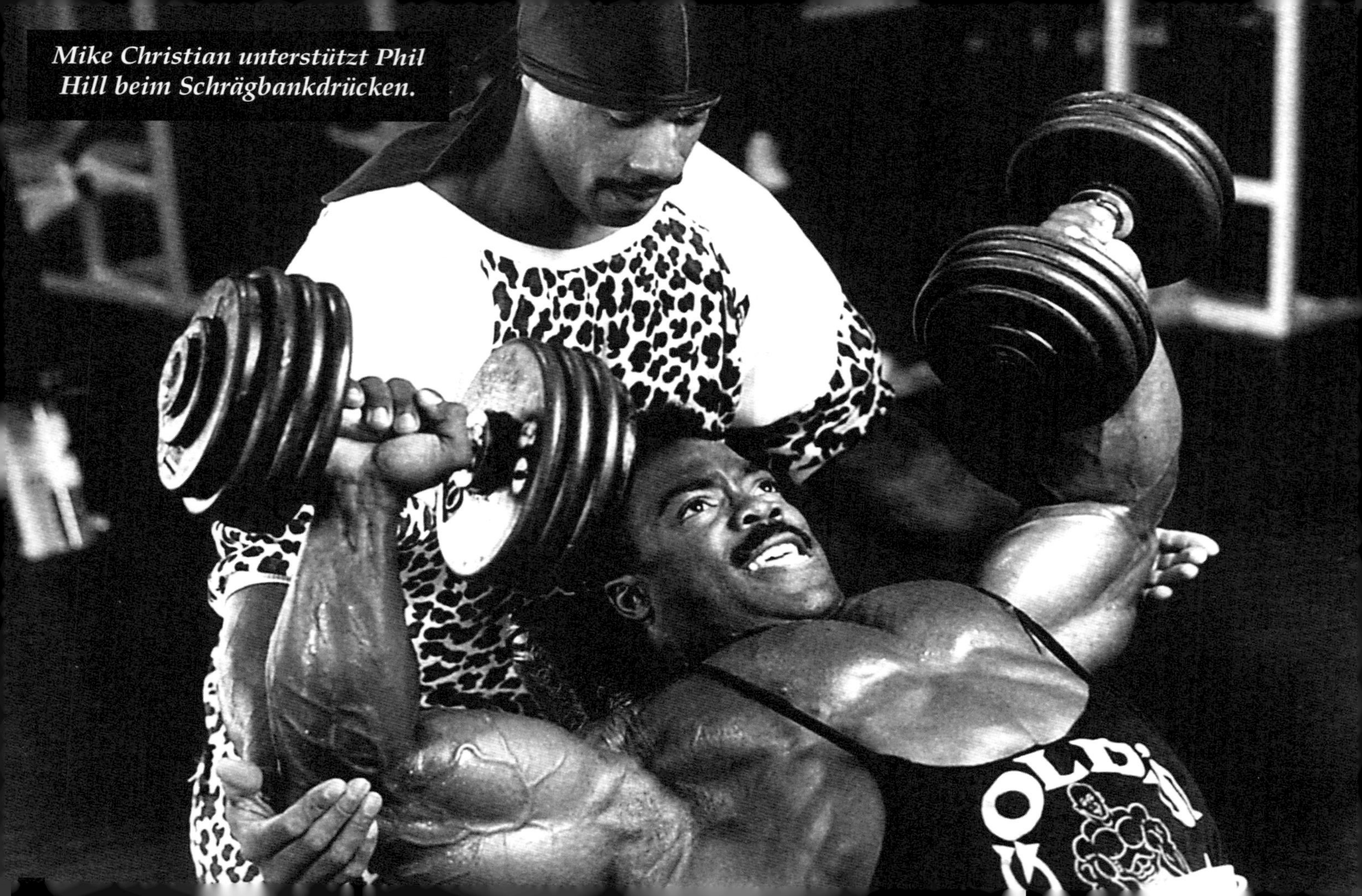

Mike Christian unterstützt Phil Hill beim Schrägbankdrücken.

werden jede dieser Negativ-Wiederholungen sehr intensiv spüren. Führen Sie die Übung so lange fort, bis Sie die Abwärtsbewegung nicht mehr kontrollieren können.

10. Bauchpressen oder Kreuzheben mit gestreckten Beinen
Bauchpressen trainiert Ihre Bauchmuskeln und Kreuzheben den unteren Rücken. Wechseln Sie in den Wochen 5 und 6 die Übungen bei jeder Trainingseinheit.

Überzeugende Ergebnisse
Keine Trainingseinheit der Wochen 1 bis 6 sollte länger als 30 Minuten dauern. Eine große Anzahl von Übungen bringt Ihnen keinen besonderen Muskelzuwachs. Denken Sie an den 5-Meilen-Läufer, der Muskelmasse für ein langanhaltendes Training opfert. Die Intensität, mit der Sie die Übungen trainieren, ist der entscheidende Faktor. Sie sollten daher immer danach streben, Ihr Training intensiver und kürzer statt leichter und länger zu gestalten.

Alle Trainingspläne, denen Sie in den vergangenen sechs Wochen gefolgt sind, haben eines gemeinsam: Sie sind ein großer Schritt in die Richtung »kürzer und härter.« Diese Art des Trainings stimuliert echtes Muskelwachstum. Wieviel Muskelmasse Sie aufbauen werden, hängt aber nicht nur vom Training ab, sondern auch von Ihren genetischen Voraussetzungen, der Ernährung, Ihrer Fähigkeit zur Regeneration und Ihrem allgemeinen Gesundheitszustand. Im folgenden Kapitel können Sie Ihre Ergebnisse mit denen von Eddie vergleichen.

*

Kapitel 12

Die Ergebnisse

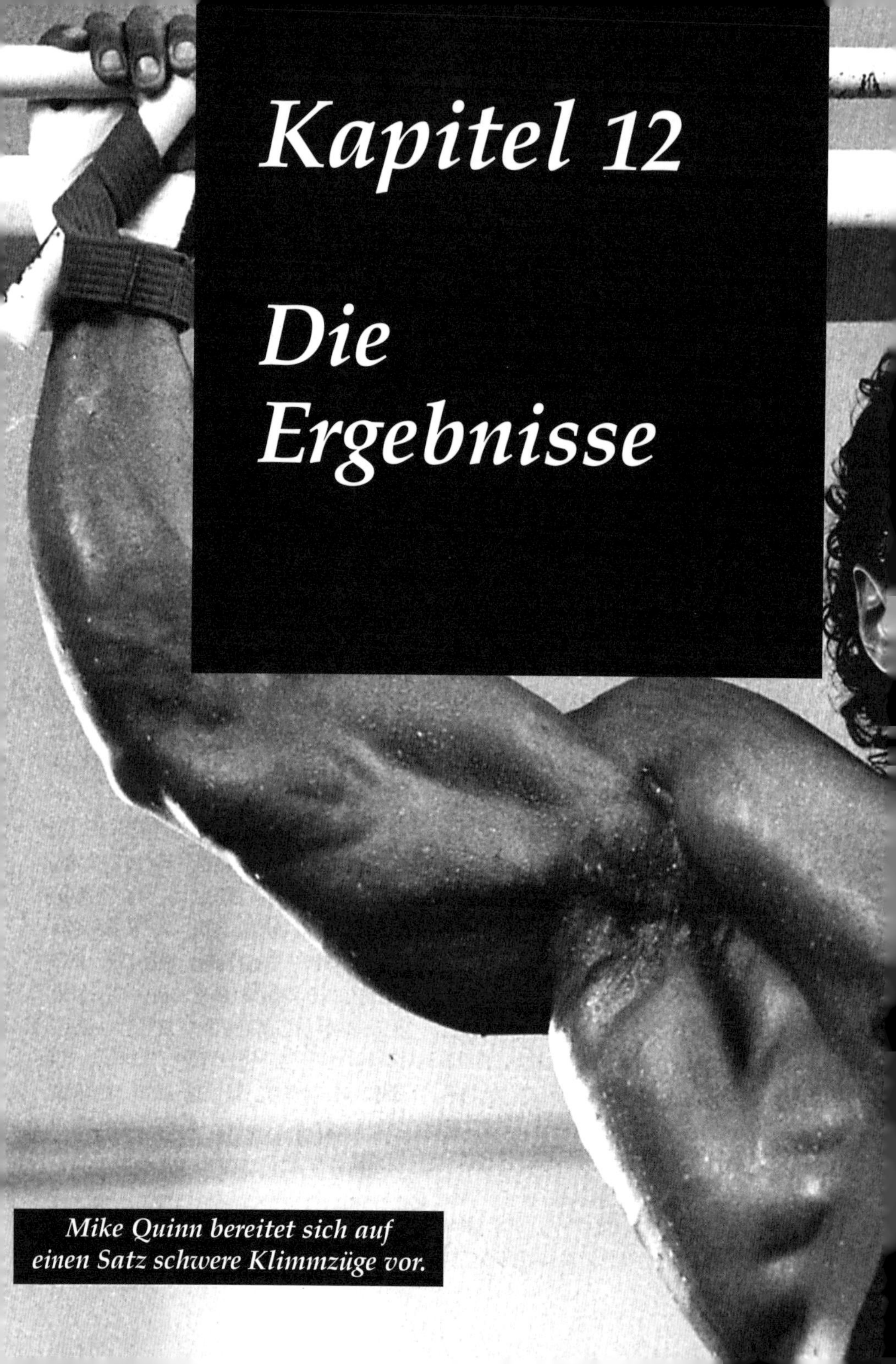

Mike Quinn bereitet sich auf einen Satz schwere Klimmzüge vor.

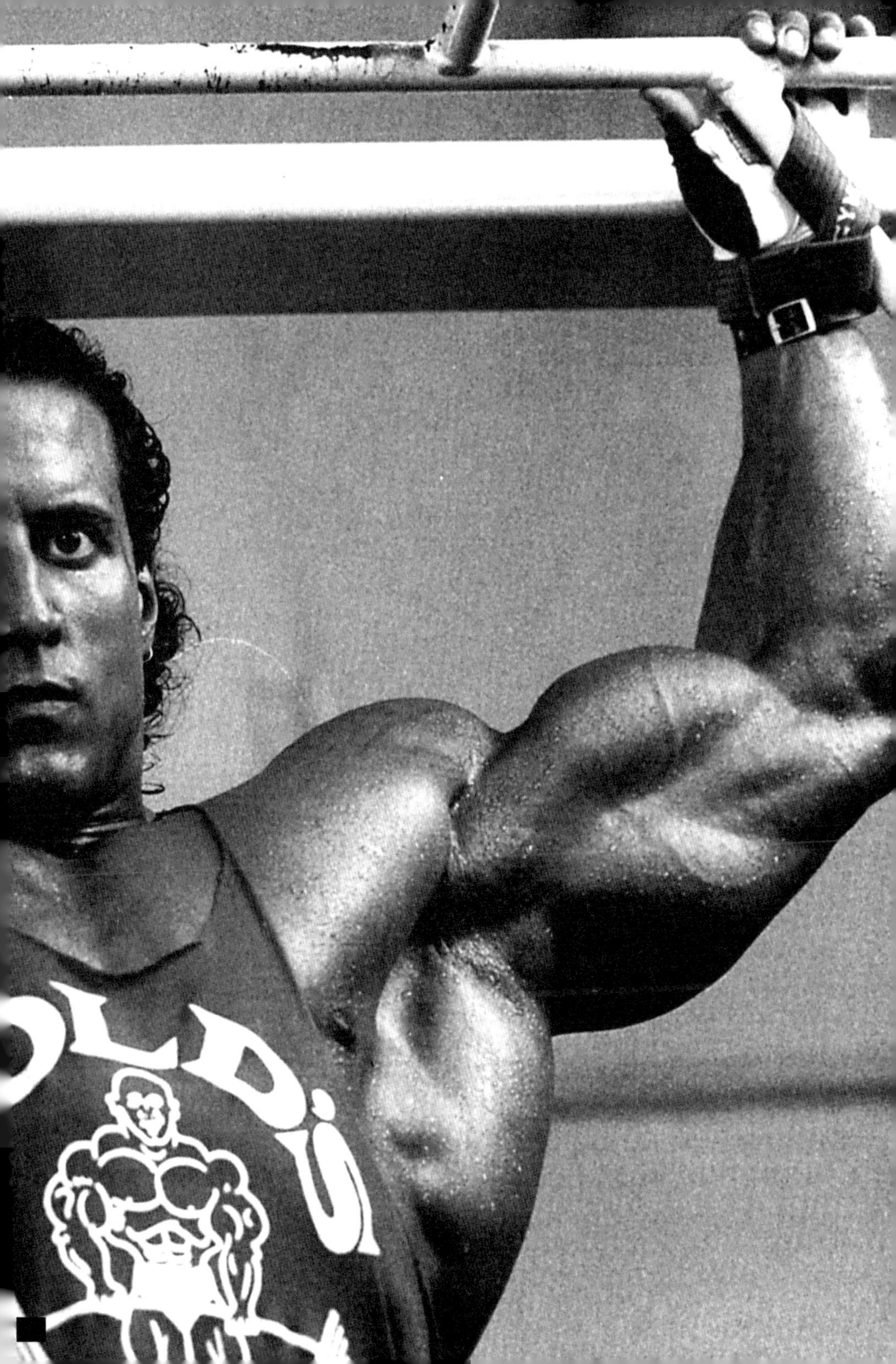
OLD'S

Nachdem Sie unser 6-wöchiges Masseaufbau-Programm abgeschlossen haben, sollten Sie Ihre Körpermaße noch einmal aufnehmen, um die Werte mit den eingangs ermittelten zu vergleichen. Blättern Sie auf Seite 150 zurück und lassen Sie Ihren Trainingspartner genau die Körperpartien messen, die vor sechs Wochen schon vermessen wurden. Notieren Sie die aktuellen Meßwerte in der Tabelle und ermitteln Sie die Differenz. Sie können Ihre Ergebnisse auch mit denen von Eddie vergleichen.

Eddie war sehr zufrieden mit dem Ergebnis. In der Summe hatte er fast 48cm zugenommen. Am beeindruckendsten war die Steigerung seines Brustumfanges um 12,7cm und die Veränderung an den Oberschenkeln, wo er 12,4cm zugelegt hatte. Den Umfang seiner Oberarme verbesserte er jeweils um 1,9cm.

Berechnung von Muskel- und Fettzuwachs

Die Veränderungen von Eddies Körpergewicht und die seines Körperfettanteils liefern interessante Hinweise auf die Effektivität unseres Masseaufbau-Programms. Zu Beginn der Trainingsphase wog der 23jährige Eddie bei einer Körpergröße von 1,73m exakt 78 Kilogramm. Nach Abschluß des 6-wöchigen Trainingsprogramms wog er 87 Kilogramm. In 6 Wochen hatte er 9 Kilo zugenommen. Das entspricht einer durchschnittlichen Gewichtszunahme von 1,5kg pro Woche. Allerdings bestanden diese 9 Kilo nicht nur aus Muskeln. Wieviel Körperfett Eddie aufgebaut hatte, ermittelten wir anhand von Hautfalten-Messungen an der Brust, in der Taille und am Oberschenkel.

Eddie erhöhte die Summe der drei Hautfaltenmessungen von 24,5 auf 30,5 Millimeter. Mit Hilfe einer speziellen Tabelle ergab sich daraus ein Körperfettanteil von 6,9 und 8,8 Prozent. Er hatte also seinen Körperfettanteil in den vergangenen 6 Wochen um 1,9 Prozent erhöht. Das entspricht einer Zunahme von 2,3 Kilo Fett. Anders gesagt, Eddies Gewichtszunahme bestand zu 2,3kg aus

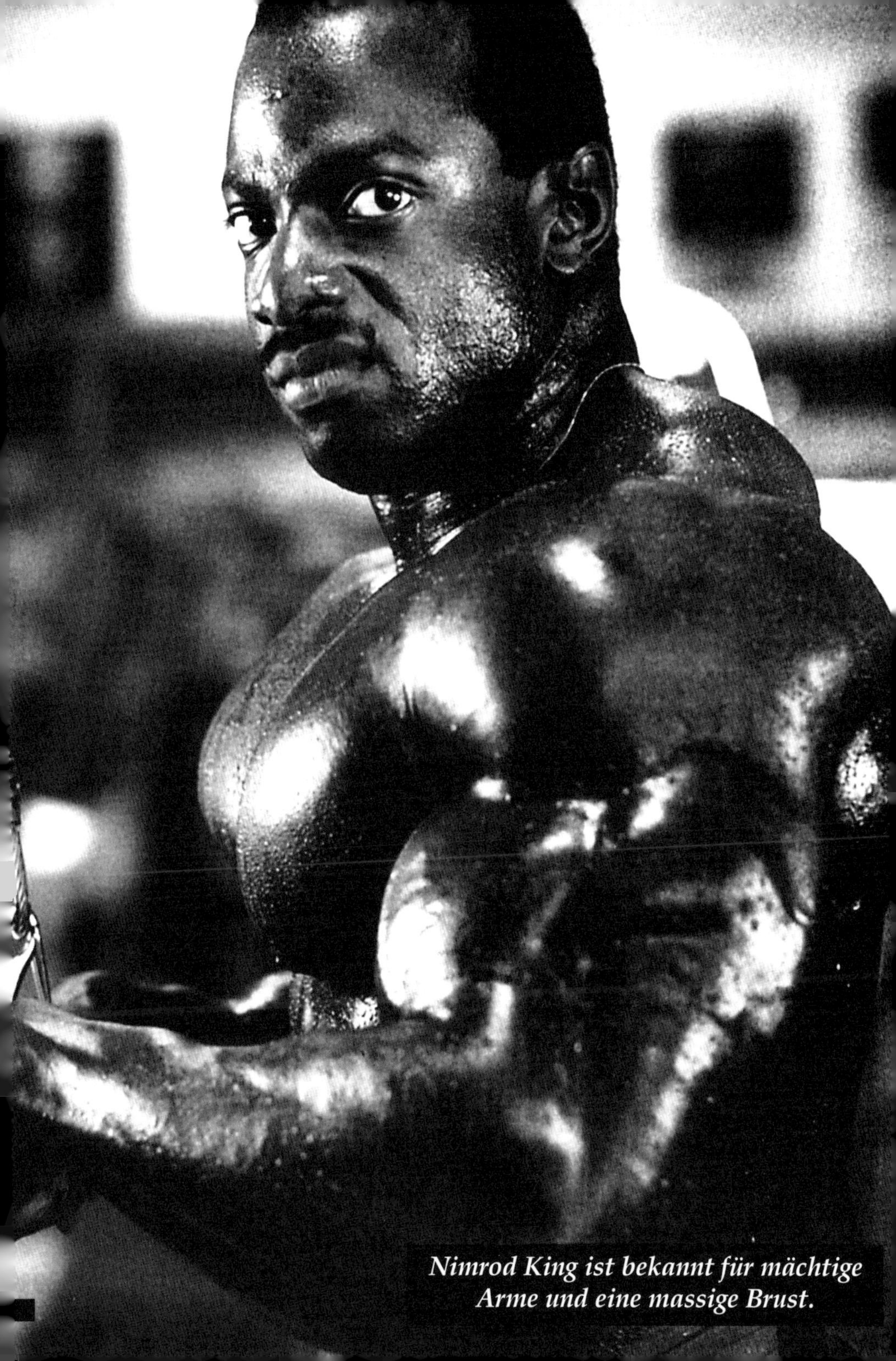

Nimrod King ist bekannt für mächtige Arme und eine massige Brust.

Fett und zu 6,7kg aus Muskeln. Der größte Teil des Fettes hatte sich an seiner Taille angesammelt; sein Taillenumfang war um 4,5cm gestiegen. Sehr wahrscheinlich hätte Eddie etwas weniger Körperfett zugelegt, wenn er sich in Woche vier an die vorgegebene Kalorienzufuhr gehalten hätte. Ermitteln Sie, wieviel Muskeln und Fett Sie aufgebaut haben und vergleichen Sie die Werte mit denen von Eddie.

Fotos

Fotos in entspannter Körperhaltung und Posing-Fotos dokumentieren am besten und einfachsten Ihre körperliche Entwicklung der vergangenen sechs Wochen. Versuchen Sie, die Fotos so gut es geht unter den gleichen Bedingungen zu erstellen. Alle Faktoren wie die Posen, der Hintergrund, das Licht und die Größe der Fotos sollten mit den eingangs erstellten vergleichbar sein. Nur so können Sie beide Foto-Sätze optimal auswerten.

Fotokopieren Sie die Fotos – das macht es einfacher sie zu vergleichen. Fotokopien können Sie vermessen, markieren, einzelne Muskelgruppen umranden und mit entsprechenden Bemerkungen versehen. Das wird Ihnen helfen, aussagekräftige Ergebnisse zu ermitteln.

Auch für Frauen

Es ist richtig, daß Frauen nicht die gleichen Voraussetzungen zum Muskelaufbau mitbringen wie Männer. Aber auch sie können sich kontinuierlich verbessern und diese Fortschritte können gemessen und fotografiert werden.

Ich trainierte einmal die 25 Jahre alte Karen McClung, eine MBA Studentin der Southern Methodist University, mit dem gleichen super-langsamen Trainingsprogramm, das auch Eddie absolviert hatte. Zu Beginn der Trainingsphase wog Karen 57,8 Kilogramm bei einer Körpergröße von 1,60m. Ihr Körperfettanteil betrug 8,6

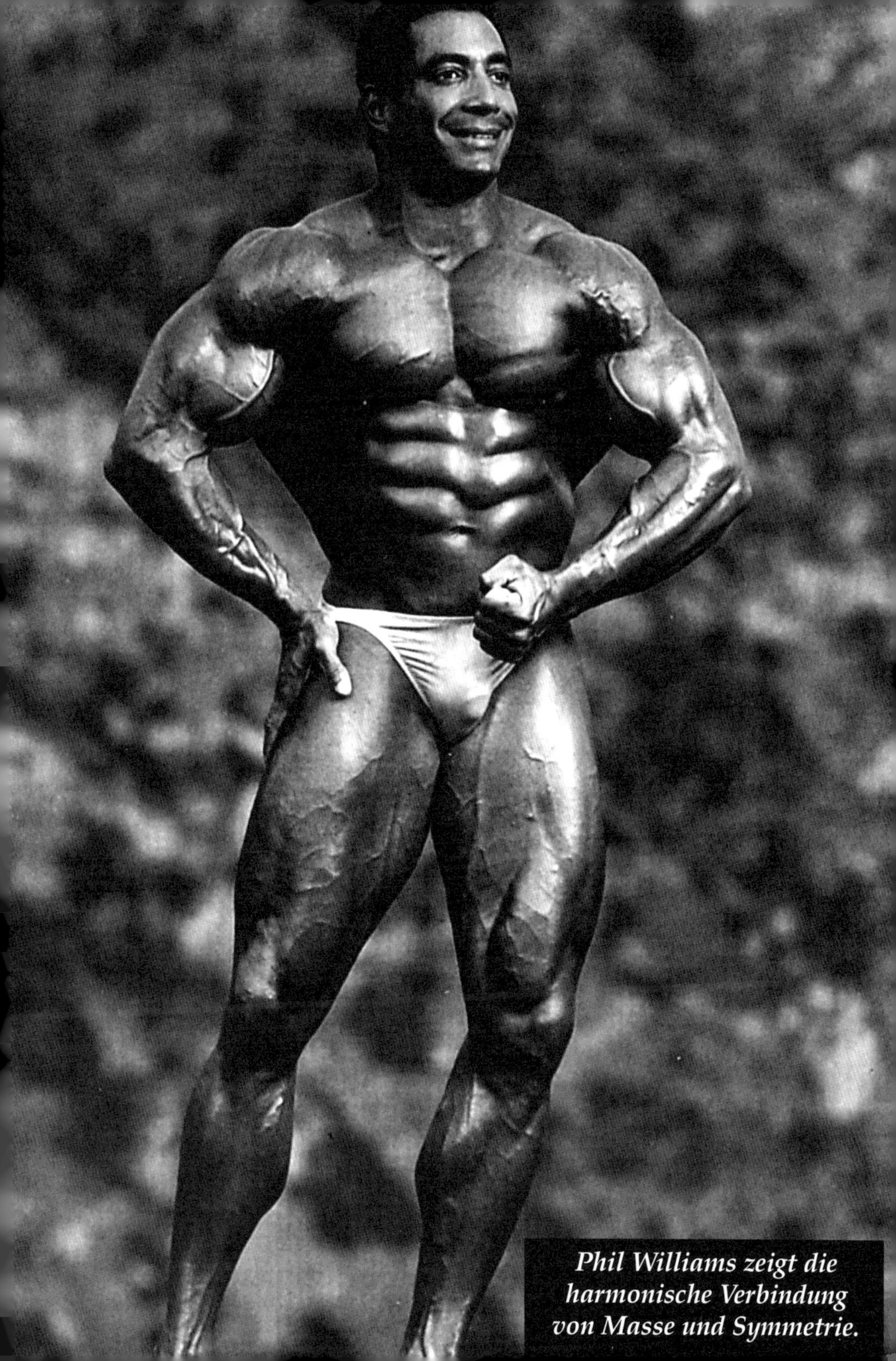

Phil Williams zeigt die harmonische Verbindung von Masse und Symmetrie.

Prozent (ein sehr niedriger Wert für eine Frau).

Karen brachte in etwa die gleichen Voraussetzungen für das Bodybuilding mit wie Eddie. Auf einer Skala von eins bis zehn, wobei eins »sehr niedrig«, fünf »durchschnittlich« und zehn »sehr hoch« darstellt, stufte ich Karens und Eddies genetisches Potential bei 7,5 ein. Obwohl 7,5 nicht dem genetischen Potential eines Mister oder einer Miss Olympia entspricht, so ist es doch überdurchschnittlich gut. Ich erwartete daher, daß Karen ebenso gut auf das Training ansprechen und sichtbare Veränderungen ihres Körpers erzielen würde.

Karen wurde genauso trainiert, wie Eddie zuvor. Keine ihrer Trainingseinheiten dauerte länger als 30 Minuten. Natürlich war ihre tägliche Kalorienzufuhr deutlich geringer als die von Eddie. Während der ersten und zweiten Trainingswoche verzehrte sie 2800 Kalorien pro Tag. In den folgenden zwei Wochen wurde die Nährstoffzufuhr auf 3000 Kalorien pro Tag

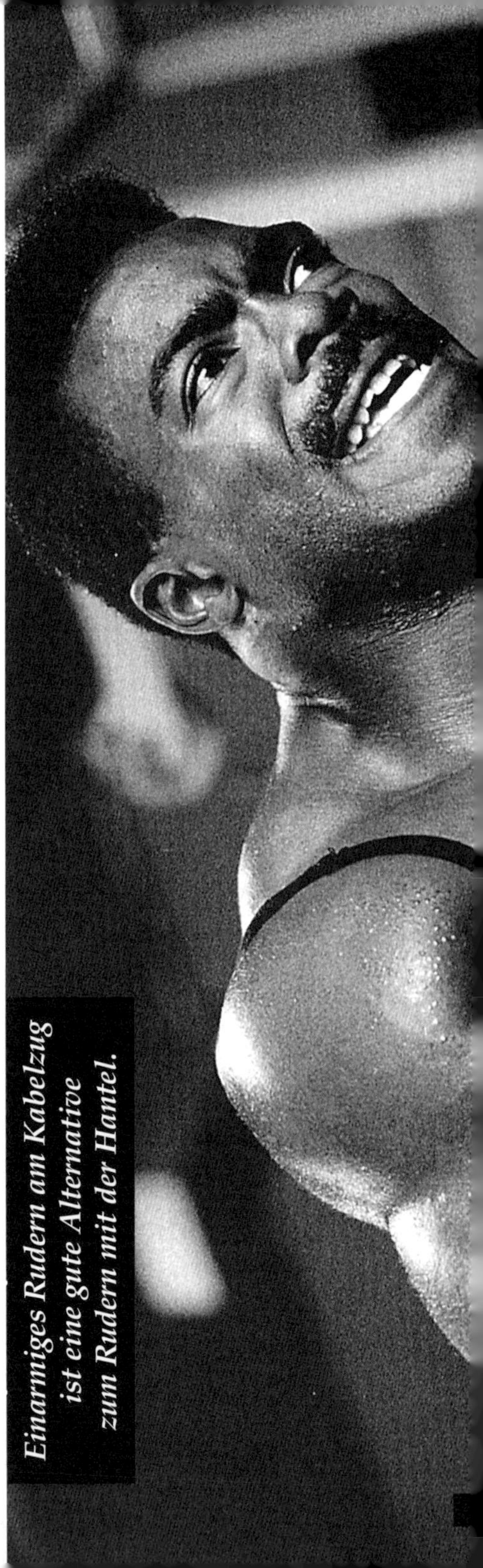

Einarmiges Rudern am Kabelzug ist eine gute Alternative zum Rudern mit der Hantel.

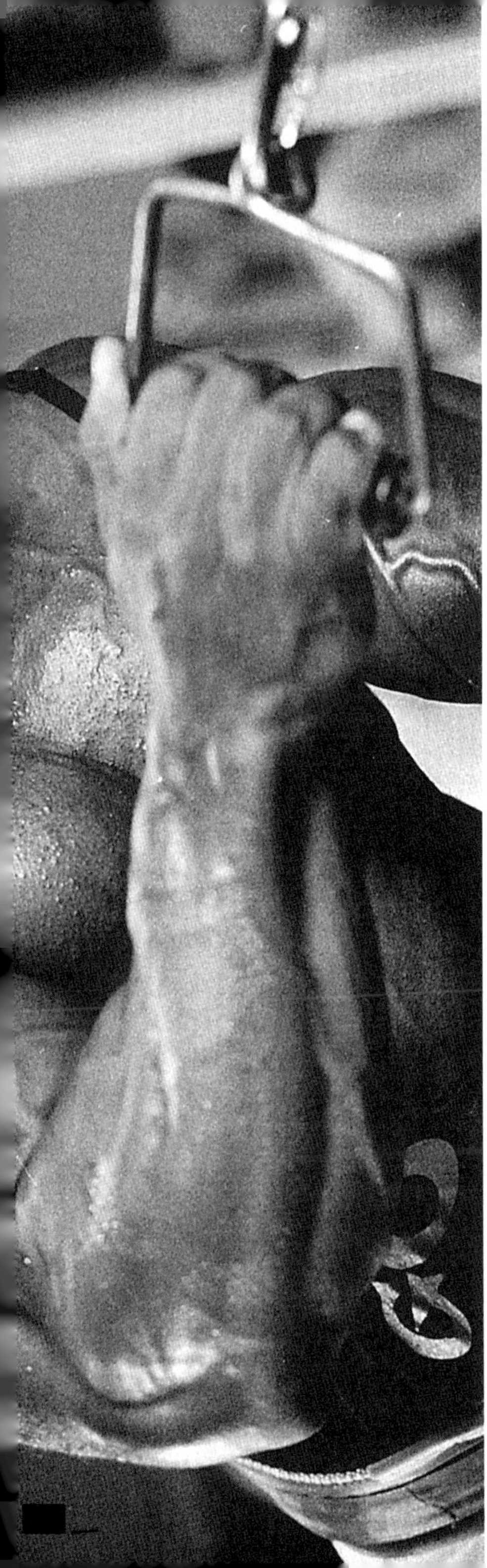

gesteigert und in der fünften und sechsten Woche nahm Sie täglich 3200 Kalorien zu sich.

Karen machte kontinuierliche Fortschritte. In nur 6 Wochen steigerte sie ihr Körpergewicht von 57,8 auf 59,3 Kilo. Das ist eine Gewichtszunahme von 1,5 Kilogramm. Beachtenswert war die Tatsache, daß ihr Körperfettanteil von 8,6 auf 7,5 Prozent gesunken war. Bei einer Kalorienzufuhr von 3000 Kalorien pro Tag wurde sie sogar noch schlanker! Obwohl ihr Körpergewicht um 1,5 Kilo gestiegen war, hatte sie insgesamt 2 Kilo Muskelmasse aufgebaut. Denn gleichzeitig hatte sie 0,5 Kilo Körperfett abgebaut.

Hätte ich Karen mit 3200 anstatt 2800 Kalorien pro Tag beginnen lassen, ich glaube, sie hätte noch bessere Fortschritte gemacht. Das soll Ihnen zeigen, daß Sie leichter Muskeln aufbauen, indem Sie täglich ein wenig mehr Kalorien zuführen als Sie benötigen. Konsumieren Sie weniger Kalorien, als Sie verbrennen, wird der Muskelaufbau verlangsamt.

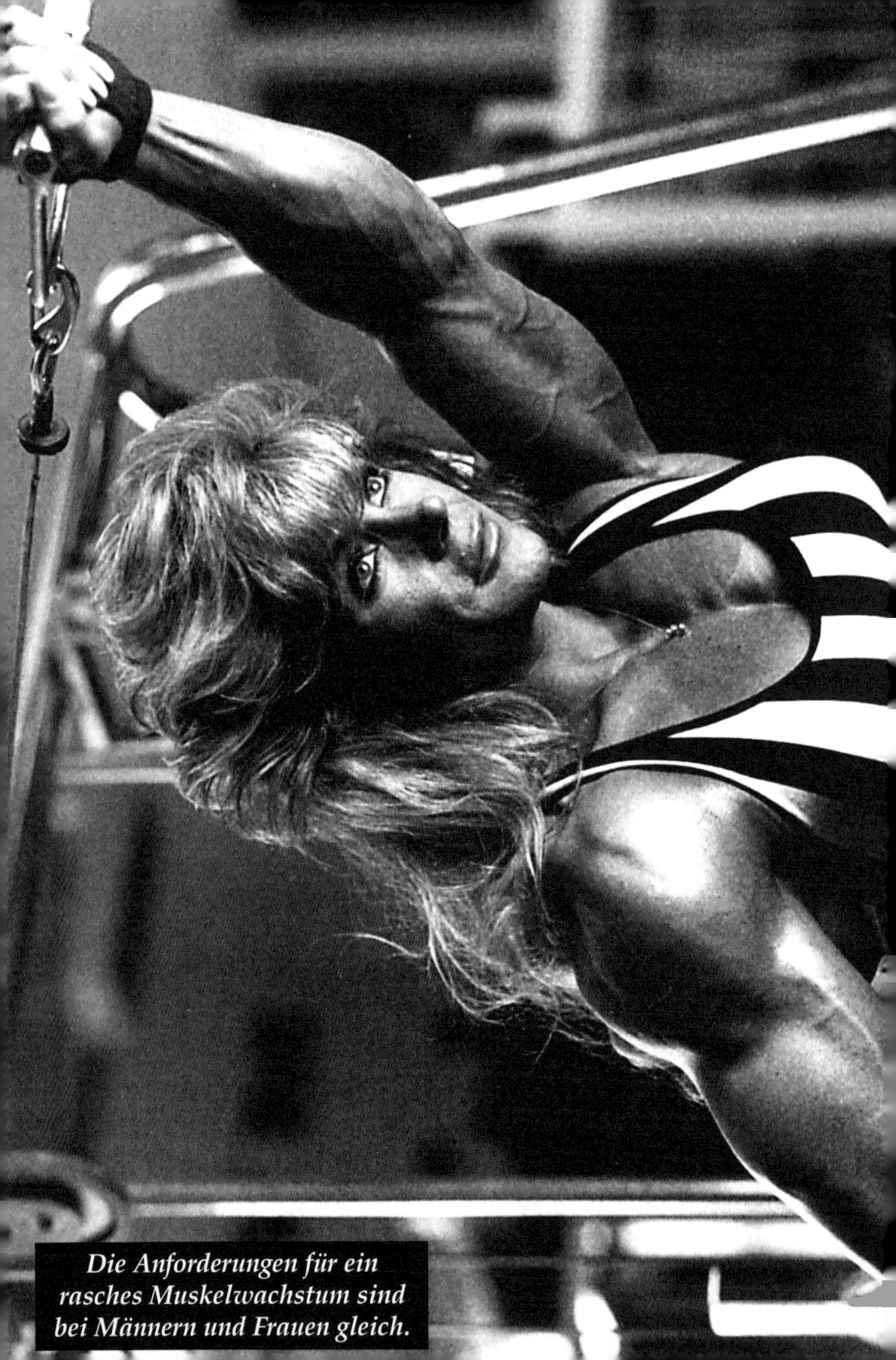

Die Anforderungen für ein rasches Muskelwachstum sind bei Männern und Frauen gleich.

Es geht weiter

Fragen Sie sich selbst: Haben Sie die Ziele, die Sie sich zu Anfang der Masseaufbau-Phase gesetzt haben, wirklich erreicht? Oder wollen Sie noch mehr Muskelmasse aufbauen? Kapitel 13 zeigt Ihnen, wie Sie das Programm fortführen können.

*

Kapitel 13

Noch mehr Muskelmasse

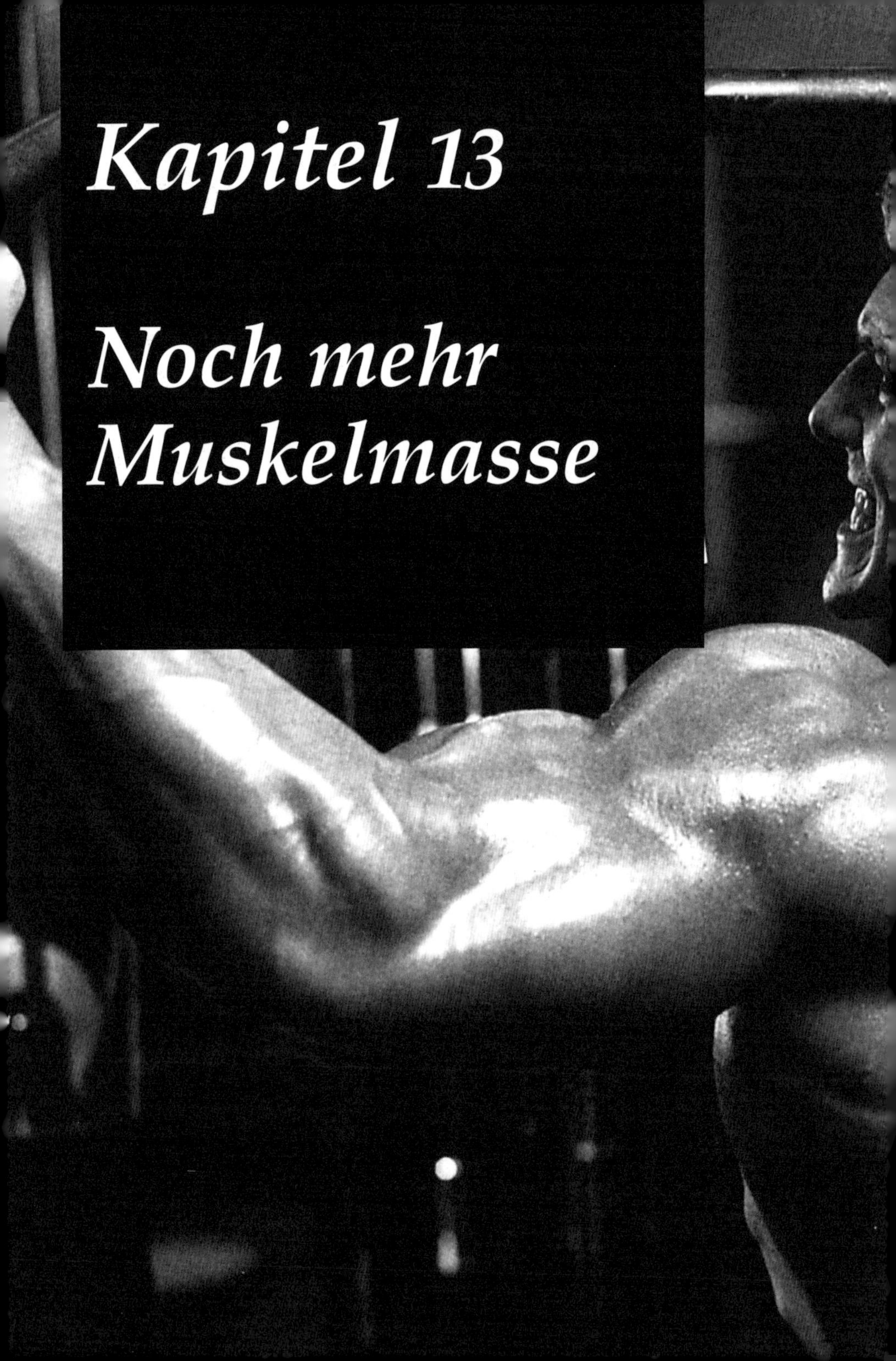

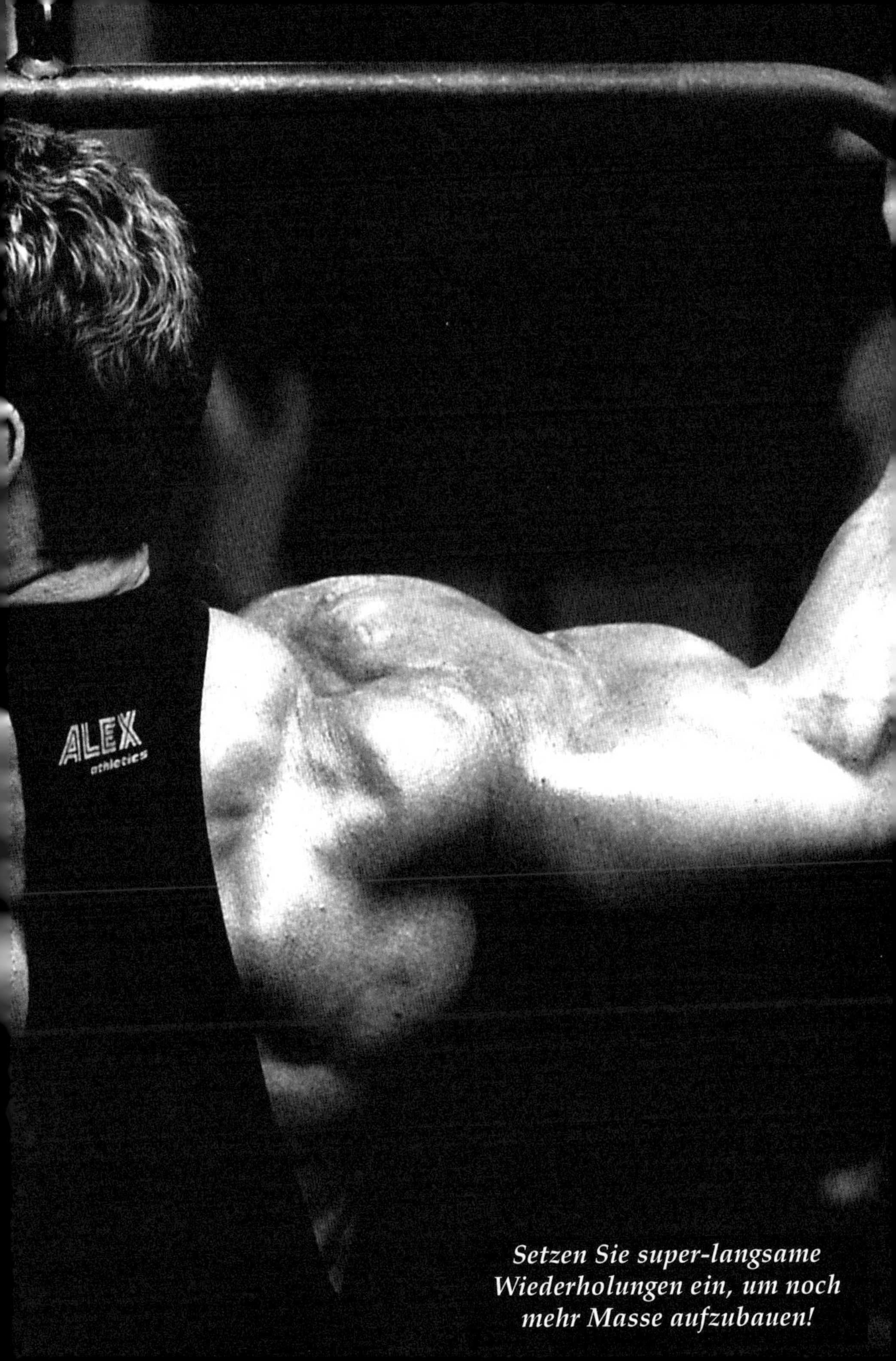

Setzen Sie super-langsame Wiederholungen ein, um noch mehr Masse aufzubauen!

Hochintensives Training strapaziert Ihre Regenerationsfähigkeit auf extremste Weise. Um weiterhin Fortschritte zu machen, sollten Sie nach der 6 wöchigen Trainingsphase mit super langsamen Wiederholungen unbedingt eine Erholungsphase einlegen.

Beginnen Sie gleich am Ende der 6. Woche damit. Setzen Sie für eine Woche mit dem Training aus. Sorgen Sie für ausreichend Erholung und entspannen Sie sich. Konzentrieren Sie sich auf et was anderes als Bodybuilding. Essen Sie weiterhin ausgewogen und reichhaltig. Durch die Kombination dieser Faktoren werden Sie Ihre Energiereserven wieder auffüllen und Ihre volle Regenera tionsfähigkeit wieder herstellen. Nach einer Woche Pause können Sie das Training wieder aufnehmen.

Doch zunächst sollten wir noch einmal auf Eddies Ergebnisse und das 6 wöchige Aufbauprogramm zurückkommen. Von den drei 2 wöchigen Trainings Segmenten hat Eddie mit dem Trai ningsprogramm der Wochen 1 und 2 die höchste Gewichtszunah me erzielt. Die Tatsache, daß seine Gewichtszunahme während der ersten beiden Wochen überproportional groß war, spricht für die Effektivität des Programms.

»Das erste Programm war ein echter Killer«, erinnerte sich Ed die. »Ich konnte regelrecht fühlen, wie meine Muskeln täglich größer wurden.« Ich stimme mit Eddie überein. Zwei Sätze Knie beugen, Überzüge, Klimmzüge und Dips trainieren den gesamten Körper mit einem einfachen und effektiven Programm. Im vergan genen Jahr habe ich einige andere Bodybuilder mit dem gleichen Programm trainiert. Jeder von ihnen hat für einen Zeitraum von einer bis zu acht Wochen großartige Fortschritte erzielt.

Wenn Sie den Anweisungen exakt gefolgt sind, werden Sie wahrscheinlich zugeben, daß Sie dem Programm der beiden er sten Wochen mehr Aufmerksamkeit gewidmet haben als den darauf folgenden. In diesen ersten Wochen haben auch Sie wahr scheinlich den größten Wachstumsschub erzielt. Um noch massi

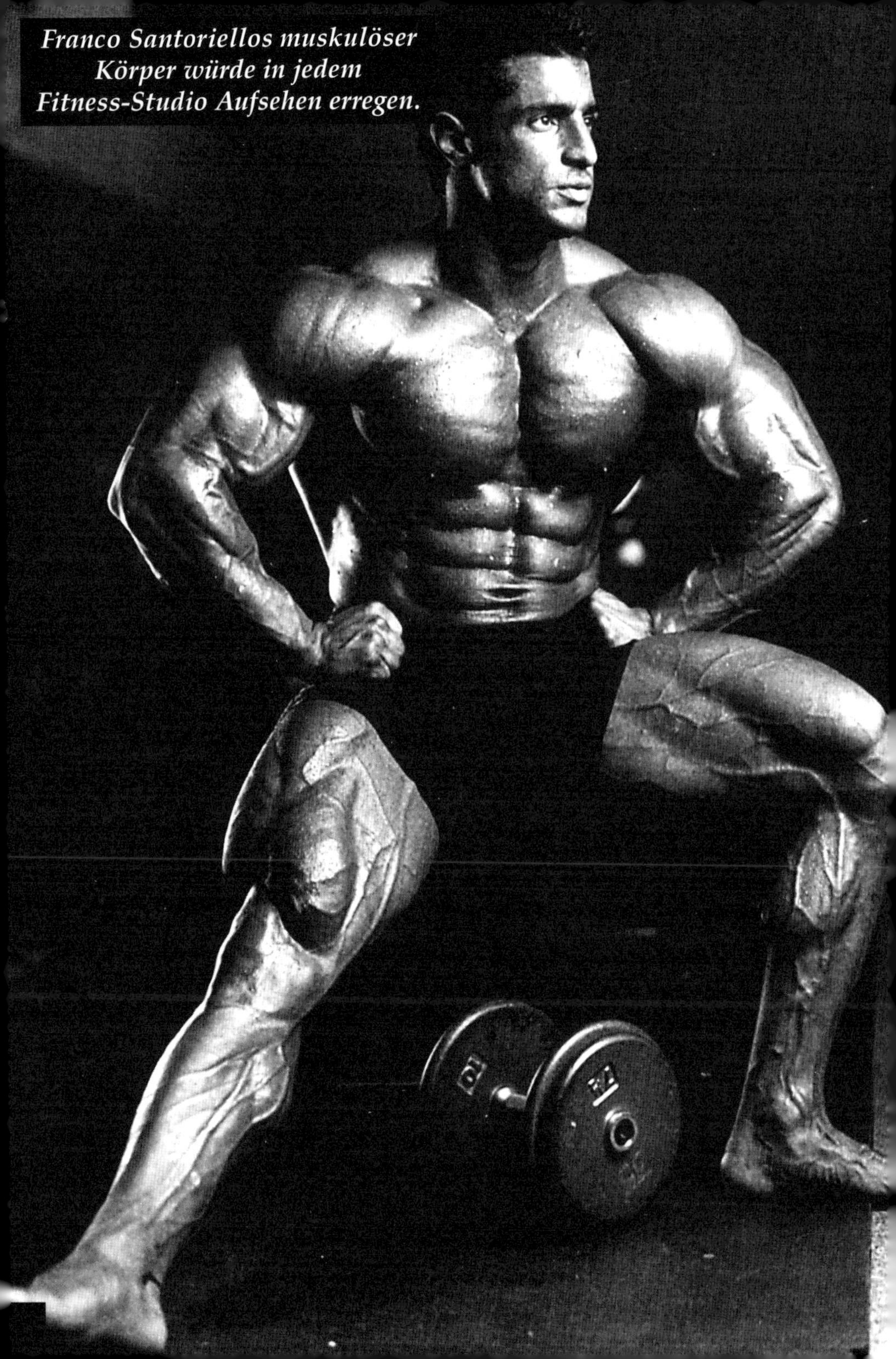

Franco Santoriellos muskulöser Körper würde in jedem Fitness-Studio Aufsehen erregen.

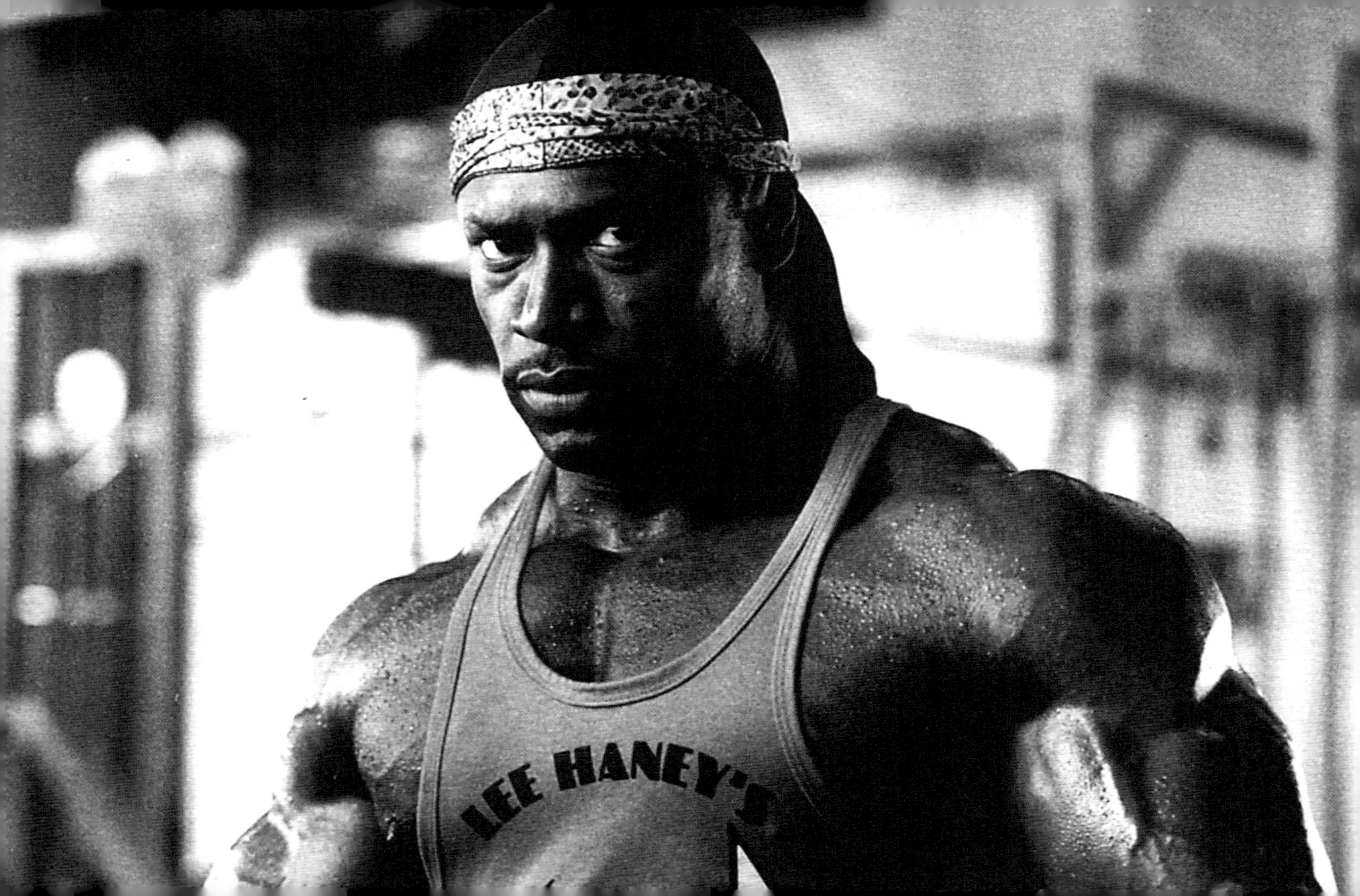
LEE HANEY'S

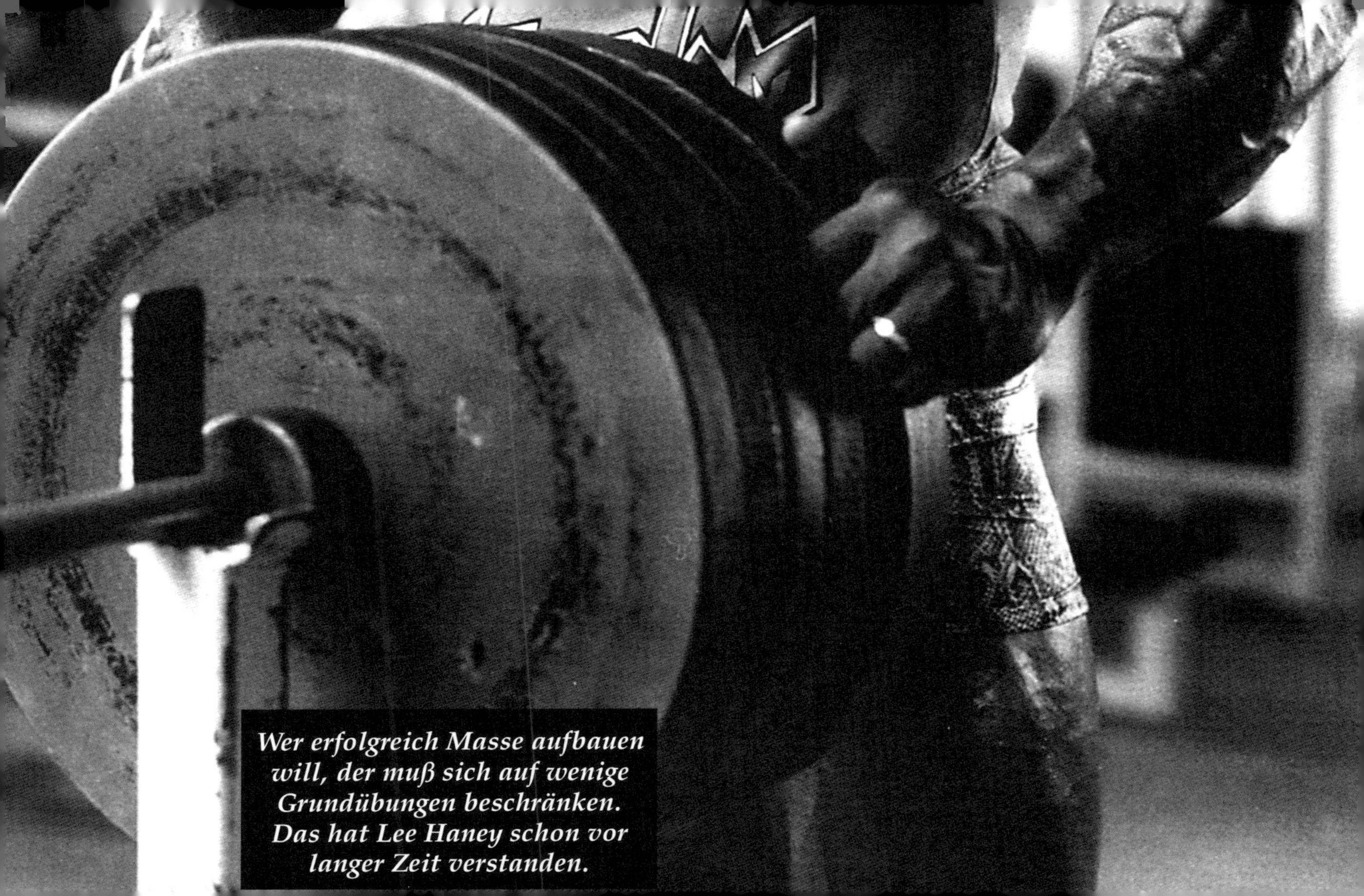

Wer erfolgreich Masse aufbauen will, der muß sich auf wenige Grundübungen beschränken. Das hat Lee Haney schon vor langer Zeit verstanden.

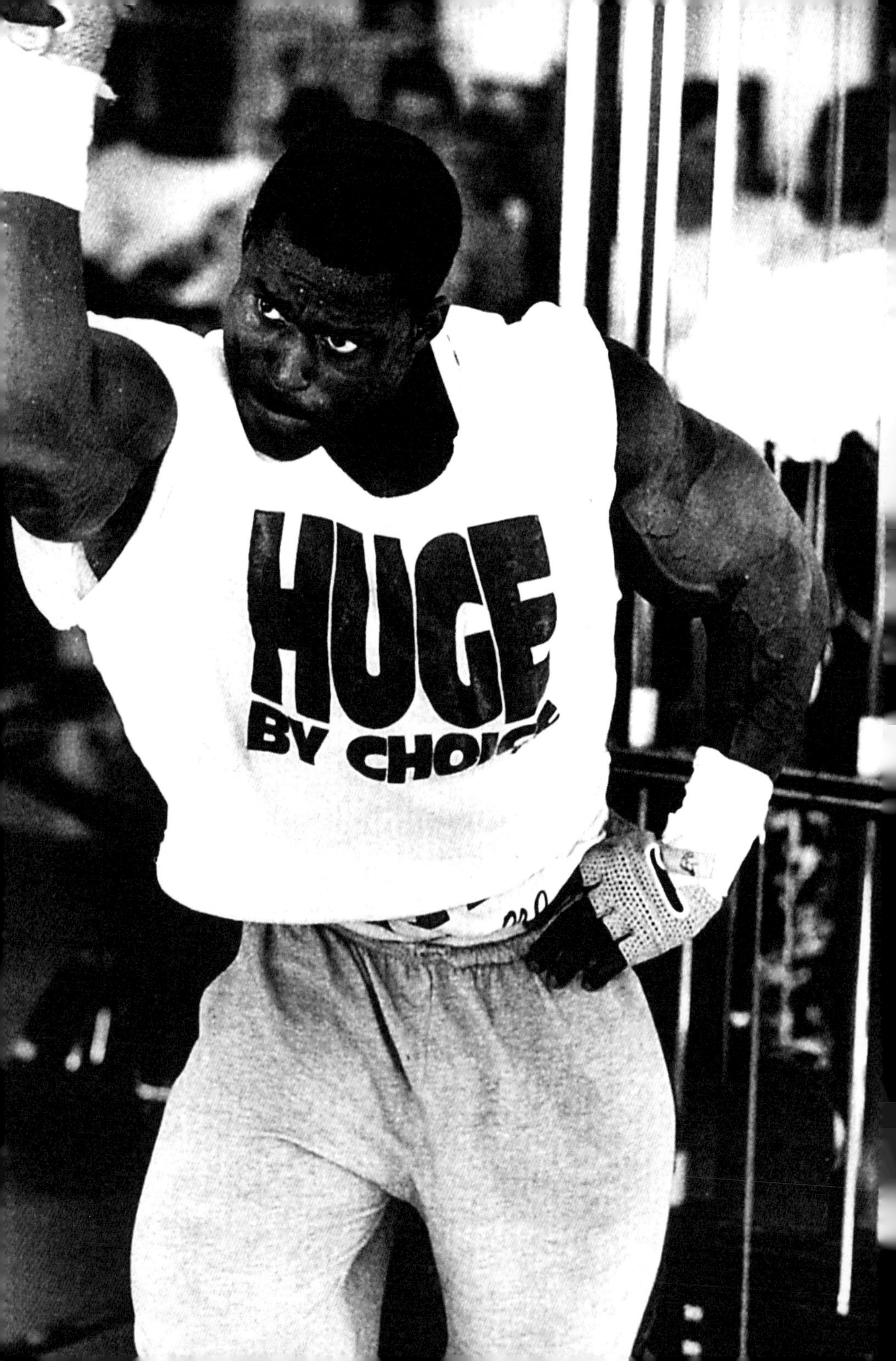
HUGE
BY CHOIC

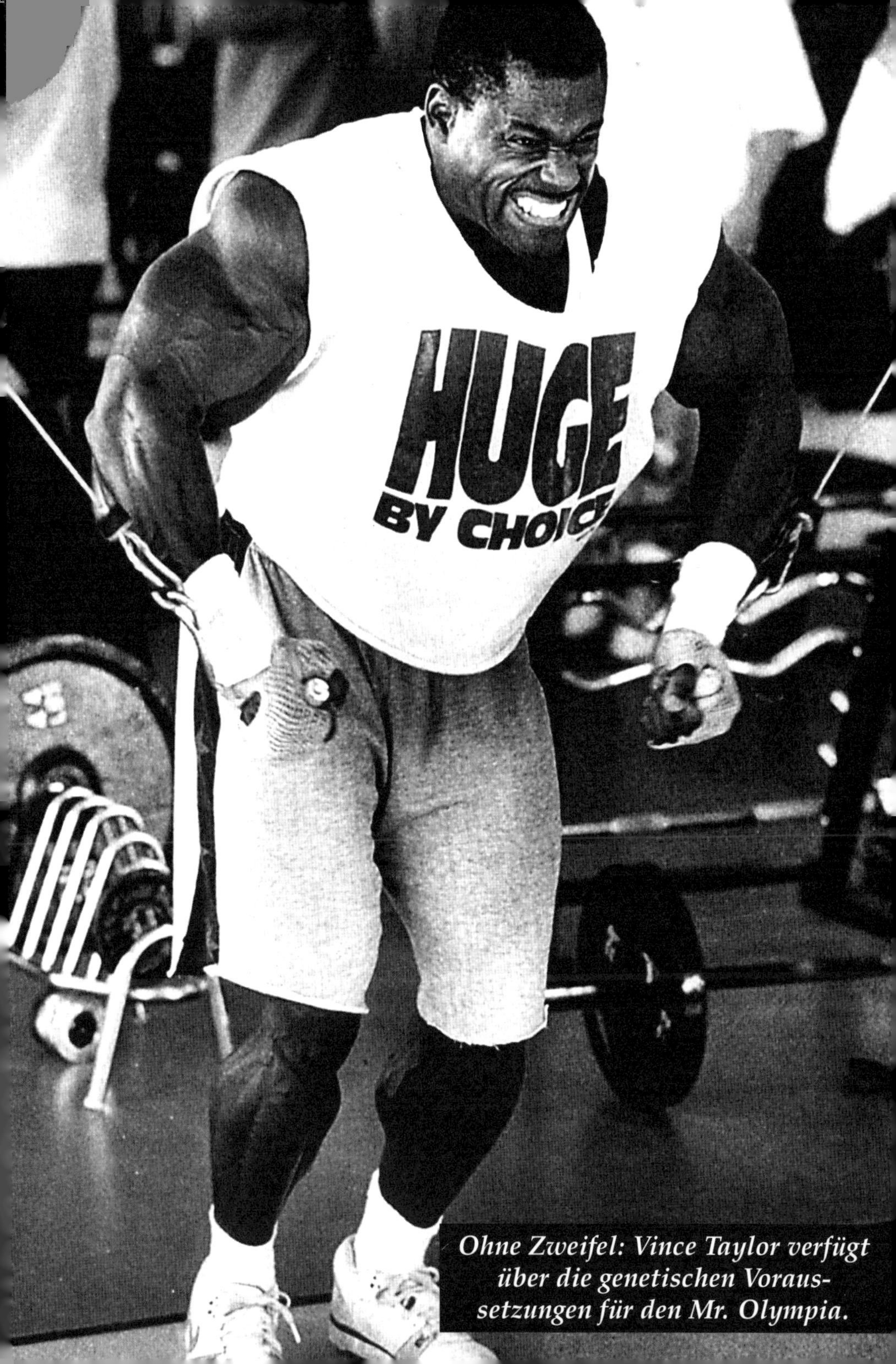

Ohne Zweifel: Vince Taylor verfügt über die genetischen Voraussetzungen für den Mr. Olympia.

ger zu werden, empfehle ich Ihnen daher, sich während der nächsten 6 Wochen ausschließlich darauf zu konzentrieren. Dabei müssen Sie aber einige Änderungen am Programm vornehmen.

Bleiben Sie bei 10 Übungen

Je massiger und stärker Sie werden, desto weniger Training benötigen Sie, um die Muskeln zu weiterem Wachstum zu stimulieren. Diese Tatsache wird meist zu wenig beachtet. Sie können Ihre Muskelkraft um mehr als 300 Prozent steigern, bevor Sie Ihr genetisches Potential erreicht haben.

Ihre Regenerationsfähigkeit verbessert sich aber nicht proportional zur Kraftsteigerung, sondern sie kann lediglich um 50 Prozent verbessert werden. Daraus folgt: Je stärker Sie werden, desto weniger Übungen müssen Sie ausführen. Weniger Übungen, schwerere Gewichte, kürzere Trainingseinheiten und damit eine höhere Intensität das ist das Geheimnis für kontinuierlichen Masseaufbau.

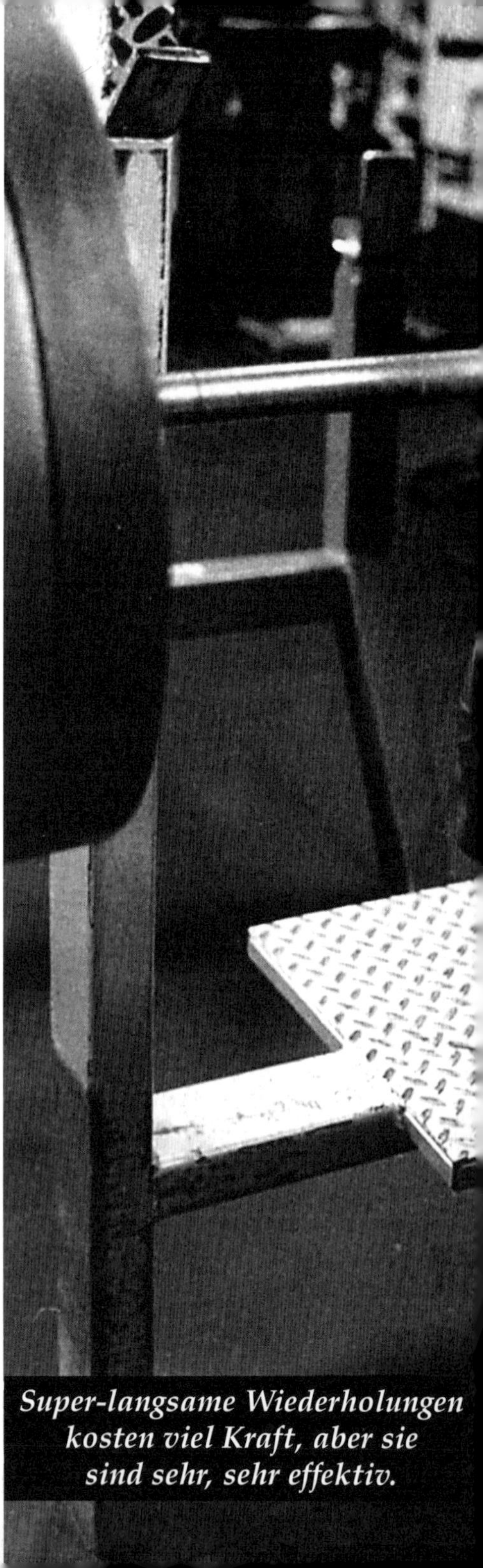

Super-langsame Wiederholungen kosten viel Kraft, aber sie sind sehr, sehr effektiv.

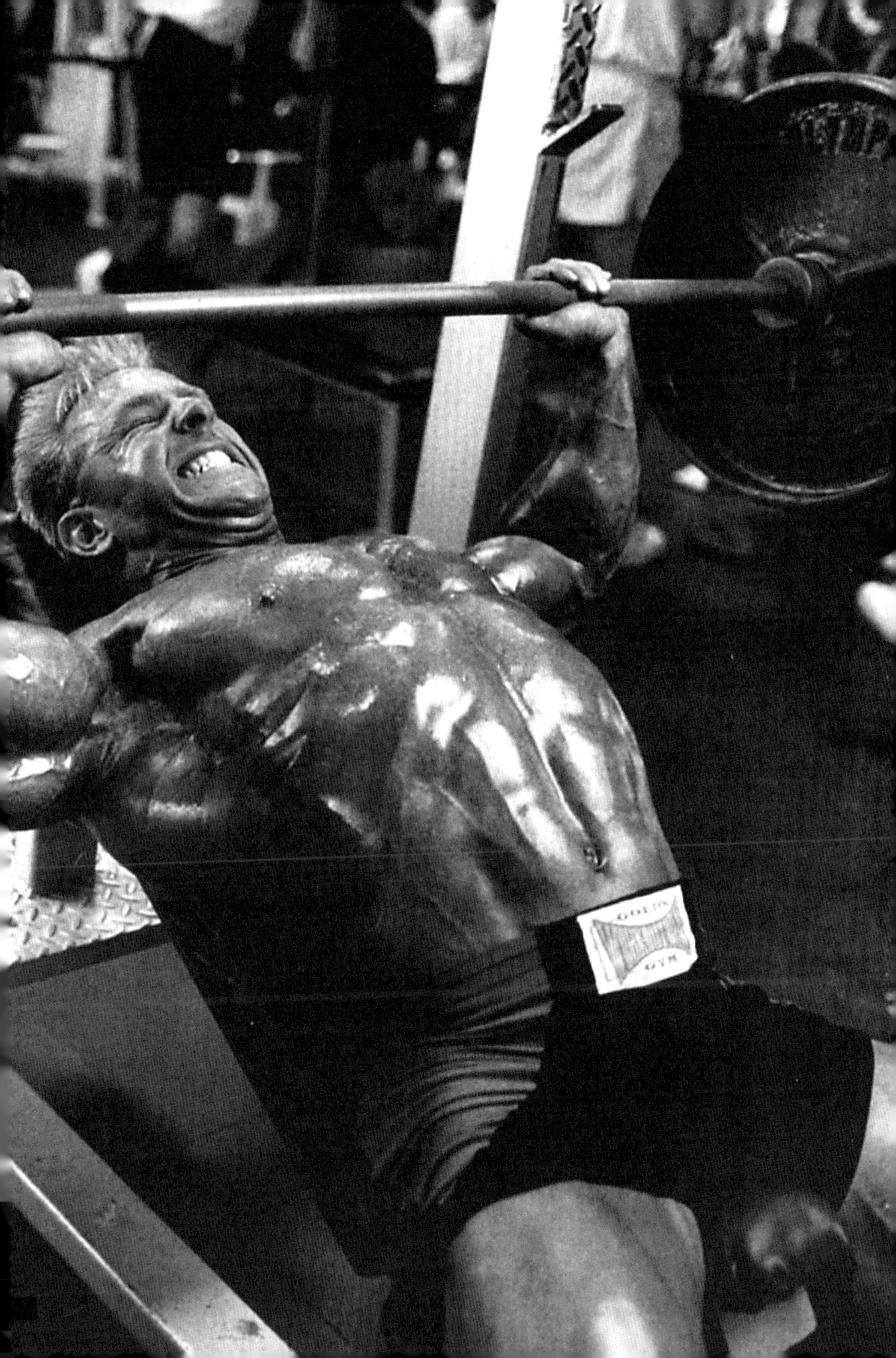
GOLD'S
GYM

Mit diesem Wissen im Hinterkopf sollten Sie das Trainingsprogramm für die nächsten 6 Wochen ein wenig verändern. Das Grundprogramm sieht folgendermaßen aus:

1. Kniebeugen
2. Kurzhantel Überzüge
3. Kniebeugen
4. Kurzhantel Überzüge
5. Übung Ihrer Wahl
6. Übung Ihrer Wahl
7. Dips
8. Klimmzüge
9. Dips, negativ
10. Klimmzüge, negativ

Führen Sie die Übungen so aus, wie Sie es bisher gewohnt sind. Die fünfte und sechste Übung können Sie für Ihre persönlichen Schwachpunkte selbst auswählen. Wenn Sie mit Ihren Waden unzufrieden sind, sollten Sie diese hier trainieren. Wenn Sie sich auf Ihre Taille konzentrieren möchten, fügen Sie Bauchpressen oder reverses Bauchpressen ein. Möchten Sie aber Ihre Ober und Unterarme intensiver trainieren, so widmen Sie sich ihnen am Ende der Trainingseinheit. Egal, welche Muskelgruppe mehr Aufmerksamkeit benötigt: Sie können sie an dieser Stelle mit zusätzlichen Übungen besonders intensiv trainieren. Schieben Sie die letzten vier Übungen einfach herauf und setzen Sie die Übungen fünf und sechs an Stelle neun und zehn. Behalten Sie die Übungen Ihrer Wahl aber für mindestens eine Woche bei. Danach können Sie sie durch zwei andere Übungen ersetzen.

Reduzieren Sie die Anzahl Ihrer Trainingseinheiten

Sie sollten zusätzlich die Trainingshäufigkeit alle zwei Wochen leicht verringern. Gehen Sie wie folgt vor:

Wochen 1 und 2 (6 Trainingseinheiten)
Montag, Mittwoch, Freitag
Montag, Mittwoch, Freitag

Wochen 3 und 4 (5 Trainingseinheiten)
Montag, Donnerstag, Samstag
Dienstag, Freitag

Wochen 5 und 6 (4 Trainingseinheiten)
Montag, Donnerstag
Montag, Donnerstag

Auf diese Weise schränken Sie die Anzahl Ihrer Trainingseinheiten zunächst von sechs auf fünf und anschließend von fünf auf vier pro 2 Wochen Segment ein. Wenn Sie stärker werden und Sie sollten sich in jeder Übung um ca. 5 Prozent pro Woche steigern werden auch die Erholungsphasen länger. Ihre Muskeln haben so mehr Zeit, sich zu regenerieren und zu wachsen. Das ist die beste Möglichkeit, Übertraining zu vermeiden.

Spezielle »super langsame« Trainingsprogramme
Nach einer weiteren 6 wöchigen Trainingsphase, gefolgt von einer weiteren Woche Erholung sollten Sie bereit sein für einige Spezial programme. Wahrscheinlich wird es Ihnen so ergehen wie den meisten Bodybuildern: Nicht alle Körperpartien wachsen gleich schnell. Je mehr Muskelmasse Sie aufbauen, desto deutlicher wer den diese Unterschiede hervortreten. Sie sollten aber immer da nach streben, den gesamten Körper harmonisch zu entwickeln. Nehmen Sie einfach die Körper der großen Bodybuilding Champi ons als Vorbild. Nicht nur Muskelmasse entscheidet einen Wett kampf, sondern vielmehr die Symmetrie, die harmonische Vertei lung der Muskelmasse über den gesamten Körper.

Begehen Sie nicht den Fehler, sich auf Ihre Stärken zu konzentrieren. Auch wenn Bankdrücken Ihre Lieblingsübung ist, sollten Sie besser Ihren Eifer zügeln und auch die anderen Körperpartien im Auge behalten. Glauben Sie mir: Ihre mächtige Brust kommt entschieden besser zur Geltung, wenn Schultern, Arme und Beine ebenso gut entwickelt sind.

Auf den nächsten Seiten finden Sie einige meiner besten Trainingspläne für die weitere Spezialisierung. Die mit einer Klammer verbundenen Übungen werden wiederum als Supersatz ohne Pause ausgeführt.

Super langsames Training 1: Oberschenkel

1. Beincurls }
2. Beinpressen }
3. Beinstrecken }
4. Kniebeugen }
5. Wadenheben
6. Rudern, vorgebeugt
7. Bankdrücken
8. Rudern, stehend
9. Nackendrücken
10. Bauchpressen

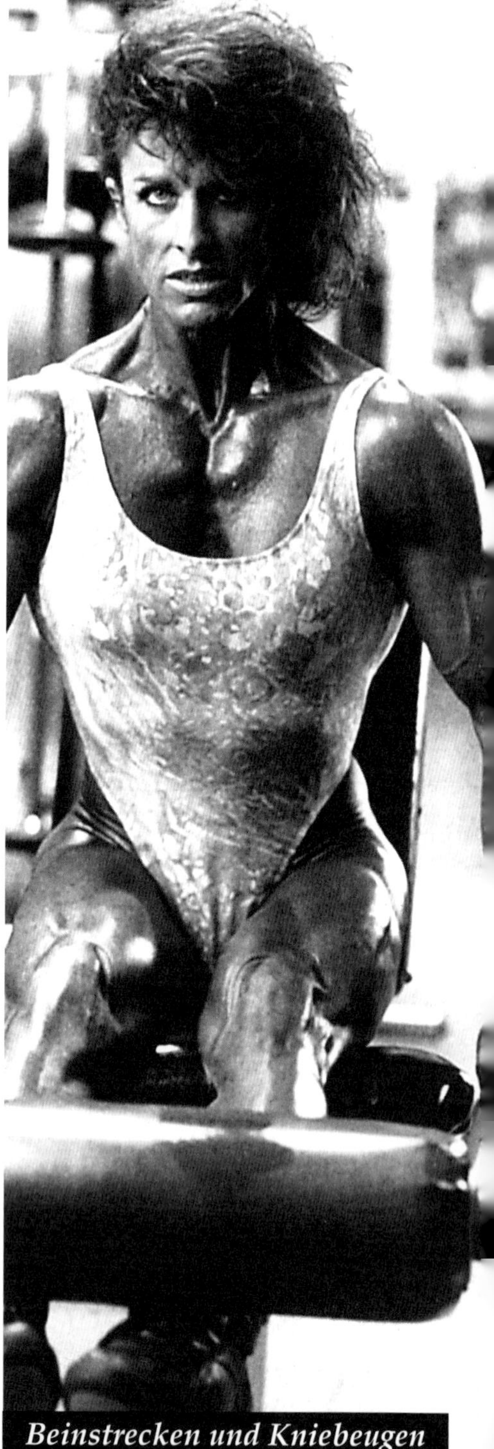

Beinstrecken und Kniebeugen sind zwei der besten Übungen für den Unterkörper.

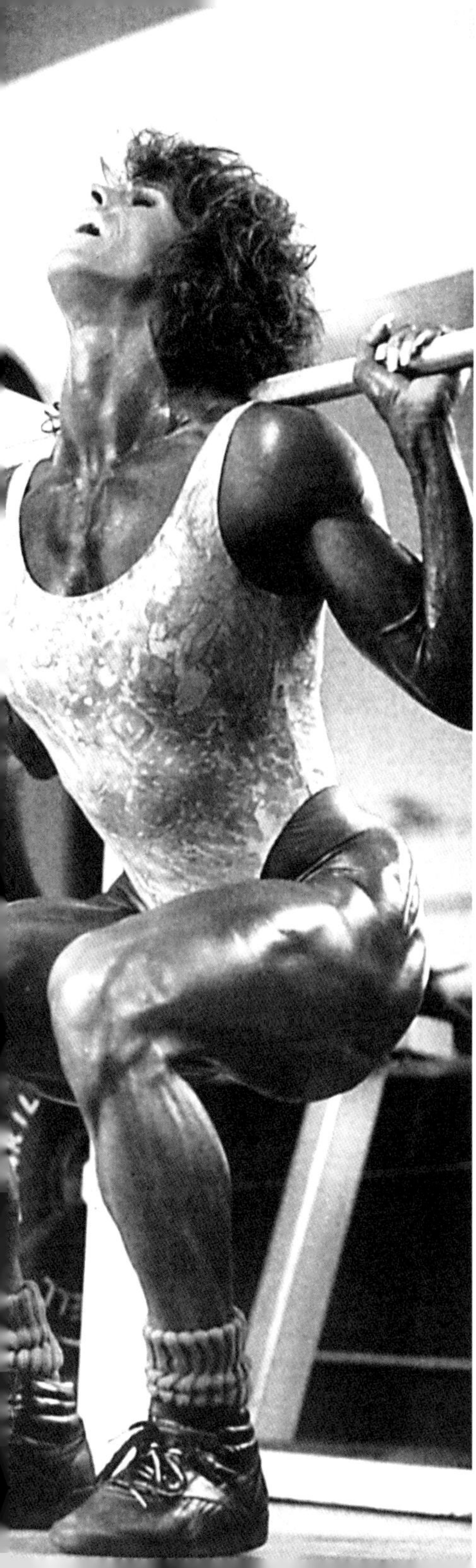

Super langsames Training 2: Oberschenkel

1. Beinpressen }
2. Beinstrecken }
3. Kniebeugen }
4. Beincurls }
5. Kreuzheben mit gestreckten Beinen
6. Schrägbankdrücken zum Hals
7. Latziehen
8. Seitheben
9. Langhantelcurls
10. Kurzhantel Trizepsdrücken

Super langsames Training 3: Waden

1. Beincurls }
2. Wadenheben }
3. Beincurls }
4. Wadenheben, vorgebeugt }
5. Beinstrecken
6. Seitheben
7. Schulterheben
8. Dips
9. Klimmzüge
10. Bauchpressen, revers

Super langsames Training 4: Waden

1. Wadenheben }
2. Beinpressen }

3. Wadenheben, vorgebeugt }
4. Kurzhantel Überzüge mit angewinkelten Armen }
5. Nackendrücken
6. Latziehen
7. Bankdrücken
8. Langhantelcurls
9. Kurzhantel Trizepsdrücken
10. Kreuzheben mit gestreckten Beinen

Super langsames Training 5: Schultern

1. Seitheben }
2. Nackendrücken }
3. Seitheben }
4. Rudern, stehend }
5. Kniebeugen
6. Beinstrecken
7. Beincurls
8. Bankdrücken
9. Rudern, vorgebeugt
10. Bauchpressen

Super langsames Training 6: Schultern

1. Rudern, stehend }
2. Seitheben }
3. Nackendrücken }
4. Rudern, stehend }
5. Seitheben
6. Nackendrücken
7. Beinstrecken
8. Beincurls
9. Klimmzüge, negativ
10. Dips, negativ

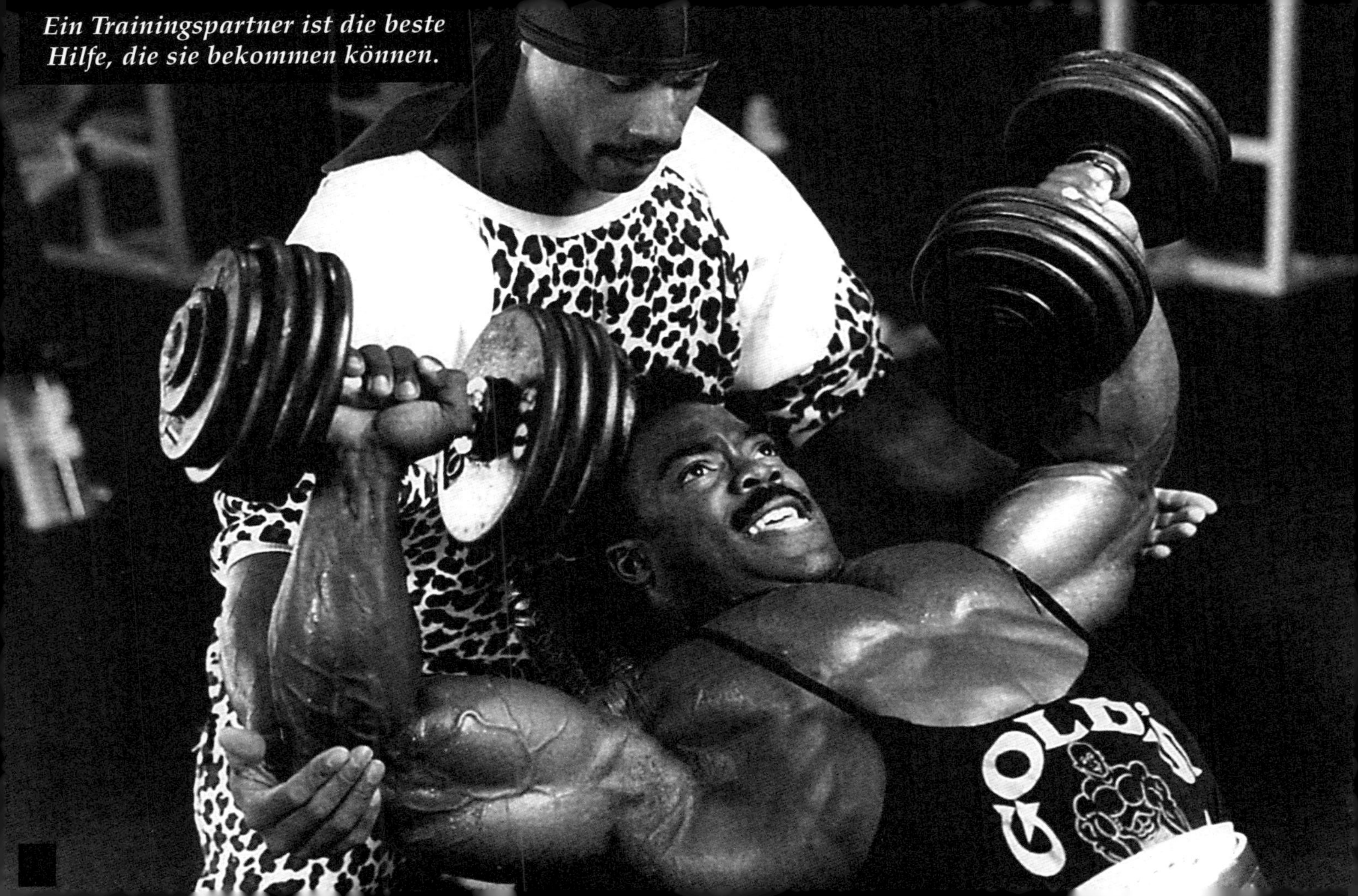

Ein Trainingspartner ist die beste Hilfe, die sie bekommen können.

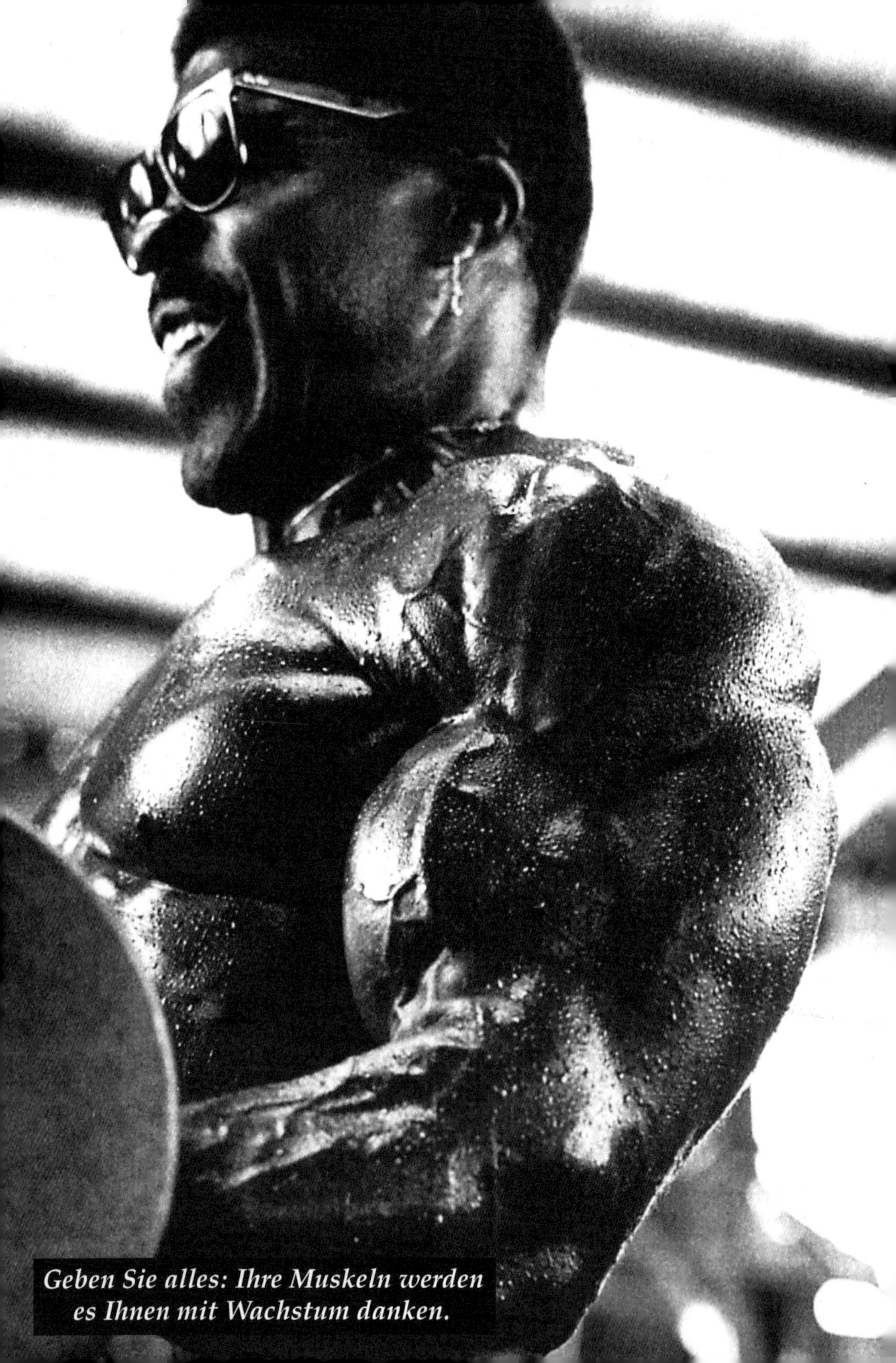

Geben Sie alles: Ihre Muskeln werden es Ihnen mit Wachstum danken.

Super langsames Training 7: Rücken

1. Kurzhantel Überzüge mit gestreckten Armen }
2. Klimmzüge }
3. Kurzhantel Überzüge mit angewinkelten Armen }
4. Klimmzüge, negativ }
5. Kniebeugen
6. Rudern, stehend
7. Dips
8. Langhantelcurls
9. Kurzhantel Trizepsdrücken
10. Kreuzheben mit gestreckten Beinen

Super langsames Training 8: Rücken

1. Rudern, vorgebeugt }
2. Kurzhantel Überzüge mit angewinkelten Armen }
3. Latziehen }
4. Klimmzüge, negativ }
5. Beinstrecken
6. Beincurls
7. Fliegende Bewegungen
8. Schulterheben
9. Bankdrücken
10. Bauchpressen, revers

Super langsames Training 9: Brust

1. Fliegende Bewegungen }
2. Bankdrücken }
3. Fliegende Bewegungen }
4. Dips, negativ }
5. Rudern, vorgebeugt
6. Kurzhantel Überzüge mit angewinkelten Armen
7. Kurzhantel Trizepsdrücken

8. Langhantelcurls
9. Beinstrecken
10. Kniebeugen

Super langsames Training 10: Brust

1. Bankdrücken }
2. Fliegende Bewegungen }
3. Schrägbankdrücken zum Hals }
4. Dips, negativ }
5. Latziehen
6. Kurzhantel Überzüge mit gestreckten Armen
7. Nackendrücken
8. Langhantelcurls, revers
9. Beincurls
10. Beinpressen

Super langsames Training 11: Arme

1. Langhantelcurls }
2. Klimmzüge, negativ }
3. Kurzhantel Trizepsdrücken }
4. Dips, negativ }
5. Beinstrecken
6. Beincurls
7. Seitheben
8. Fliegende Bewegungen
9. Handgelenkcurls
10. Handgelenkcurls, revers

Super langsames Training 12: Arme

1. Nackendrücken }
2. Kurzhantel Trizepsdrücken }

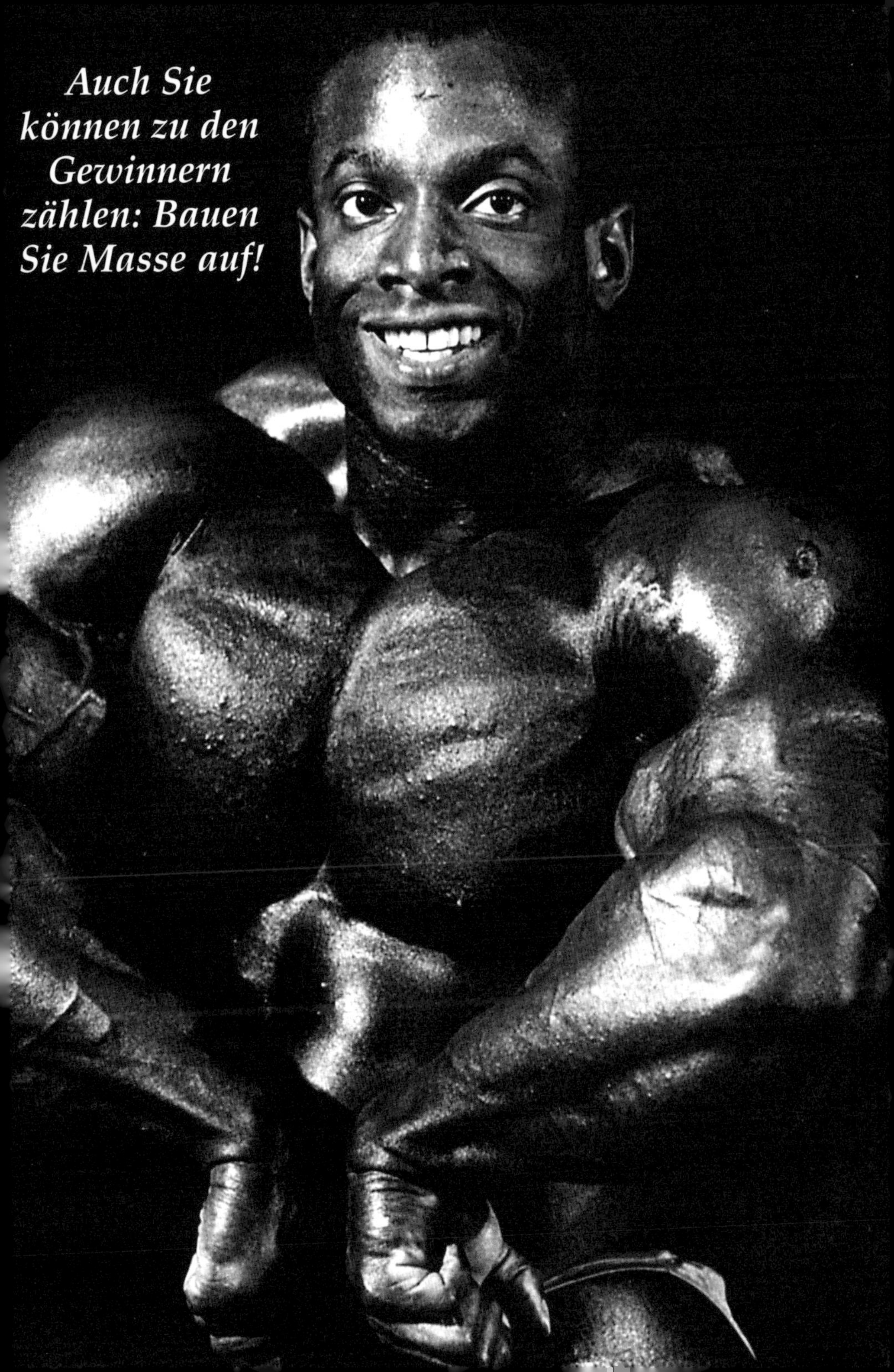
Auch Sie
können zu den
Gewinnern
zählen: Bauen
Sie Masse auf!

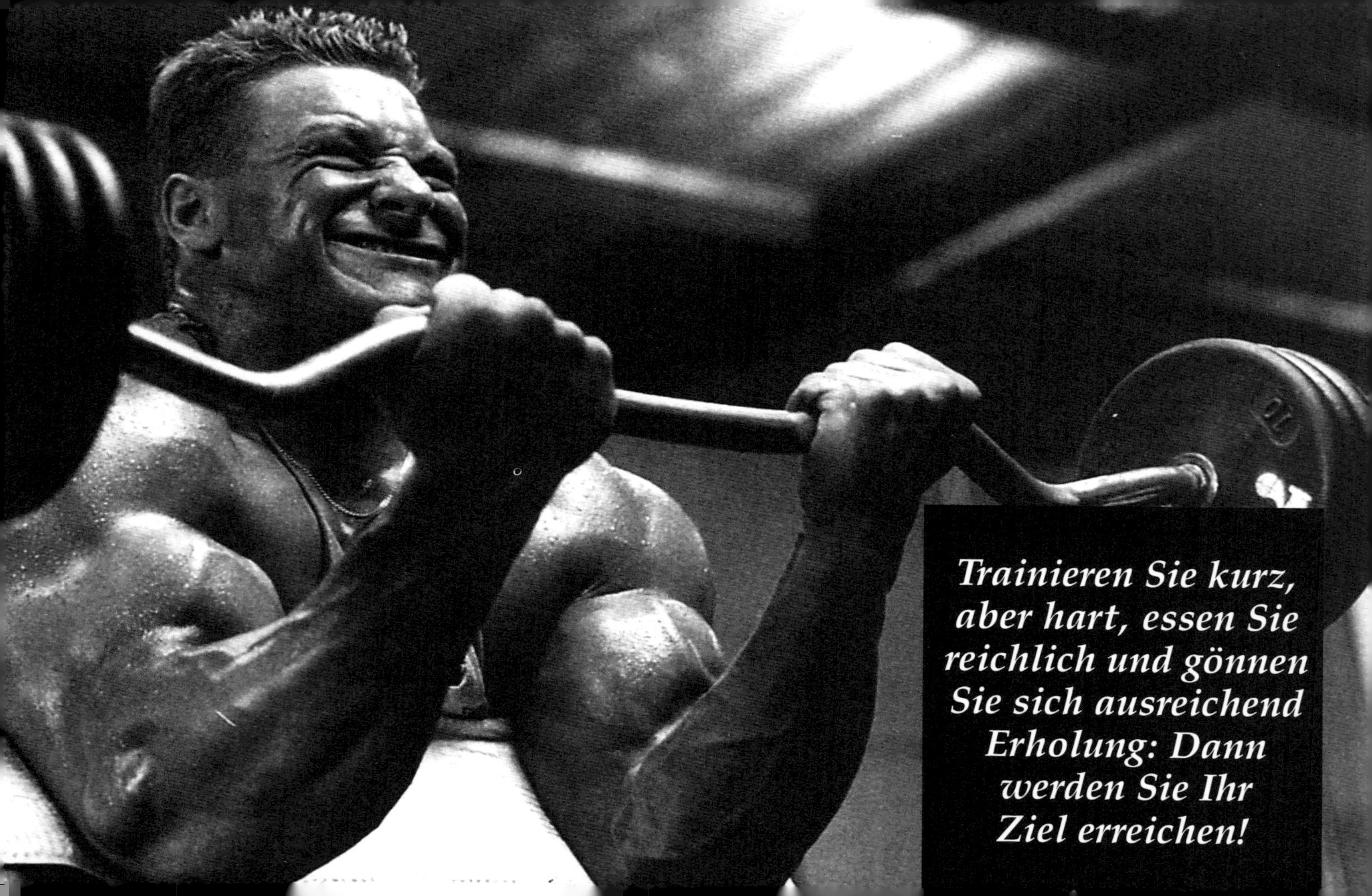
Trainieren Sie kurz,
aber hart, essen Sie
reichlich und gönnen
Sie sich ausreichend
Erholung: Dann
werden Sie Ihr
Ziel erreichen!

3. Dips, negativ }
4. Latziehen }
5. Kurzhantelcurls
6. Klimmzüge, negativ
7. Beinpressen
8. Wadenheben, stehend
9. Rudern, stehend
10. Bauchpressen

Weniger ist mehr

Trainieren Sie ein Spezialprogramm zwei Wochen lang. Aufgrund der hohen Belastung führen mehr als sechs aufeinanderfolgende Trainingseinheiten schnell zum Übertraining. Um dies zu verhin dern, sollten Sie einfach zu einem Spezialtraining für eine andere Muskelgruppe wechseln, am besten zu einem Programm, das Ihre zweitschwächste Körperpartie stärker fordert.

Beherzigen Sie stets die Grundregel des super langsamen Trai nings: Mehr ist nicht gleich besser! Sie sollten immer versuchen, die Übungen härter statt einfacher zu gestalten und die Trai ningseinheiten kürzer statt länger. Der Erfolg wird nicht lange auf sich warten lassen.

* * *

Hier bitte Ihre Adresse eintragen

Vorname

Nachname

Straße

Straße

PLZ Ort

Ort

Telefon-Nr. für eventuelle Rückfragen

Das Porto übernimmt Novagenics: **Gebühr zahlt Empfänger**

Antwort

NOVAGENICS Verlag
Postfach 1163

59701 Arnsberg